临床护理实践与规范

主编◎王秋凤　杜　莹　吕秀云

刘选英　于凌波　谭茹嘉

U0222463

天津出版传媒集团

天津科学技术出版社

图书在版编目(CIP)数据

临床护理实践与规范 / 王秋凤等主编. --天津：
天津科学技术出版社，2023.7
ISBN 978-7-5742-1298-5

Ⅰ.①临… Ⅱ.①王… Ⅲ.①护理学 Ⅳ.①R47

中国国家版本馆CIP数据核字(2023)第111426号

临床护理实践与规范
LINCHUANG HULI SHIJIAN YU GUIFAN
责任编辑：梁 旭

出版：天津出版传媒集团
　　　天津科学技术出版社
地址：天津市西康路35号
邮编：300051
电话：(022)23332400
网址：www.tjkjcbs.com.cn
发行：新华书店经销
印刷：山东道克图文快印有限公司

开本 787×1092　1/16　印张 15　字数 350 000
2023年7月第1版第1次印刷
定价：79.00元

《临床护理实践与规范》
编委会

主　编

王秋凤	宁阳县第一人民医院
杜　莹	潍坊市人民医院
吕秀云	潍坊市人民医院
刘选英	潍坊市人民医院
于凌波	潍坊市人民医院
谭茹嘉	潍坊市人民医院

副主编

成青燕	滨州医学院附属医院
殷少飞	滨州医学院附属医院
王　霞	潍坊市人民医院
郑心怡	潍坊市人民医院
曹慧苹	潍坊市人民医院
任莉莉	潍坊市人民医院
钟冰冰	潍坊市人民医院
聂　楠	潍坊市人民医院
郭春梅	潍坊市人民医院
张琦琦	潍坊市人民医院
刘梦臻	潍坊市人民医院
徐秋萍	潍坊市人民医院
赵　娣	潍坊市人民医院
林　芳	潍坊市人民医院

前　言

　　随着医学事业的迅速发展和新理论、新技术及新科研成果的不断面世,护理学在理论和实践两方面都得到了长足的进步,同时也对奋斗在临床一线的护理工作者提出了更高的要求。因此,编撰一本既准确实用又能反映最新护理学技术的著作显得尤为重要,所以我们编写了《临床护理实践与规范》一书。

　　本书首先简单介绍了临床护理人员必备的基础护理技术,如给药技术、排痰技术、导尿技术等;然后将重点放在临床常见疾病上,不仅讲解了疾病的护理要点,还添加了对疾病的病因病机、诊断和治疗等的概述,旨在使护理人员全面、系统地了解疾病的相关知识,以便更好地为患者服务。本书兼顾科学性、指导性和实用性,内容涵盖全面,贴合临床实际,对规范临床护理工作、指导护理教学活动有一定的积极作用,适合广大临床护理人员和医学院校护理专业学生阅读使用。

　　由于护理学相关知识更新迅速,加之编者们学识有限,在编写过程中难免存在局限性,故书中出现的各种疏漏甚或谬误之处,恳请广大读者见谅,并望批评指正。

编　者

目　录

第一章　基础护理技术

第一节　给药技术

一、口服给药

（一）目的

药物经胃肠黏膜吸收而产生疗效,以减轻症状,治疗疾病,维持正常生理功能,协助诊断,预防疾病。

（二）操作前准备

1.告知患者

服药目的、方法、注意事项、配合方法。

2.评估患者

(1)病情、意识状态、自理能力、心理状况、吞咽能力、合作程度。

(2)用药史、过敏史、不良反应史。

(3)口腔黏膜及食管情况。

3.操作护士

着装整洁、修剪指甲、洗手、戴口罩。

4.物品准备

发药车、服药单、口服药、水壶(备温开水);必要时备量杯、滴管、研钵。

5.环境

整洁、安静。

（三）操作过程

(1)携物至患者床旁,核对腕带及床头卡。

(2)查对药物(核对无误后发药)。

(3)协助患者服药到口。

(4)对老、弱、小儿及危重患者应协助喂药,必要时将药研碎后服入。

(5)患者不在病房或者因故暂不能服药者,暂不发药,做好交班。

(6)发药后再次核对。

(7)患者如有疑问,应重新核对,确认无误后给予解释再给患者服用。

(8)整理用物。

(9)洗手、签字、确认医嘱。

（四）注意事项

(1)严格执行查对制度。

（2）遵医嘱及药品使用说明书服药。

（3）掌握患者所服药物的作用、不良反应及某些服用的特殊要求。如对服用强心苷类药物的患者，服药前应先测脉搏、心率，注意其节律变化，如心率低于 60 次/分，不可以服用。对服用铁剂的患者，指导其用吸管；止咳糖浆类药用后不宜立即饮水，磺胺类药服后宜多饮水等。

（4）观察服药后不良反应。

（5）患者因故暂时不能服药时，做好交班。

（五）评价标准

（1）患者能够知晓护士告知的事项，对服务满意。

（2）遵循查对制度，符合标准预防、安全给药原则。

（3）操作过程规范、准确。

二、皮内注射

（一）目的

用于药物的皮肤过敏试验、预防接种及局部麻醉的前驱步骤。

（二）操作前准备

1.告知患者

操作目的、方法、注意事项、配合方法。

2.评估患者

（1）病情、意识状态、心理反应、自理能力、合作程度、进食情况。

（2）患者药物过敏史、用药史、不良反应史。

（3）注射部位的皮肤状况。

3.操作护士

着装整洁、修剪指甲、洗手、戴口罩。

4.物品准备

医嘱单、注射卡、药液、静点包、注射器、穿刺盘、75％乙醇或生理盐水、快速手消毒剂、急救药品。

5.评估、查对

评估用物，查对用药。

6.核对

双人核对，治疗室抽吸药液。

7.环境

整洁、安静。

（三）操作过程

（1）携用物至患者床旁，核对腕带及床头卡。

（2）协助患者取适当体位，暴露注射部位。

（3）消毒皮肤。

（4）绷紧皮肤，注射器针头斜面向上与皮肤呈 5°刺入皮内，注入 0.1 mL 药液，使局部呈半球状皮丘，皮肤变白并显露毛孔。

（5）迅速拔出针头（20 分钟后，由 2 名护士观察结果）。

（6）整理床单位，协助患者取舒适、安全卧位。

（7）整理用物，按医疗垃圾分类处理用物。

（8）洗手、记录、医嘱确认。

（四）注意事项

（1）皮试前必须询问过敏史，有过敏史者不可做试验。

（2）消毒皮肤时，避免反复用力涂擦局部皮肤，忌用含碘消毒剂。

（3）正确判断试验结果。对皮试结果阳性者，应在病历、床头或腕带、门诊病历醒目标记，并将结果告知医师、患者及家属。

（4）特殊药物的过敏试验，按要求观察结果。

（5）备好相应抢救药物与设备，及时处理变态反应。

（五）评价标准

（1）患者知晓护士告知的事项，了解操作目的，对服务满意。

（2）操作规范、准确。

（3）遵循查对制度，符合无菌技术、标准预防、安全给药原则。

（4）密切观察病情，及时处理各种变态反应。

三、皮下注射

（一）目的

需要迅速达到药效和不能或不宜经口服给药时采用；预防接种；局部给药等。

（二）操作前准备

（1）告知患者：操作目的、方法、注意事项、配合方法。

（2）评估患者：①病情、年龄、意识状态、合作程度、心理反应。②注射部位皮肤及皮下组织状况。③用药史及药物过敏史。

（3）操作护士：着装整洁、修剪指甲、洗手、戴口罩。

（4）物品准备：医嘱执行单、治疗卡、静点包、注射器、药液、治疗车、穿刺盘、快速手消毒剂、利器盒、消毒桶、污物桶。

（5）评估用物，查对用药。

（6）双人核对，治疗室抽吸药液。

（7）环境：整洁、安静。

（三）操作步骤

（1）双人核对，在治疗室抽吸药液。

（2）携用物至患者床旁，核对腕带及床头卡。

（3）协助患者取适宜体位。

（4）正确选择注射部位，常规消毒。

（5）再次核对。

（6）排气，绷紧皮肤，进针，抽吸无回血方可推药。

（7）注射完毕，快速拔针，轻压进针处片刻。

(8)再次核对。

(9)整理用物及床单位,按医疗垃圾分类处理用物。

(10)擦拭治疗车。

(11)洗手、记录、确认医嘱。

(四)注意事项

(1)遵医嘱及药品说明书使用药品。

(2)注射时绷紧皮肤,固定针栓,过瘦者可捏起注射皮肤,减小注射角度。

(3)针头刺入角度不宜超过 45°,以免刺入肌层。

(4)观察注射后不良反应。

(5)需长期注射者,有计划地更换注射部位。

(五)评价标准

(1)患者和家属知晓护士告知的事项,对服务满意。

(2)遵循无菌操作原则和消毒制度。

(3)护士操作过程规范、准确。

四、肌内注射

(一)目的

不宜采用口服或静脉的药物,且要求比皮下注射更迅速发生疗效时使用。用于注射刺激性较强或药量较大的药物。

(二)操作前准备

(1)告知患者和家属:操作目的、方法、注意事项、配合方法。

(2)评估患者:①病情、意识状态、自理能力、心理状况、合作程度。②过敏史、用药史。③注射部位的皮肤状况和肌肉组织状况。

(3)操作护士:着装整洁、修剪指甲、洗手、戴口罩。

(4)物品准备:医嘱执行单、注射卡、药液、静点包、注射器、治疗车、穿刺盘、快速手消毒剂、利器盒、污物桶、消毒桶。集体注射时另备大方盘、治疗巾。

(5)评估用物,查对用药。

(6)双人核对,治疗室抽吸药液。

(7)环境:安静、整洁。

(三)操作过程

(1)携用物至患者床旁,核对腕带及床头卡。

(2)协助患者摆好体位。

(3)暴露注射部位,注意保护患者隐私。

(4)消毒皮肤。

(5)排尽注射器内空气。

(6)一手绷紧皮肤,一手持注射器快速垂直进针。

(7)固定针头,抽动活塞无回血后,缓慢注入药液。

(8)快速拔针,轻压进针处片刻。

(9)整理床单位,观察并询问用药后的反应。

(10)协助患者取舒适、安全卧位。

(11)整理用物,按医疗垃圾分类处理用物。

(12)洗手、记录、确认医嘱。

(四)注意事项

(1)遵医嘱及药品说明书使用药品,需要两种以上药液同时注射时,注意配伍禁忌。

(2)观察注射后疗效和不良反应。

(3)切勿将针头全部刺入,以防针梗从根部折断。

(4)2岁以下婴幼儿不宜选用臀大肌内注射,最好选择臀中肌和臀小肌内注射。

(5)出现局部硬结,可采用热敷、理疗等方法。

(6)长期注射者,有计划地更换注射部位,并选择细长针头。

(7)注射时做到"两快一慢"(进针、拔针快,推药慢)。

(8)同时注射多种药液时,应先注射刺激性较弱的药液,后注射刺激性较强的药液。

(五)评价标准

(1)患者和家属能够知晓护士告知的事项,对服务满意。

(2)护士操作过程规范、准确。

(3)遵循查对制度,符合无菌技术、标准预防、安全给药原则。

(4)注意观察患者用药后情况及不适症状。

五、静脉注射

(一)目的

(1)注入药物,用于药物不宜口服、皮下注射、肌内注射,或需迅速发挥药效时。

(2)注入药物进行某些诊断性检查。

(3)静脉营养治疗。

(二)操作前准备

(1)告知患者:操作目的、方法、注意事项、配合方法。

(2)评估患者:①病情、意识状态、心理状况、自理能力、合作程度。②药物过敏史、用药史。③穿刺部位皮肤及血管情况。

(3)操作护士:着装整洁、修剪指甲、洗手、戴口罩。

(4)物品准备:治疗单、输液卡及输液签字单、药液、静点包、注射器(必要时备头皮针)、治疗车、穿刺盘、快速手消毒剂、手表、消毒桶、污物桶、利器盒。

(5)评估用物,查对用药。

(6)双人核对,治疗室抽吸药液。

(7)环境:整洁、安静。

(三)操作过程

(1)携用物至患者床旁,核对腕带及床头卡。

(2)协助患者取舒适卧位。

(3)选择血管,系止血带,嘱患者握拳。

(4)消毒皮肤,待干。

(5)核对,注射器排气。

(6)绷紧皮肤,穿刺。

(7)见回血后松止血带、松拳、缓慢推注药液、观察反应。

(8)固定。

(9)缓慢推注药液。

(10)拔针、按压,再次核对。

(11)整理床单位,协助患者取舒适卧位。

(12)观察患者穿刺部位情况及用药后反应,询问患者感受。

(13)整理用物,按医疗垃圾分类处理用物。

(14)擦拭治疗车。

(15)洗手、记录、确认医嘱。

(四)注意事项

(1)选择粗直、弹性好、易于固定的静脉,避开关节、瘢痕和静脉瓣。

(2)推注刺激性药物时,须先用生理盐水引导穿刺。

(3)注射过程中,间断回抽血液,确保药液安全注入血管内。

(4)根据患者年龄、病情及药物性质以适当速度注入药物,推药过程中要观察患者反应。

(5)凝血功能不良者应延长按压时间。

(五)评价标准

(1)患者能够知晓护士告知的事项,对服务满意。

(2)遵循查对制度,符合无菌技术、标准预防。

(3)操作过程规范、安全,动作娴熟。

六、密闭式静脉输液

(一)目的

(1)纠正水和电解质失调,维持酸碱平衡。

(2)补充营养,维持热量。输入药物,达到治疗疾病的目的。

(3)补充血容量,维持血压。

(4)输入脱水剂,提高血浆渗透压,以达到减轻脑水肿,降低颅内压。

(5)改善中枢神经系统功能的作用。

(二)操作前准备

(1)告知患者:操作目的、方法、注意事项、配合方法。

(2)评估患者:①病情、意识状态、心理状况、自理能力、合作程度。②药物过敏史、用药史。③穿刺部位皮肤及血管情况。

(3)操作护士:着装整洁、修剪指甲、洗手、戴口罩。

(4)物品准备:治疗单、输液卡及输液签字单、药液、静点包、一次性输液器、注射器、治疗车、穿刺盘、快速手消毒剂、手表、消毒桶、污物桶、利器盒。

(5)评估用物,查对用药。

(6)双人核对,治疗室配制药液。

(7)环境:安静、整洁。

(三)操作过程

(1)携用物至患者床旁,核对腕带及床头卡。

(2)协助患者取舒适卧位。

(3)选择血管,系止血带,嘱患者握拳。

(4)消毒皮肤,待干。

(5)核对,输液管排气。

(6)绷紧皮肤,穿刺。

(7)见回血后松止血带、松拳、打开调节器。

(8)固定。

(9)调节滴速(一般成人 40～60 滴/分,儿童 20～40 滴/分)。

(10)再次核对。

(11)整理床单位,协助患者取舒适卧位。

(12)观察患者穿刺部位情况,询问患者感受。

(13)整理用物,按医疗垃圾分类处理用物。

(14)擦拭治疗车。

(15)洗手、记录、确认医嘱。

(四)注意事项

(1)严格执行无菌操作及查对制度。

(2)对长期输液的患者,应当注意合理使用静脉。

(3)选择粗直、弹性好、易于固定的静脉,避开关节、瘢痕和静脉瓣,下肢静脉不应作为成年人穿刺血管的常规部位。

(4)在满足治疗前提下选用最小型号、最短的留置针或钢针。

(5)输注两种以上药液时,注意药物间的配伍禁忌。

(6)输入强刺激性特殊药物,应确定针头已刺入静脉内时再加药。

(7)不应在输液侧肢体上端使用血压袖带和止血带。

(8)定期换药,如果患者出汗多,或局部有出血或渗血,可选用纱布敷料。

(9)敷料、无针接头或肝素帽的更换及固定均应以不影响观察为基础。

(10)发生留置针相关并发症,应拔管重新穿刺,留置针保留时间根据产品使用说明书而定。

(11)连续输液者 24 小时要更换输液器。

(五)评价标准

(1)患者能够知晓护士告知的事项,对服务满意。

(2)护士操作过程规范、准确。

(3)遵循查对制度,符合无菌技术、标准预防。

七、经外周静脉置入中心静脉导管术

(一)目的

建立长期静脉通路,配合治疗、抢救。减少重复穿刺、减少药物对外周静脉的刺激。

(二)操作前准备

1.告知患者和家属

操作目的、方法、注意事项、配合方法;签署知情同意书。

2.评估患者

(1)病情、年龄、意识状态、治疗需求、承受能力、肢体功能状况、心理反应及合作程度。

(2)穿刺部位皮肤和血管条件。是否需要借助影像技术帮助辨认和选择血管。

(3)穿刺侧肢体功能状况。

(4)过敏史、用药史、凝血功能及是否安装起搏器。

3.操作护士

着装整洁、修剪指甲、洗手、戴口罩。

4.物品准备

医嘱单、经外周静脉置入中心静脉导管(PICC)穿刺包、PICC 导管 1 根、局麻药、肝素盐水 (50～100 U/mL)、注射器、输液接头 1 个、10 cm×12 cm 透明敷料 1 贴、无菌无粉手套 2 副、无菌手术衣、治疗车、止血带、弹力绷带、纸尺、乙醇、葡萄糖酸氯己定、快速手消毒剂、一次性多用巾、污物桶、消毒桶、利器盒等。

5.环境

安静、整洁。

(三)操作过程

(1)确认已签知情同意书,携用物至患者床旁,核对腕带及床头卡。

(2)协助患者取舒适安全卧位。

(3)选择血管,充分暴露穿刺部位,手臂外展与躯干呈 90°。

(4)测量预置导管长度及术侧上臂臂围。

(5)打开 PICC 穿刺包,戴无菌手套。

(6)将一次性多用巾垫在患者术侧手臂下,助手将止血带放好。

(7)消毒穿刺部位,消毒范围以穿刺点为中心直径 20 cm,两侧至臂缘;先用乙醇清洁脱脂,待干后,再用葡萄糖酸氯己定消毒皮肤 3 遍。

(8)穿无菌衣,更换无菌无粉手套,铺孔巾及治疗巾。

(9)置管前检查导管的完整性,导管及连接管内注入生理盐水,并用生理盐水湿润导管。

(10)扎止血带(操作助手于患者术侧上臂扎止血带),嘱患者握拳。

(11)绷紧皮肤,以 15°～30°实施穿刺。见到回血后降低穿刺角度,再进针 0.5 cm,使套管尖端进入静脉。固定钢针,将导入鞘送入静脉。

(12)助手协助松开止血带,嘱患者松拳。撤出穿刺针芯。

(13)再送入导管,到相当深度后退出导入鞘。

(14)固定导管,撤出导丝,抽取回血再次确认穿刺成功,然后用 10 mL 生理盐水脉冲式冲

管、封管,导管末端连接输液接头。

(15)将体外导管放置呈 S 状或 L 形弯曲,用免缝胶带及透明敷料固定。弹力绷带包扎穿刺处 4 小时后撤出。

(16)透明敷料上注明导管的种类、规格、置管深度,日期和时间,操作者姓名。

(17)整理床单位,协助患者取舒适卧位。

(18)整理用物,按医疗垃圾分类处理用物。

(19)脱无菌衣。

(20)擦拭治疗车。

(21)洗手、记录、确认医嘱。

(22)X 线拍片确定导管尖端位置,做好记录。

(四)注意事项

(1)护士需要取得 PICC 操作的资质后,方可进行独立穿刺。

(2)置管部位皮肤有感染或损伤、有放疗史、血栓形成史、外伤史、血管外科手术史或接受乳腺癌根治术和腋下淋巴结清扫术后者,禁止在此置管。

(3)穿刺首选贵要静脉,次选肘正中静脉,最后选头静脉。肘部静脉穿刺条件差者可采用 B 超引导下 PICC 术。

(4)新生儿置管后体外导管固定牢固,必要时给予穿刺侧上肢适当约束。

(5)禁止使用＜10 mL 注射器给药及冲、封管,使用脉冲式方法冲管。

(6)输入化疗药物、氨基酸、脂肪乳等高渗和强刺激性药物或输血前后,应及时冲管。

(7)常规 PICC 导管不能用于高压注射泵推注造影剂。

(8)PICC 后 24 小时内更换敷料,并根据使用敷料种类及贴膜使用情况决定更换频次;渗血、出汗等导致的敷料潮湿、卷曲、松脱或破损时立即更换。

(9)新生儿选用 1.9 Fr PICC 导管,禁止在 PICC 导管处抽血、输血及血制品,严禁使用 10 mL 以下注射器封管、给药。

(10)禁止将导管体外部分人为移入体内。

(11)患者置入 PICC 导管侧手臂不能提重物、不做引体向上、托举哑铃等持重锻炼,并需避免游泳等会浸泡到无菌区的活动。

(12)治疗间歇期每 7 天对 PICC 导管进行冲洗,更换贴膜、肝素帽等。

(五)评价标准

(1)患者和家属能够知晓护士告知的事项,对服务满意。

(2)遵循查对制度,符合无菌技术、标准预防、安全静脉输液的原则。

(3)操作过程规范,动作娴熟。

八、密闭式静脉输血

(一)目的

补充血容量,维持胶体渗透压,保持有效循环血量,提升血压。增加血红蛋白,纠正贫血,以促进携氧功能。补充抗体,增加机体抵抗力。纠正低蛋白血症,改善营养。输入新鲜血,补充凝血因子,有助于止血。按需输入不同成分的血液制品。

(二)操作前准备

1.告知患者和家属

操作目的、方法、注意事项、配合方法,并签署输血知情同意书。

2.评估患者

(1)病情、意识状态、合作程度、心理状态。

(2)血型,交叉配血结果、输血种类及输血量。

(3)有无输血史及不良反应。

(4)穿刺部位皮肤、血管情况。

3.操作护士

着装整洁、修剪指甲、洗手、戴口罩。

4.物品准备

医嘱执行单、血液配型单、抗过敏药、输血器、注射器、生理盐水 100 mL、治疗车、穿刺盘、快速手消毒剂、利器盒、消毒桶、污物桶。

5.双人核对

医嘱执行单、血型报告单、输血记录单、血袋血型、采血日期、条码编号、血液质量。

6.环境

整洁、安静。

(三)操作步骤

(1)携用物至患者床旁,核对腕带、床头卡及血型。

(2)协助患者取舒适、安全卧位。

(3)选择正确的穿刺部位,按照静脉输液法开放静脉通路,输注少量生理盐水。

(4)两人再次核对输血信息,确实无误方可实施输血,遵医嘱给予抗过敏药物。

(5)轻摇血液使其均匀,静脉输入。

(6)调节输血速度,15~20 滴/分,缓慢滴入 10 分钟后,患者无反应,再根据病情调节输注速度,一般成人 40~60 滴/分。

(7)再次核对。

(8)输血完毕,再次输注少量生理盐水,使管路中的血液全部输注体内。

(9)如不需要继续治疗,拔针,局部按压。

(10)整理用物及床单位,按医疗垃圾分类处理用物。

(11)擦拭治疗车。

(12)洗手、记录、确认医嘱。

(四)注意事项

(1)血制品不得加热,禁止随意加入其他药物,不得自行贮存,应尽快应用。

(2)输注开始后的 15 分钟及输血过程应定期对患者进行监测。

(3)1 个单位的全血或成分血应在 4 小时内输完。

(4)全血、成分血和其他血液制品应从血库取出后 30 分钟内输注。

(5)连续输入不同供血者血液制品时,中间输入生理盐水。

(6)出现输血反应应立即减慢或停止输血,更换输液器,用生理盐水维持静脉通畅,通知医师,做好抢救准备,保留余血,并记录。

(7)空血袋低温保存 24 小时,之后按医疗废物处理。

(8)输血前应测量体温,体温 38 ℃应报告医师。

(五)评价标准

(1)患者和家属能够知晓护士告知的事项,对服务满意。

(2)遵循输血规范,符合消毒隔离、无菌操作原则。

(3)护士操作过程规范、准确。

九、雾化吸入

(一)目的

为患者提供剂量准确、安全、雾量适宜的雾化吸入,促进痰液有效排出。

(二)操作前准备

(1)告知患者和家属:操作目的、方法、注意事项、配合方法。

(2)评估患者:①病情、意识状态、心理反应、自理能力、合作程度。②咳痰能力及痰液黏稠度。③呼吸道、面部及口腔情况。④用药史及药物过敏史。

(3)操作护士:着装整洁、修剪指甲、洗手、戴口罩。

(4)物品准备:治疗车、一次性雾化器(或超声雾化器、空气压缩机)、雾化药液、注射器、氧气装置、快速手消毒剂、消毒桶、污物桶。

(5)评估用物,查对用药。

(6)环境:安静、整洁。

(三)操作过程

(1)携用物至患者床旁,核对腕带及床头卡。

(2)协助患者取舒适体位。

(3)正确安装流量表及一次性雾化器。

(4)注入雾化药液。

(5)调节雾量的大小(一般氧流量每分钟 6～8 L)。

(6)戴上面罩或口含嘴,指导患者吸入。

(7)雾化完毕后(一般时间 15～20 分钟)取下面罩,关闭氧气装置。

(8)协助患者清洁面部,指导或协助患者排痰。

(9)整理床单位,协助患者取舒适、安全卧位。

(10)整理用物,按医疗垃圾分类处理用物。

(11)擦拭治疗车。

(12)洗手、记录、确认医嘱。

(四)注意事项

(1)出现不良反应如呼吸困难、发绀等,应暂停雾化吸入,给予氧气吸入,并及时通知医师。

(2)使用激素类药物雾化后及时清洁口腔及面部。

(3)更换药液前要清洗雾化罐,以免药液混淆。

11

（五）评价标准

（1）患者和家属能够知晓护士告知的事项，对服务满意。

（2）护士操作过程规范、准确、安全。

（3）遵循查对制度，符合标准预防、安全给药的原则。

（4）注意观察患者病情变化及雾化效果。

十、喷雾给药

（一）目的

使药物直达咽喉部及鼻腔黏膜吸收而产生疗效，用于治疗局部疾病；内镜检查前进行表面麻醉。

（二）操作前准备

1.告知患者

喷药目的、方法、注意事项、配合方法。

2.评估患者

（1）病情、意识状态、自理能力、心理状况、吞咽能力、合作程度。

（2）用药史、过敏史、不良反应史。

（3）鼻腔黏膜各鼻道及咽喉部情况。

3.操作护士

着装整洁、洗手、戴口罩。

4.物品准备

备喷雾器、鼻镜、所用药液、压舌板、一次性手套。

5.环境

整洁、安静、光线适宜。

（三）操作过程

（1）核对患者腕带、药物。

（2）协助患者取舒适恰当的体位。

（3）鼻腔给药：①清理鼻腔，左手持鼻镜撑开一侧鼻腔使鼻道充分暴露，每侧鼻孔喷1～2下。②喷药后注意观察患者的反应，做内镜检查时应反复喷2～3次。

（4）咽喉部给药：①左手持压舌板压住患者舌根处，指导患者说"依"，每次喷2下。②喷药后注意观察患者的反应，做内镜检查时应反复喷2～3次。

（5）整理用物，按医疗垃圾分类处理用物；喷头浸泡消毒。

（6）协助患者取舒适卧位。

（7）洗手，记录、确认医嘱。

（四）注意事项

（1）严格执行查对制度。

（2）遵医嘱及药品使用说明书用药。

（3）喷药后可能有少许药物流入口腔，嘱患者吐出即可。

（4）咽喉部给药后嘱患者1～2小时内禁食水，避免呛咳。

(5)观察喷药后不良反应。

(五)评价标准

(1)患者能够知晓护士告知的事项,对服务满意。

(2)遵循查对制度,符合标准预防、安全给药原则。

(3)操作过程规范、准确。

十一、直肠给药

(一)目的

直肠插入甘油栓,软化粪便,以利排出。栓剂中有效成分被直肠黏膜吸收,而达到全身治疗作用,如解热镇痛栓剂。

(二)操作前准备

1.告知患者

操作目的、方法、注意事项、配合方法。

2.评估患者

(1)病情、意识状态、自理能力、合作程度。

(2)肛周情况。

3.操作护士

着装整洁、仪表端庄、洗手、戴口罩。

4.物品准备

直肠栓剂、手套或指套、卫生纸。

5.环境

温度适宜、光线充足、私密。

(三)操作过程

(1)携用物至患者床旁,核对腕带及床头卡。

(2)协助患者取左侧卧位,膝部弯曲,暴露肛门。

(3)戴上指套或手套,嘱患者放松,深呼吸,将栓剂沿直肠壁朝脐部方向送入6~7 cm。

(4)观察用药后反应。

(5)整理床单位,协助患者取舒适卧位。嘱患者用药后至少平卧15分钟。

(6)整理用物,按医疗垃圾分类处理用物。

(7)洗手、记录、医嘱确认。

(四)注意事项

(1)直肠活动性出血或腹泻患者不宜直肠给药。

(2)确保药物放置在肛门括约肌以上。

(3)自行使用栓剂的患者,护士应给予指导。

(4)婴幼儿直肠给药,可轻抬臀部5~10分钟。

(五)评价标准

(1)患者能够知晓护士告知的事项,对服务满意。

(2)操作过程规范、安全,动作娴熟。

十二、阴道给药

(一)目的

治疗阴道炎、宫颈炎及手术后阴道残端的炎症。

(二)操作前准备

1.告知患者

用药目的、方法、注意事项、配合方法。

2.评估患者

阴道及宫颈上药的认知水平、自理能力、合作程度、婚姻情况、心理反应。

3.操作护士

着装整洁、仪表端庄、洗手、戴口罩。

4.物品准备

治疗车、阴道灌洗用物、无菌卵圆钳、消毒长棉签、带线大棉球、一次性多用巾等,遵医嘱准备治疗用药。

5.环境

温度适宜、光线充足、私密。

(三)操作步骤

(1)核对患者腕带,协助其在妇科检查床上。

(2)协助患者取膀胱截石位。

(3)铺一次性多用巾,常规阴道灌洗。

(4)窥阴器暴露宫颈,拭去宫颈黏液或炎性分泌物。

(5)上药:根据药物的不同剂型,分别采用下述方法。①涂擦法:长棉签蘸取药液,均匀涂布于子宫颈或阴道病变处。②喷撒法:药粉可用喷粉器喷撒;或撒于带线大棉球,暴露宫颈后将棉球塞于子宫颈部,退出窥阴器,线尾留在阴道口外,12～24小时后取出。③纳入法:戴无菌手套,将栓剂、片剂、丸剂等直接放入后穹隆或紧贴宫颈;窥阴器暴露宫颈后,用长镊子或卵圆钳夹药物后放入;或用带线大棉球将药物顶于子宫颈部,线尾留在阴道口外,12～24小时后取出。

(6)撤去一次性多用巾,协助患者穿好裤子,整理检查床。

(7)整理用物,按医疗垃圾分类处理用物。

(8)洗手、记录、确认医嘱。

(四)注意事项

(1)如为腐蚀性药物,应注意保护正常组织。

(2)棉球尾线露于外阴的长度不超过2 cm,防止患者误将棉球牵出。

(3)阴道上药后,嘱患者平卧位,减少下地活动。

(五)评价标准

(1)患者能够知晓护士告知的事项,对服务满意。

(2)操作过程规范、安全,动作娴熟。

第二节　排痰技术

一、目的

清除呼吸道分泌物,保持呼吸道通畅,预防并发症发生。适用于排痰无力、痰液黏稠、意识不清、危重、老年体弱及身体各脏器衰竭者。可通过患者口腔、鼻腔、气管插管或气管切开处进行负压吸引。

二、准备

(一)用物准备

(1)治疗盘外:电动吸引器或中心吸引器包括马达、偏心轮、气体过滤器、压力表、安全瓶、贮液瓶。开口器、舌钳、压舌板、电源插座等。

(2)治疗盘内:带盖缸2只(1只盛消毒一次性吸痰管若干根、1只盛有消毒液的盐水瓶)、消毒玻璃接管、治疗碗2个(1只内盛无菌生理盐水、1只内盛消毒液用于消毒玻璃接管)、弯盘、消毒纱布、无菌弯血管钳一把、消毒镊子一把、棉签一包、液状石蜡、冰硼散等,急救箱1个备用。

(二)患者、护理人员及环境准备

患者取舒适体位,稳定情绪,了解吸痰目的、方法、注意事项及配合要点。护理人员应衣帽整齐,修剪指甲,洗手,戴口罩。环境安静、整洁、光线、温湿度适宜。

三、操作步骤

(1)携用物至病床旁,接通电源,打开开关,调节负压,检查吸引器性能。

(2)检查患者口腔(昏迷患者可借助压舌板及开口器)、鼻腔,有无义齿,如有应先取下活动义齿,患者头部转向一侧,面向操作者。

(3)连接吸痰管,先吸少量生理盐水。用于检查吸痰管是否通畅,并润滑吸痰管前端。

(4)一手反折吸痰管末端,另一手持无菌弯血管钳或无菌镊子夹取吸痰管前端,插入口咽部10~15 cm(过深可触及支气管处,易堵塞呼吸道)后,放松吸痰管末端,先吸口咽部分泌物,再吸气管内分泌物。吸痰时采取上下左右旋转吸痰管的方法,以利于呼吸道分泌物吸出,避免损伤呼吸道黏膜。每次吸引时间少于15秒,防止缺氧。

(5)吸痰管拔出后,用生理盐水抽吸。防止分泌物堵塞吸痰管。

(6)观察患者呼吸道是否畅通及面部、呼吸、心率、血压等情况及吸出液的色、质、量。

(7)协助患者擦净面部分泌物,整理床单位,取舒适体位。

(8)处理用物,清洁吸痰管玻璃接头后,放入盛有消毒液的治疗碗中浸泡,或清洁后,置低温消毒箱内消毒备用。

(9)洗手,观察并记录治疗效果与反应。

四、注意事项

(1)严格无菌操作,吸痰管应即吸即弃。

(2)吸痰动作应轻柔,以防呼吸道黏膜损伤。

(3)痰液黏稠者可配合叩击、雾化吸入,提高治疗效果。

(4)储液瓶内的液体不得超过2/3。

(5)每次吸痰时间不超过15秒,以免缺氧。

(6)两次吸痰间隔不少于30分钟。

(7)气管隆嵴处不宜反复刺激,避免引起咳嗽反射。

第三节 导尿技术

一、目的

(1)为尿潴留患者解除痛苦;使尿失禁患者保持会阴清洁干燥。

(2)收集无菌尿标本,做细菌培养。

(3)避免盆腔手术时误伤膀胱,为危重、休克患者正确记录尿量,测尿比重提供依据。

(4)检查膀胱功能,测膀胱容量、压力及残余尿量。

(5)鉴别尿闭和尿潴留,以明确肾功能不全或排尿功能障碍。

(6)诊断及治疗膀胱和尿道的疾病在医学教育网搜集整理,如进行膀胱造影或对膀胱肿瘤患者进行化学治疗(化疗)等。

二、准备

(一)物品准备

(1)治疗盘内:橡皮圈1个,别针1枚,备皮用物1套,一次性无菌导尿包一套(治疗碗两个、弯盘、双腔气囊导尿管根据年龄选不同型号导尿管,弯血管钳一把、镊子一把、小药杯内置棉球若干个,液状石蜡棉球瓶一个,洞巾一块)。弯盘一个,一次性手套一双,治疗碗一个(内盛棉球若干个),弯血管钳一把、镊子两把、无菌手套一双,常用消毒溶液:0.1%苯扎溴铵(新洁尔灭)、0.1%氯己定等,无菌持物钳及容器一套,男患者导尿另备无菌纱布2块。

(2)治疗盘外:小橡胶单和治疗巾一套(或一次性治疗巾),便盆及便盆巾。

(二)患者、护理人员及环境准备

患者了解导尿目的、方法、注意事项及配合要点。取仰卧屈膝位,调整情绪,指导或协助患者清洗外阴,备便盆。护理人员应衣帽整齐,修剪指甲,洗手,戴口罩。环境安静、整洁、光线、温湿度适宜,关闭门窗,备屏风或隔帘。

三、评估

(1)评估患者病情、治疗情况、意识、心理状态及合作度。

(2)患者排尿功能异常的程度,膀胱充盈度及会阴部皮肤、黏膜的完整性。

(3)向患者解释导尿的目的、方法、注意事项及配合要点。

四、操作步骤

将用物推至患者处,核对患者床号、姓名,向患者解释导尿的目的、方法、注意事项及配合要点。消除患者紧张和窘迫的心理,以取得合作。

(1)用屏风或隔帘遮挡患者,保护患者的隐私,使者精神放松。

（2）帮助患者清洗外阴部，减少逆行尿路感染的机会。

（3）检查导尿包的日期，是否严密干燥，确保物品无菌性，防止尿路感染。

（4）根据男女性尿道解剖特点执行不同的导尿术。

（一）男性患者导尿术操作步骤

（1）操作者位于患者右侧，帮助患者取仰卧屈膝位，脱去对侧裤腿，盖在近侧腿上，对侧下肢和上身用盖被盖好，两腿略外展，暴露外阴部。

（2）将一次性橡胶单和治疗巾垫于患者臀下，弯盘放于患者臀部，治疗碗内盛棉球若干个。

（3）左手戴手套，用纱布裹住阴茎前 1/3，将阴茎提起，另一手持镊子夹消毒棉球按顺序消毒，阴茎后 2/3 部-阴阜-阴囊暴露面。

（4）用无菌纱布包裹消毒过的阴茎后 2/3 部-阴阜-阴囊暴露面，消毒阴茎前 1/3，并将包皮向后推，换另一把镊子夹消毒棉球消毒尿道口，向外螺旋式擦拭龟头-冠状沟-尿道口数次，包皮和冠状沟易藏污，应彻底消毒，预防感染。污棉球置于弯盘内移至床尾。

（5）在患者两腿间打开无菌导尿包，用持物钳夹浸消毒液的棉球，置于药杯内。

（6）戴无菌手套，铺洞巾，使洞巾与包布内面形成无菌区域。嘱患者勿移动肢体保持体位，以免污染无菌区。

（7）按操作顺序排列好用物，用镊子取液状石蜡棉球，润滑导尿管前端。

（8）左手用纱布裹住阴茎并提起，使之与腹壁呈 60°，使耻骨前弯消失，便于插管。将包皮向后推，右手用镊子夹取浸消毒液的棉球，按顺序消毒尿道口、螺旋消毒龟头、冠状沟、尿道口数遍，每个棉球只可用一次，禁止重复使用，确保消毒部位不受污染，污棉球置于弯盘内，右手将弯盘移至靠近床尾无菌区域边沿，便于操作。

（9）左手固定阴茎，右手将治疗碗置于洞巾口旁，男性尿道长而且又有三个狭窄处，当插管受阻时，应稍停片刻嘱患者深呼吸，减轻尿道括约肌紧张，再徐徐插入导尿管，切忌用力过猛而损伤尿道。

（10）用另一只血管钳夹持导尿管前端，对准尿道口轻轻插入 20～22 cm，见尿液流出后，再插入约 2 cm，将尿液引流入治疗碗（第一次放尿不超过 1 000 mL，防止大量放尿，腹腔内压力急剧下降，血液大量滞留腹腔血管内，血压下降虚脱及膀胱内压突然降低，导致膀胱黏膜急剧充血，发生血尿）。

（11）治疗碗内尿液盛 2/3 满后，可用血管钳夹住导尿管末端，将尿液导入便器内，再打开导尿管继续放尿。注意询问患者的感觉，观察患者的反应。

（12）导尿毕，夹住导尿管末端，轻轻拔出导尿管，避免损伤尿道黏膜。撤下洞巾，擦净外阴，脱去手套置弯盘内，撤出臀部一次性橡胶单和治疗巾，将其置于治疗车下层。协助患者穿好裤子，整理床单位。

（13）整理用物。

（14）洗手，记录。

（二）女性患者导尿术操作步骤

（1）操作者位于患者右侧，帮助患者取仰卧屈膝位，脱去对侧裤腿，盖在近侧腿上，对侧下肢和上身用盖被盖好，两腿略外展，暴露外阴部。

（2）将一次性橡胶单和治疗巾垫于患者臀下，弯盘放于患者臀部，治疗碗内盛棉球若干个。

（3）左手戴手套，右手持血管钳夹取消毒棉球做外阴初步消毒，由外向内，自上而下，依次消毒阴阜、两侧大阴唇。

（4）左手分开大阴唇，换另一把镊子按顺序消毒大小阴唇之间-小阴唇-尿道口-自尿道口至肛门，减少逆行感染的机会。污棉球置于弯盘内，消毒完毕，脱下手套置于治疗碗内，污物放置治疗车下层。

（5）在患者两腿间打开无菌导尿包，用持物钳夹浸消毒液的棉球于药杯内。

（6）戴无菌手套，铺洞巾，使洞巾与包布内面形成无菌区域。嘱患者勿移动肢体保持体位，以免污染无菌区。

（7）按操作顺序排列好用物，用镊子取液状石蜡棉球，润滑导尿管前端。

（8）左手拇指、示指分开并固定小阴唇，右手持弯持物钳夹取消毒棉球，按由内向外，自上而下顺序消毒尿道口、两侧小阴唇、尿道口，尿道口处要重复消毒一次，污棉球及弯血管钳置于弯盘内，右手将弯盘移至靠近床尾无菌区域边沿，便于操作。

（9）右手将无菌治疗碗移至洞巾旁，嘱患者张口呼吸，用另一只弯血管钳夹持导尿管对准导尿口轻轻插入尿道 4～6 cm，见尿液后再插入 1～2 cm。

（10）左手松开小阴唇，下移固定导尿管，将尿液引入治疗碗。注意询问患者的感觉，观察患者的反应。

（11）导尿毕，夹住导管末端，轻轻拔出导尿管，避免损伤尿道黏膜。撤下洞巾，擦净外阴，脱去手套置弯盘内，撤出臀部一次性橡胶单和治疗巾，将其置于治疗车下层。协助患者穿好裤子，整理床单位。

（12）整理用物。

（13）洗手，记录。

五、注意事项

（1）向患者及其家属解释留置导尿管的目的和护理方法，使其认识到预防泌尿道感染的重要性，并主动参与护理。

（2）保持引流通畅，避免导尿管扭曲堵塞，造成引流不畅。

（3）防止泌尿系统逆行感染。

（4）患者每天摄入足够的液体，每天尿量维持在 2 000 mL 以上，达到自然冲洗尿路的目的，以减少尿路感染和结石的发生。

（5）保持尿道口清洁，女患者用消毒棉球擦拭外阴及尿道口，如分泌物过多，可用 0.02% 高锰酸钾溶液冲洗，再用消毒棉球擦拭外阴及尿道口。男患者用消毒棉球擦拭尿道口、阴茎头及包皮，1～2 次/天。

（6）每周定时更换集尿袋一次，定时排空集尿袋，并记录尿量。

（7）每月定时更换导尿管一次。

（8）采用间歇性夹管方式，训练膀胱反射功能。关闭导尿管，每 4 小时开放一次，使膀胱定时充盈和排空，促进膀胱功能的恢复。

（9）离床活动时，应用胶布将导尿管远端固定在大腿上，集尿袋不得超过膀胱高度，防止尿液逆流。

（10）协助患者更换体位，倾听患者主诉，并观察尿液性状、颜色和量，尿常规每周检查一次，若发现尿液混浊、沉淀、有结晶，应做膀胱冲洗。

第四节 氧疗技术

一、鼻导管或面罩吸氧

（一）目的

纠正各种原因造成的缺氧状态，提高患者血氧含量及动脉血氧饱和度。

（二）操作前准备

1.告知患者

操作目的、方法、注意事项、配合方法。

2.评估患者

（1）病情、意识、呼吸状态、缺氧程度、心理反应、合作程度。

（2）鼻腔状况：有无鼻息肉、鼻中隔偏曲或分泌物阻塞等情况。

3.操作护士

着装整洁、修剪指甲、洗手、戴口罩。

4.物品准备

治疗车、一次性吸氧管或吸氧面罩、湿化瓶、蒸馏水、氧流量表、水杯、棉签、吸氧卡、笔、快速手消毒剂、污物桶、消毒桶。

5.环境

安全、安静、整洁。

（三）操作过程

（1）携用物至患者床旁，核对腕带及床头卡。

（2）协助患者取适宜体位。

（3）清洁双侧鼻腔。

（4）正确安装氧气装置，管路或面罩连接紧密，确定氧气流出通畅。

（5）根据病情调节氧流量。

（6）固定吸氧管或面罩。

（7）填写吸氧卡。

（8）用氧过程中密切观察患者呼吸、神志、氧饱和度及缺氧程度改善情况等。

（9）整理床单位，协助患者取舒适卧位。

（10）整理用物，按医疗垃圾分类处理用物。

（11）擦拭治疗车。

（12）洗手、记录、确认医嘱。

（四）注意事项

（1）保持呼吸道通畅，注意气道湿化。

（2）保持吸氧管路通畅，无打折、分泌物堵塞或扭曲。

（3）面罩吸氧时，检查面部、耳郭皮肤受压情况。

（4）吸氧时先调节好氧流量再与患者连接，停氧时先取下鼻导管或面罩，再关闭氧流量表。

（5）注意用氧安全，尤其是使用氧气筒给氧时注意防火、防油、防热、防震。

（6）长期吸氧患者，湿化瓶内蒸馏水每天更换一次，湿化瓶每周浸泡消毒一次，每次 30 分钟，然后洗净、待干、备用。

（7）新生儿吸氧应严格控制用氧浓度和用氧时间。

（五）评价标准

（1）患者能够知晓护士告知的事项，对服务满意。

（2）操作过程规范、安全，动作娴熟。

二、一次性使用吸氧管（OT-MI 人工肺）

（一）目的

纠正各种原因造成的缺氧状态，提高患者血氧含量及动脉血氧饱和度。

（二）操作前准备

1.告知患者和家属

操作目的、方法、注意事项、配合方法。

2.评估患者

（1）病情、意识、缺氧程度、呼吸、自理能力、合作程度。

（2）鼻腔状况。

3.操作护士

着装整洁、修剪指甲、洗手、戴口罩。

4.物品准备

治疗车、氧流量表、人工肺、水杯、棉签、快速手消毒剂、吸氧卡、笔，必要时备吸氧面罩。

5.环境

安静、整洁。

（三）操作过程

（1）携用物至患者床旁，核对腕带及床头卡。

（2）协助患者取舒适卧位。

（3）正确安装氧气装置。

（4）清洁鼻腔。

（5）根据病情调节氧流量。

（6）吸氧并固定吸氧管或面罩。

（7）观察患者缺氧改善情况。

（8）整理床单位，协助患者取舒适、安全卧位。

（9）整理用物，按医疗垃圾分类处理用物。

（10）擦拭治疗车。

（11）洗手、签字、确认医嘱。

(四)注意事项

(1)保持呼吸道通畅,注意气道湿化。

(2)保持吸氧管路通畅,无打折、分泌物堵塞或扭曲。

(3)面罩吸氧时,检查面部、耳郭皮肤受压情况。

(4)吸氧时先调节好氧流量再与患者连接,停氧时先取下鼻导管或面罩,再关闭氧流量表。

(5)注意用氧安全,尤其是使用氧气筒给氧时注意防火、防油、防热、防震。

(6)新生儿吸氧应严格控制用氧浓度和用氧时间。

(五)评价标准

(1)患者和家属能够知晓护士告知的事项,并能配合,对服务满意。

(2)操作过程规范、安全,动作娴熟。

第五节　无菌技术

一、无菌包使用技术

(一)目的

保持已经灭菌的物品处于无菌状态。

(二)操作前准备

1.操作护士

着装整洁、修剪指甲、洗手、戴口罩。

2.物品准备

无菌包、无菌持物钳及容器、治疗盘。

3.操作环境

整洁、宽敞。

(三)操作步骤

(1)检查无菌包,核对名称、有效灭菌日期、化学指示胶带颜色、包布情况。

(2)打开无菌包,揭开化学指示胶带或系带,按原折叠顺序逐层打开。

(3)用无菌钳取出物品,放于指定的区域内。

(4)包内剩余物品,按原折痕包好。

(5)注明开包时间。

(6)包内物品一次全部取出时,将包托在手中打开,另一手将包布四角抓住,使包内物品妥善置于无菌区域内。

(7)整理用物。

(四)注意事项

(1)严格遵循无菌操作原则。

(2)无菌包置于清洁、干燥处,避免潮湿。

(3)打开包布时,手不可跨越无菌区,非无菌物品不可触及无菌面。

(4)注明开包日期,开启后的无菌包使用时间不超过 24 小时。

(五)评价标准

(1)遵循无菌操作原则。

(2)护士操作过程规范、准确。

二、戴无菌手套

(一)目的

执行无菌操作或者接触无菌物品时需戴无菌手套,以保护患者,预防感染。

(二)操作前准备

1.操作护士

着装整洁、修剪指甲、洗手、戴口罩。

2.物品准备

一次性无菌手套。

3.操作环境

整洁、宽敞。

(三)操作步骤

(1)检查无菌手套包装、有效期、型号。

(2)打开手套外包装。①分次取手套法:一手掀起口袋的开口处,另一手捏住手套翻折部分(手套内面)取出手套对准五指戴上。掀起另一只袋口,以戴着无菌手套的手指插入另一只手套的翻边内面,将手套戴好。②一次性取手套法:两手同时掀起口袋的开口处,分别捏住两只手套的翻折部位,取出手套。将两手套五指对准,先戴一只手,再以戴好手套的手指插入另一只手套的翻折内面,同法戴好。

(3)双手对合交叉调整手套位置,将手套翻边扣套在工作服衣袖外面。

(4)脱手套方法:①用戴着手套的手捏住另一只手套污染面的边缘将手套脱下。②戴着手套的手握住脱下的手套,用脱下手套的手捏住另一只手套清洁面(内面)的边缘,将手套脱下。③用手捏住手套的里面丢至医疗垃圾桶内。

(5)整理用物,洗手。

(四)注意事项

(1)严格遵循无菌操作原则。

(2)戴无菌手套时,应防止手套污染。注意未戴手套的手不可触及手套的外面,戴手套的手不可触及未戴手套的手或者另一手套的里面。

(3)诊疗护理不同的患者之间应更换手套。

(4)脱手套时,应翻转脱下。

(5)脱去手套后,应按规定程序与方法洗手,戴手套不能替代洗手,必要时进行手消毒。

(6)操作时发现手套破损时,应及时更换。

(五)评价标准

(1)遵循无菌原则,符合无菌要求。

(2)操作过程规范、熟练。

(3)手套选择型号大小适宜,外观平整。

三、铺设无菌器械台

(一)目的

将无菌巾铺在清洁、干燥的器械台上,形成无菌区,放置无菌物品,以备手术使用。

(二)操作前准备

1.操作护士

着装整洁,修剪指甲,洗手,戴帽子、口罩。

2.物品准备

治疗车、无菌持物钳、无菌敷料包、器械包、手术衣及手术需要的物品。

3.操作环境

宽敞,洁净。

(三)操作过程

(1)核对、检查无菌包。

(2)打开无菌持物钳,标记开启时间。

(3)依次打开无菌敷料包、无菌器械包、无菌手术衣,分别铺置于治疗车上。

(4)用无菌持物钳夹取无菌手套置于手术衣旁。

(5)穿手术衣,戴无菌手套。

(6)整理台面,器械、敷料分别置于无菌台左、右侧。

(7)废弃物按医疗垃圾处理。

(四)注意事项

(1)严格执行无菌技术操作原则,预防交叉感染。

(2)无菌物品不超过器械台边缘。

(3)铺无菌台时身体须远离无菌区 10 cm 以上。

(4)无菌器械台边缘垂下的无菌单前侧比背侧长,无菌单垂缘至少 30 cm。

(五)评价标准

(1)符合无菌操作技术原则及查对制度。

(2)铺置无菌器械台顺序、方向正确。

(3)无菌器械台面平整,无菌物品摆放整齐、合理。

(4)移动无菌台方法正确。

(5)用物处理得当。

四、铺无菌盘

(一)目的

将无菌巾铺在清洁干燥的治疗盘内,形成无菌区,放置无菌物品,以供治疗时使用。

(二)操作前准备

1.操作护士

着装整洁,修剪指甲,洗手,戴口罩。

2.物品准备

治疗盘、无菌包、无菌持物钳及容器、无菌物品。

3.操作环境

整洁、宽敞。

(三)操作步骤

(1)检查无菌包,核对名称、有效灭菌日期、化学指示胶带颜色、包布情况。

(2)打开无菌包,使用无菌持物钳取出1块治疗巾,放于治疗盘内。

(3)剩余物品按原折痕包好,注明开包日期及时间。

(4)将无菌治疗巾双折平铺于治疗盘内,将上层呈扇形折叠到对侧,边缘向外。

(5)放入无菌物品。

(6)将上层盖于物品上,上下层边缘对齐,开口处向上翻折,两侧边缘向下翻折。

(7)注明铺盘日期及时间。

(8)整理用物。

(四)注意事项

(1)严格遵循无菌操作原则。

(2)铺无菌盘区域清洁干燥,无菌巾避免潮湿、污染。

(3)不可跨越无菌区,非无菌物品不可触及无菌面。

(4)注明铺无菌盘的日期、时间,无菌盘有效期为4小时。

(五)评价标准

(1)遵循无菌技术原则。

(2)操作轻巧、熟练、规范。

(3)用物放置符合节力及无菌要求。

(4)无菌物品摆放合理,折边外观整齐。

第二章 胸外科护理

第一节 支气管扩张症

支气管扩张症是慢性气道损伤引起支气管壁支撑组织破坏后所导致的一支或多支支气管不可逆性扩张。以慢性咳嗽、咳大量脓痰和反复咯血为主要临床表现。它是一种临床较为常见的慢性支气管化脓性疾病，多继发于呼吸道感染和支气管阻塞，尤其是儿童和青年时期患麻疹、百日咳等支气管炎和支气管肺炎，导致支气管管壁破坏，管腔扩张及变形。随着生活条件的不断改善，麻疹和百日咳等疫苗的预防接种，以及抗生素的广泛应用，该病的发病率已经明显降低。军队支气管扩张发生的主要原因是反复的呼吸道感染，其防治的重点在于及早治疗肺部感染。

一、病因和发病机制

支气管扩张的病因包括两类，即支气管-肺组织感染和支气管阻塞，感染和阻塞相互影响，尤其是反复的感染引起管腔黏膜的充血水肿、分泌物阻塞等，导致支气管引流不畅并反过来加重感染，导致局部炎症反应，炎症细胞尤其是中性粒细胞聚集、浸润并释放各种蛋白溶解酶，如髓过氧化物酶（MPO）、弹性蛋白酶、胶原酶等，释放多种炎症介质和毒性氧自由基，造成支气管黏膜上皮细胞损害，发生肿胀、坏死、脱落，黏液腺增生并分泌增多，最终导致支气管管壁结构发生不可逆破坏而发生支气管扩张。

对于儿童和青少年，由于支气管发育尚未成熟，管腔较细、管壁较薄，感染容易损伤支气管平滑肌和弹性纤维，加之咳嗽因素，使得支气管管腔内压增高，以及胸腔负压的持续牵引作用，以至于逐渐形成支气管扩张。肺结核、支气管肿瘤、异物吸入及支气管管外压迫等因素均可引起的支气管狭窄或阻塞，引起远端支气管-肺感染，或合并肺不张，使肺组织体积缩小和胸腔负压增高，继而引起支气管扩张。先天性肺发育缺损及遗传因素引起的支气管扩张在国内较为少见。黏液-纤毛功能障碍、囊性纤维化（CF）、α_1-抗胰蛋白酶缺乏等遗传缺陷性疾病，均导致患者支气管管腔阻塞，引起支气管反复感染，形成支气管扩张。支气管先天性发育障碍，如气管支气管肥大症就是先天性结缔组织异常、管壁薄弱所引起的支气管扩张。由于支气管软骨和纤毛细胞发育不良引起，常伴慢性鼻窦炎和内脏转为，称为 Kartagener 综合征。免疫缺陷，尤其是体液免疫缺陷，使呼吸道中的抗体 IgA 和调理抗体 IgG 缺乏，削弱了机体的抗病毒与细菌感染的能力，也容易发生支气管-肺感染，比如低 γ 球蛋白血症患者，常见反复的支气管-肺及鼻窦感染，是支气管扩张的高危人群。

对于军事作业人员，由于环境特殊、条件恶劣、军事应激、疲劳和卫勤保障的局限性等因素，使得呼吸系统感染一直位居非战斗减员首位，支气管肺炎和继发性肺结核是两大主要成因，这是战勤人员支气管扩张发生的主要原因。

二、临床表现

支气管扩张可见于任何年龄,但以青少年为多见。大多数患者在童年有麻疹、百日咳或支气管肺炎的病史,以后又常有反复的呼吸道感染。部分患者有慢性鼻窦炎或家族性免疫缺陷病史。支气管扩张的典型症状为慢性咳嗽伴大量脓痰以及反复咯血。

大多数患者发生支气管扩张的早期没有临床症状。随着时间延续,往往在呼吸道感染后逐渐加重,明显的症状表明支气管扩张向晚期进展。痰液的量和性状与病情轻重和是否合并感染有直接关系。慢性咳嗽伴大量脓性痰,痰量与体位改变有关,如晨起或入夜卧床时咳嗽痰量增多;呼吸道感染急性发作时,黄绿色脓痰明显增加,一日数百毫升;或有厌氧菌混合感染,则痰有臭味和呼出气恶臭。收集全天的痰液置于玻璃瓶中,数小时后可见痰液分离为四层:上层为痰液泡沫,下悬脓液,中层为混浊浆液,底层为坏死组织沉淀物,这是典型的支气管扩张的痰液改变。咯血可反复发生,间隔不等,程度不等,从小量痰血至大量咯血,咯血量与病情严重程度完全不一致。有些患者平时无咳嗽、脓痰,而以反复咯血为唯一表现,称为干性支气管扩张,其支气管扩张多位于引流良好的部位,一般不易合并感染。

如果支气管扩张反复继发感染,可以出现发热、咳嗽、咳痰、咯血和呼吸困难等症状。病情迁延反复发作者,尤其是咯血患者,常常伴有消瘦和贫血。严重的支气管扩张后期发生肺功能严重障碍时,劳动力明显减退,稍活动即有气急、发绀,伴有杵状指(趾)。早期或干性支气管扩张可无异常肺部体征。病变重或继发感染时常可闻及受累区域,主要是下胸部、背部较粗的湿啰音;结核引起的支气管扩张多见于肩胛间区,咳嗽时可闻及干湿啰音。如果合并化脓性感染,有可能因为局部蔓延引起脓胸和心包炎而出现相应的体征。

三、治疗

支气管扩张多继发于某些原发病,所以原则上应及时治疗。支气管扩张在病理上发生了肺组织结构的不可逆损害,与反复感染和支气管阻塞关系密切。因此,支气管扩张的治疗主要是防止呼吸道反复感染,治疗关键是保持呼吸道引流不畅和有效的抗菌药物治疗,以达控制症状、减缓病程进展的目的。

(一)控制感染

支气管扩张患者急性感染时需进行抗菌治疗,可选用β-内酰胺类(头孢他啶、头孢曲松等)、喹诺酮类(左氧氟沙星、莫西沙星等)、氨基糖苷类(庆大霉素、阿米卡星等)等抗菌药治疗。支气管扩张时混合感染,加上由于反复感染,患者也多有经常使用抗生素的经历,耐药菌感染较为常见,所以,加酶抑制药的广谱抗生素治疗可以作为经验治疗的首选。细菌学检查和药敏试验对于指导抗感染治疗有很大帮助。应当认识到,铜绿假单胞菌和厌氧菌是支气管扩张急性感染时常见病原菌,前者易在病变部位形成生物被膜,降低抗生素的通透性。大环内酯类抗生素和喹诺酮类抗菌药可抑制或破坏生物被膜胞外多糖,增强抗生素对被膜内病原菌的作用。在选用抗生素时应考虑抗铜绿假单胞菌的β-内酰胺类抗生素联合大环内酯类或喹诺酮类抗菌药。厌氧菌感染可选用甲硝唑、克林霉素等。必要时可经纤维支气管镜局部灌洗后,注入抗生素治疗。对于稳定期重症支气管扩张患者,选用红霉素 500 mg,一天两次,连续口服 2 个月,可以减少痰量,改善肺功能。抗生素经纤维支气管镜局部给药和各种吸入给药的方式对于支气管扩张的治疗,可能在减少痰量、降低痰菌密度方面有一定的作用。在部队基层医疗单位,应当注意保证足够的抗感染疗程,特别强调选用有效的抗生素治疗,疗程一般需要1~3周。

(二)排痰治疗

良好的排痰对于支气管扩张治疗中有效的抗感染治疗、减轻患者症状和降低治疗成本,缩短住院日均有很大的益处。主要方法包括物理治疗、药物治疗和经纤维支气管镜吸引等。一般的做法是通过祛痰药稀释痰液,再经体位引流清除痰液,达到保持呼吸道通畅、减少继发感染和减轻全身症状的目的。

1.祛痰药

可以选用蛋白分解酶、多糖纤维裂解剂等,经雾化吸入、口服或注射给药。比如,口服氨溴索(30 mg,每日2次)、乙酰半胱氨酸(30 mg,每日2次)等祛痰药;每日多次静脉注射乙酰半胱氨酸等;也可用生理盐水超声雾化吸入各种祛痰药,使痰液变稀,容易排出。必要时可加用支气管舒张剂(如异丙托品)雾化吸入,针对某些患者存在的可逆性气流受限和气道高反应,以缓解支气管痉挛,改善呼吸困难。然后再结合体位引流,提高疗效。

2.体位引流

体位引流的作用有时比抗生素治疗还重要,使患肺处于高处,其引流支气管开口向下,使痰液顺体位引流至气管而咳出。根据病变部位采取不同体位引流,每日2~4次,每次15~30分钟。体位引流时,间歇做深呼吸后用力咳,同时叩击胸部患处,可提高引流效果。在引流痰量较多的病例时,应注意将痰液咳出,以防发生痰量过多涌出导致窒息,亦应注意避免过分增加患者呼吸和循环生理负担而发生意外。目前,市场上已有商业化的排痰机销售。

(三)手术治疗

抗生素的广泛应用使得大多数支气管扩张能够得到良好的控制,通过外科手术方法治疗支气管扩张因而越来越少。临床上,对于频繁发生呼吸道严重感染或(和)大咯血患者,其病变范围不超过两叶肺,尤以局部性病变反复大咯血,经药物治疗不易控制,年龄40岁以下,全身情况良好,可根据病变范围做肺段或肺叶切除术。对于局限性支气管扩张进行手术治疗,在改善症状、提高生活质量和降低病死率上的确有一定的积极意义。若病变很少且症状不明显或病变较广泛累及两侧肺,又伴呼吸功能严重损害的患者,则不宜做手术治疗。对于特殊岗位的军事作业人员,如航空、远洋以及边疆战勤人员,手术指征可以酌情放宽。

(四)咯血的治疗

咯血的治疗原则为镇静、止咳、止血和保持呼吸道通畅。对于小量咯血患者,可应用云南白药、肾上腺色腙口服,对中等量或大咯血患者,应采取患侧卧位或平卧位,应用垂体后叶素静脉注射,有条件也可行支气管动脉栓塞治疗。

(五)支气管扩张急性加重的预防

戒烟、疫苗接种(流感疫苗、肺炎球菌疫苗等)和免疫调节剂(卡介苗多糖核酸等)治疗,可以增强支气管扩张患者抵抗力,可以减少感染和预防加重。

四、护理评估

(一)一般评估

1.患者的主诉

有无胸闷、气促、心悸、疲倦、乏力等症状。

2.生命体征

严密观察呼吸的频率、节律、深浅和音响,患者呼吸可正常或增快,感染严重时或合并咯血可伴随不同程度的呼吸困难和发绀。患者体温正常或偏高,感染严重时可为高热。

3.咳嗽咳痰情况

观察咳嗽咳痰的发作时间、频率、持续时间、伴随的症状和影响因素等,患者反复继发肺部感染,支气管引流不畅,痰不易咳出时可导致咳嗽加剧,大量脓痰咳出后,患者感觉轻松,体温下降,精神改善。重点观察痰液的量、颜色、性质、气味和与体位的关系,痰液静置后的分层现象,记录24小时痰液排出量。注意患者是否出现面色苍白、出冷汗、烦躁不安等出血的症状,观察咯血的颜色、性质及量。

4.其他

血气分析、血氧饱和度、体重、体位等记录结果。

(二)身体评估

1.头颈部

患者的意识状态,面部颜色(贫血),皮肤黏膜有无脱水、是否粗糙干燥;呼吸困难和缺氧的程度(有无气促、口唇有无发绀、血氧饱和度数值等)。

2.胸部

检查胸廓的弹性,有无胸廓的挤压痛,两肺呼吸运动是否一致。病变部位可闻及固定而持久的局限性粗湿啰音或哮鸣音。

3.其他

患者有无杵状指(趾)。

(三)心理-社会评估

询问健康史,发病原因、病程进展时间以及以往所患疾病对支气管扩张的影响,评估患者对支气管扩张的认识;另外,患者常因慢性咳嗽、咳痰或痰量多、有异味等症状产生恐惧或焦虑的心理,并对疾病治疗缺乏治愈的自信。

(四)辅助检查阳性结果评估

血氧饱和度的数值;血气分析结果报告;胸部CT检查明确的病变部位。

(五)常用药物治疗效果的评估

抗生素使用后咳嗽咳痰症状有无减轻,原有增高的血白细胞计数有无回降至正常范围,核左移情况有无得到纠正。

五、护理诊断/问题

(一)清理呼吸道无效

与大量脓痰滞留呼吸道有关。

(二)有窒息的危险

与大咯血有关。

(三)营养失调

低于机体需要量:与慢性感染导致机体消耗有关。

(四)焦虑

与疾病迁延、个体健康受到威胁有关。

(五)活动无耐力

与营养不良、贫血等有关。

六、护理措施

(一)环境

保持室内空气新鲜、无臭味,定期开窗换气使空气流通,维持适宜的温湿度,注意保暖。

(二)休息和活动

休息能减少肺活动度,避免因活动诱发咯血。小量咯血者以静卧休息为主,大量咯血患者应绝对卧床休息,尽量避免搬动。取患侧卧位,可减少患侧胸部的活动度,既防止病灶向健侧扩散,同时有利于健侧肺的通气功能。缓解期患者可适当进行户外活动,但要避免过度劳累。

(三)饮食护理

提供高热量、高蛋白质、富含维生素易消化的饮食,多进食含铁食物有利于纠正贫血,饮食中富含维生素 A、C、E 等(如新鲜蔬菜、水果),以提高支气管黏膜的抗病能力。大量咯血者应禁食,小量咯血者宜进少量温、凉流质饮食,避免冰冷食物诱发咳嗽或加重咯血,少食多餐。为痰液稀释利于排痰,鼓励患者多饮水,每天不少于 1500～2000 mL。指导患者在咳痰后及进食前后漱口,以祛除口臭,促进食欲。

(四)病情观察

严密观察病情,正确记录每日痰量及痰的性质,留好痰标本。有咯血者备好吸痰和吸氧设备。

(五)用药护理

遵医嘱使用抗生素、祛痰剂和支气管舒张剂,指导患者进行有效咳嗽,辅以叩背及时排出痰液。指导患者掌握药物的疗效、剂量、用法和不良反应。

(六)体位引流的护理

体位引流是利用重力作用促使呼吸道分泌物流入气管、支气管排出体外的方法,其效果与需引流部位所对应的体位有关。体位引流的护理措施如下。

(1)体位引流由康复科医师执行,引流前向患者说明体位引流的目的、操作过程和注意事项,消除顾虑取得合作。

(2)操作前测量生命体征,听诊肺部明确病变部位。引流前15分钟遵医嘱给予支气管舒张剂(有条件可使用雾化器或手按定量吸入器)。备好排痰用纸巾或一次性容器。

(3)根据病变部位、病情和患者经验选择合适体位(自觉有利于咳痰的体位)。引流体位的选择取决于分泌物潴留的部位和患者的耐受程度,原则上抬高病灶部位的位置,使引流支气管开口向下,有利于潴留的分泌物随重力作用流入支气管和气管排出。首先引流上叶,然后引流下叶后基底段。如果患者不能耐受,应及时调整姿势。头部外伤、胸部创伤、咯血、严重心血管疾病和病情状况不稳定者,不宜采用头低位进行体位引流。

(4)引流时鼓励患者做腹式深呼吸,辅以胸部叩击或震荡,指导患者进行有效咳嗽等措施,以提高引流效果。

(5)引流时间视病变部位、病情和患者身体状况而定,一般每天1~3次,每次15~20分钟。在空腹或饭前一个半小时前进行,早晨清醒后立即进行效果最好。咯血时不宜进行体位引流。

(6)引流过程应有护士或家人协助,注意观察患者反应,如出现咯血、面色苍白出冷汗、头晕、发绀、脉搏细弱、呼吸困难等情况,应立即停止引流。

(7)体位引流结束后,协助患者采取舒适体位休息,给予清水或漱口液漱口。记录痰液的性质、量及颜色,复查生命体征和肺部呼吸音及啰音的变化,评价体位引流的效果。

(七)窒息的抢救配合

(1)对大咯血及意识不清的患者,应在病床旁备好急救器械。

(2)一旦患者出现窒息征象,应立即取头低脚高45°俯卧位,面向一侧,轻拍背部,迅速排出在气道和口咽部的血块,或直接刺激咽部以咳出血块。嘱患者不要屏气,以免诱发喉头痉挛。必要时用吸痰管进行负压吸引,以解除呼吸道阻塞。

(3)给予高浓度吸氧,做好气管插管或气管切开的准备与配合工作。

(4)咯血后为患者漱口,擦净血迹,防止因口咽部异物刺激引起剧烈咳嗽而诱发咯血,及时清理患者咯出的血块及污染的衣物、被褥,安慰患者,以助于稳定情绪,增加安全感,避免因精神过度紧张而加重病情。对精神极度紧张、咳嗽剧烈的患者,可按医嘱给予小剂量镇静剂或镇咳剂。

(5)密切观察咯血的量、颜色、性质及出血的速度,观察生命体征及意识状态的变化,有无胸闷、气促、呼吸困难、发绀、面色苍白、出冷汗、烦躁不安等窒息征象;有无阻塞性肺不张、肺部感染及休克等并发症的表现。

(6)用药护理:①垂体后叶素可收缩小动脉,减少肺血流量,从而减轻咯血。但也能引起子宫、肠道平滑肌收缩和冠状动脉收缩,故冠心病、高血压患者及孕妇忌用。静脉点滴时速度勿过快,以免引起恶心、便意、心悸、面色苍白等不良反应。②年老体弱、肺功能不全者在应用镇静剂和镇咳药后,应注意观察呼吸中枢和咳嗽反射受抑制情况,以早期发现因呼吸抑制导致的呼吸衰竭和不能咯出血块而发生窒息。

(八)心理护理

护士应以亲切的态度多与患者交谈,讲明支气管扩张反复发作的原因和治疗进展,帮助患者树立战胜疾病的信心,解除焦虑不安心理。呼吸困难患者应根据其病情采用恰当的沟通方式,及时了解病情,安慰患者。

(九)健康教育

(1)预防感冒等呼吸道感染,吸烟患者戒烟。不要滥用抗生素和止咳药。

(2)疾病知识指导:帮助患者和家属正确认识和对待疾病,了解疾病的发生、发展与治疗、护理过程,与患者及家属共同制订长期防治计划。

(3)保健知识的宣教:学会自我监测病情,一旦发现症状加重,应及时就诊。指导掌握有效咳嗽、胸部叩击、雾化吸入及体位引流的排痰方法,长期坚持,以控制病情的发展。

(4)生活指导:讲明加强营养对机体康复的作用,使患者能主动摄取必需的营养素,以增加机体抗病能力。鼓励患者参加体育锻炼,建立良好的生活习惯,劳逸结合,消除紧张心理,防止病情进一步恶化。

(5)及时到医院就诊的指标:体温过高,痰量明显增加;出现胸闷、气促、呼吸困难、发绀、面色苍白、出冷汗、烦躁不安等症状;咯血。

七、护理效果评估

(1)呼吸道保持通畅,痰易咳出,痰量减少或消失,血氧饱和度、动脉血气分析值在正常范围。

(2)肺部湿啰音或哮鸣音减轻或消失。

(3)患者体重增加,无并发症(咯血等)发生。

第二节　支气管肺癌

一、概述

(一)定义

肺癌多数起源于支气管黏膜上皮,因此也称支气管肺癌。

(二)病因

肺癌的病因尚不完全明确,现认为与以下因素有关。

1.生活习惯

长期大量吸烟。

2.某些化学物质、放射性物质

如长期接触石棉、铬、镍、铜、锡、砷等。

3.人体内在因素

如免疫和代谢异常、遗传因素等。

(三)临床表现及并发症

1.临床表现

(1)早期表现:常无任何症状,偶伴有刺激性咳嗽、血性痰、发热或胸痛等。

(2)晚期表现:可出现食欲减退、疲乏等。侵犯压迫邻近器官组织可出现声音嘶哑、膈肌麻痹、胸腔积液等。

2.并发症

肺炎、肺不张、胸腔积液。

(四)主要辅助检查

1.影像学检查

(1)X线胸片:是诊断肺癌的一个重要手段,可用于肺癌的普查。

(2)CT检查:能发现微小病灶和X线片检查不易发现隐蔽区的病变。

2.脱落细胞检查

中心型肺癌伴有血痰者,痰中易发现癌细胞。

3.支气管镜检查

对中心型肺癌诊断非常有价值。

(五)诊断和鉴别诊断

1.诊断

根据临床表现及辅助检查可诊断。

2.鉴别诊断

肺结核、肺部炎症、肺部良性肿瘤。

(六)治疗原则

以手术治疗为主,结合放疗、化疗、中医中药治疗及免疫等综合性治疗。

二、常见护理诊断

(一)气体交换受损

与肺组织病变、手术切除全部或部分肺组织引起的通气/血流比例失调有关。

(二)清理呼吸道无效

与肿瘤阻塞支气管,术后伤口疼痛、咳嗽无力有关。

(三)疼痛

与肿瘤压迫及浸润周围组织,手术创伤、留置胸腔引流管有关。

(四)潜在并发症

低氧血症、出血、肺不张、支气管胸膜瘘等。

三、护理措施

(一)术前护理

1.呼吸道准备

(1)戒烟:指导并劝告患者术前应戒烟2周以上,以减少气管、支气管分泌物,预防术后肺部并发症。

(2)控制感染:如患者合并肺内感染、慢性支气管炎,遵医嘱给予抗生素及雾化吸入控制感染。

(3)指导训练:指导患者练习腹式呼吸、缩唇呼气、有效咳嗽训练,练习使用深呼吸训练器,以增加肺活量,促进肺扩张,预防肺部并发症的发生。

2.改善营养状况

鼓励患者摄入高蛋白质、高热量、丰富维生素的均衡饮食,满足机体的营养需求,以耐受手术。

3.心理护理

主动关心、体贴患者,介绍胸腔引流设备,并告知患者术后放置胸腔引流管的目的及注意事项,动员家属给患者以经济和心理方面的支持。

4.术前准备

(1)术前2~3 d训练患者床上排尿、排便的适应能力。

(2)术前清洁皮肤,常规备皮(备皮范围:上过肩,下过脐,前后过中线,包括手术侧腋窝)。

(3)术前一日晚给予开塞露或辉力纳肛,遵医嘱给予安眠药。术前6~8 h给予禁饮食。

（4）手术日早晨穿病员服,摘除眼镜、活动性义齿及饰物等。备好胸腔引流瓶、胸带、胸片、病历、术中带药等。

(二)术后护理

1.观察生命体征

手术后2～3 h内,每15～30 min监测生命体征1次,生命体征平稳后改为每日测量3次;注意观察患者有无呼吸窘迫、血容量不足和心功能不全的发生。

2.给予合适体位

（1）一般体位:麻醉清醒前去枕平卧,头偏向一侧,以免呕吐物、分泌物吸入而窒息或并发吸入性肺炎。麻醉清醒后且生命体征稳定者,可改为半坐卧位,以利于呼吸和引流。

（2）特殊情况下患者体位:①肺段切除术或楔形切除术,选择健侧卧位,以促进患侧肺组织扩张。②一侧肺叶切除者,取健侧卧位,以利于手术侧残余肺组织的扩张;如呼吸功能较差,则取平卧位,避免健侧肺受压而限制肺的通气功能。③全肺切除术者,取1/4侧卧位,以防纵隔移位和压迫健侧肺而导致呼吸循环功能障碍。④血胸或支气管胸膜瘘者,取患侧卧位。

3.呼吸道护理

（1）给氧:常规给予鼻导管吸氧2～4 L/min,可根据血气分析结果调整给氧浓度。

（2）观察:观察呼吸频率、节律及幅度,观察有无气促、发绀等及动脉血氧饱和度情况,若有异常及时通知医师。

（3）深呼吸及咳嗽:鼓励并协助患者深呼吸及咳嗽,咳嗽前给患者叩背,叩背时由下向上,由外向内轻叩震荡,使存在肺叶、肺段处的分泌物松动流至气管中。患者咳嗽时,固定胸部伤口,以减轻震动引起的疼痛。

（4）稀释痰液:呼吸道分泌物黏稠者,可用糜蛋白酶、地塞米松、氨茶碱等药物行雾化吸入,以达到稀释痰液、解痉、抗感染的目的。

（5）吸痰:对于咳痰无力、呼吸道分泌物滞留的患者用鼻导管吸痰。支气管袖式切除术者,因气管或支气管吻合口反应性充血、水肿等原因,易造成呼吸道分泌物潴留,如患者不能有效咳嗽,应尽早行纤维支气管镜吸痰。全肺切除术后,因其支气管残端缝合处在隆凸下方,行深部吸痰时极易刺破,故操作时吸痰管不宜超过气管的1/2,慎叩背,防止纵隔摆动。

4.胸腔闭式引流的护理

（1）按胸腔闭式引流常规进行护理。麻醉未清醒前去枕平卧位,头偏向一侧,以防误吸而窒息,意识恢复血压平稳后取半卧位。

（2）全肺切除术后胸腔引流管的护理:全肺切除术后患者的胸腔引流管呈夹闭状态,以保证术侧胸壁有一定的渗液,防止纵隔移位。若气管明显向健侧移位,在排除肺不张后,可酌情放出适量的气体或液体。但每次放液量不宜超过100 mL,速度宜慢,以免引起纵隔移位,导致心搏骤停。

5.伤口护理

检查敷料是否干燥,有无渗血,发现异常及时通知医师。

6.维持液体平衡和补充营养

（1）严格掌握输液量和速度:输液时应注意速度和量,防止肺水肿。全肺切除后应注意控制钠盐摄入量,24 h补液量控制在2000 mL内,速度宜慢,以20～30滴/分为宜。记录出入液量,维持液体平衡。

(2)补充营养:鼓励患者进食高蛋白、高热量、丰富维生素、易消化饮食,以保证营养,提高机体抵抗力,促进伤口愈合。

7.活动与休息

(1)早期下床活动:鼓励患者早期下床活动,预防肺不张,改善呼吸循环功能,增进食欲。

(2)手臂和肩关节的运动:指导患者做肩关节和手臂的主动运动,如手术侧手臂上举、爬墙及肩关节旋前旋后运动,目的是预防术侧胸壁肌肉粘连、肩关节强直和失用性萎缩。

8.并发症的观察与护理

(1)出血:密切观察患者的生命体征,胸腔引流液颜色、性质和量。当引流液量增多,每小时大于100 mL,连续观察3 h,呈鲜红色、有血凝块、患者出现烦躁不安、血压下降、脉搏增快、尿少等血容量等不足的表现时,应考虑有活动性出血。需立即通知医师,在监测中心静脉压下加快输血、补液速度。必要时做好开胸止血的准备。

(2)肺炎和肺不张:鼓励患者咳嗽咳痰,痰液黏稠者给予雾化吸入,必要时行鼻导管深部吸痰或协助医师行支气管镜吸痰。

(3)心律失常:与缺氧、出血、水电解质酸碱失衡有关。术后应持续心电监护,如有异常,立即报告医师。遵医嘱应用抗心律失常药,密切观察心律、心率。

(4)支气管胸膜瘘:由于支气管残端血运不良或支气管缝合处感染、破裂等引发。表现为胸管内持续引出大量气体,患者有发热、刺激性咳嗽、呼吸困难等症状。用亚甲蓝注入胸膜腔,患者咳出亚甲蓝的痰液即可确诊。置患者于患侧卧位,以防漏液流向健侧;使用抗生素预防感染;小瘘口可自行愈合;必要时再次开胸修补。

9.预防肺栓塞

早期下床活动,给以抗凝剂治疗,给予抗血栓弹力袜、气压治疗等预防血栓形成。

10.疼痛的护理

给予心理护理,分散患者的注意力;给予安置舒适体位;咳嗽时协助患者按压手术切口减轻疼痛,必要时遵医嘱应用止痛药物。

四、健康指导

(一)休息与运动

术后尽早下床活动,活动量逐渐增加,劳逸结合。

(二)饮食指导

维持良好的进食环境及口腔清洁,提供高蛋白、高热量、富含维生素,易消化食物。

(三)用药指导

遵医嘱准确用药。

(四)心理指导

了解患者思想状况,解除顾虑,树立信心。

(五)康复指导

戒烟,继续进行手术侧肩关节和手臂的锻炼,练习腹式深呼吸及有效咳嗽。

（六）复诊须知

告知患者术后定期门诊随访。若出现发热、血痰、胸痛等症状,应及时复诊。

第三节　肺大疱

一、概述

(一)定义

肺大疱是指发生在肺实质内的直径超过 1 cm 的气肿性肺泡。一般继发于细小支气管的炎性病变,如肺炎、肺气肿和肺结核,临床最常见与肺气肿并存。

(二)病因

肺大疱一般继发于细小支气管的炎性病变,如肺炎、肺气肿和肺结核,临床上最常与肺气肿并存。

(三)临床表现及并发症

1.临床表现

小的肺大疱可无任何症状,巨大肺大疱可使患者感到胸闷、气短。当肺大疱破裂,产生自发性气胸,可引起呼吸困难、胸痛。

2.并发症

自发性气胸、自发性血气胸。

(四)主要辅助检查

1.胸片 X 线检查

胸片 X 线检查是诊断肺大疱的主要方法。

2.CT 检查

能显示大疱的大小,有助于与气胸的鉴别诊断。

(五)诊断和鉴别诊断

1.诊断

根据临床表现及辅助检查可诊断。

2.鉴别诊断

局限性气胸、肺结核空洞、膈疝。

(六)治疗原则

(1)体积小的肺大疱多采用非手术治疗,如戒烟、抗感染治疗等。

(2)体积大的肺大疱,合并自发性气胸或感染等,应采取手术治疗。

二、常见护理诊断

(一)气体交换受损

与疼痛、胸部损伤、胸廓活动受限或肺萎陷有关。

(二)疼痛

与组织损伤有关。

（三）潜在并发症

肺部或胸腔感染。

三、护理措施

（一）术前护理

1.戒烟

术前戒烟2周,减少气管分泌物,预防肺部并发症。

2.营养

提供高蛋白、高热量、高维生素饮食,鼓励患者摄取足够的水分。

3.呼吸功能锻炼

练习腹式呼吸与有效咳嗽。

4.用药护理

遵医嘱准确用药。

5.心理护理

与患者交流,减轻焦虑情绪和对手术的担心。

6.术前准备

（1）术前2～3d训练患者床上排尿、排便的适应能力。

（2）术前清洁皮肤,常规备皮（备皮范围：上过肩,下过脐,前后过正中线,包括手术侧腋窝）,做药物过敏试验。

（3）术前一日晚给予开塞露或辉力纳肛,按医嘱给安眠药,术前6～8h禁饮食。

（4）手术日早晨穿病员服,戴手腕带,摘除眼镜、活动性义齿及饰物等。备好水封瓶、胸带、X线片、病历等。

（二）术后护理

1.全麻术后护理常规

麻醉未清醒前去枕平卧位,头偏向一侧,以防误吸而窒息,意识恢复血压平稳后取半卧位。

2.生命体征监测

术后密切监测生命体征变化,特别是呼吸、血氧饱和度的变化,注意有无血容量不足和心功能不全的发生。

3.呼吸道护理

（1）鼓励并协助深呼吸及咳嗽,协助叩背咳痰。

（2）雾化吸入疗法。

（3）必要时用鼻导管或支气管镜吸痰。

4.胸腔闭式引流的护理

按胸腔闭式引流常规进行护理。

5.上肢功能康复训练

早期手臂和肩关节的运动训练可防止患侧肩关节僵硬及手臂挛缩。

6.疼痛的护理

给予心理护理,分散患者的注意力;给予安置舒适体位;咳嗽时协助患者按压手术切口减轻疼痛,必要时遵医嘱应用止痛药物。

四、健康指导

(一)休息与运动

适当活动,避免剧烈运动,防止并发症发生。

(二)饮食指导

加强营养,多食水果、蔬菜、忌食辛辣油腻,防止便秘。

(三)用药指导

遵医嘱准确用药。

(四)心理指导

了解患者思想状况,解除顾虑,增强战胜疾病信心。

(五)康复指导

戒烟,注意口腔卫生,继续进行手术侧肩关节和手臂的锻炼。

(六)复诊须知

告知患者术后定期门诊随访。若出现胸痛、呼吸困难等症状应及时与医师联系。

第四节 食管癌

一、概述

(一)定义

食管癌是指由食管鳞状上皮或腺上皮的异常增生所形成的恶性病变。发病年龄多在 40 岁以上,男性多于女性,病因不明,有关资料表明与个人生活习惯有关。临床表现为进行性吞咽困难、胸骨后疼痛、胸闷不适,晚期出现恶病质。我国是世界上食管癌高发病之一。

(二)病因

食管癌的病因至今尚未明确,可能是多种因素所致的疾病。

1.不良生活习惯

长期饮烈性酒、吸烟、饮食粗硬、过热或进食过快。

2.生物性因素

某些粮食中含有真菌,有较强的致癌作用。

3.化学因素

如长期食用含亚硝胺类化合物的食物。

4.口腔卫生不良

口腔不洁或有龋齿等。

5.食物中缺少某些元素

如缺乏钼、硒、氟、维生素 A、维生素 B_2 等。

(三)临床表现及并发症

1.临床表现

(1)早期表现:早期多无任何症状,偶有咽下食物哽噎感;胸骨后闷胀不适或疼痛。

(2)中晚期表现:进行性吞咽困难为典型症状,可有不同程度消瘦、贫血和低蛋白血症等恶病质。肿瘤侵及邻近器官可出现声音嘶哑,持续性胸背部痛,刺激性咳嗽及大呕血等。

2.并发症

呕血、便血、食管穿孔。

(四)主要辅助检查

1.细胞学检查

食管拉网脱落细胞学检查是简便易行的普查方法。

2.食管吞钡 X 线检查

早期可见小的充盈缺损或龛影;中晚期显示病变部位管腔充盈缺损、管腔狭窄和梗阻。

3.食管镜检查

食管镜下可直视到早期食管黏膜病变,并可取活组织检查。

(五)诊断和鉴别诊断

1.诊断

食管癌的诊断可依据病史、临床表现及辅助检查。

2.鉴别诊断

贲门失弛缓症、食管良性狭窄、食管良性肿瘤。

(六)治疗原则

食管癌以手术治疗为主,配合放疗和化疗的综合治疗。

二、常见护理诊断

(一)营养失调,低于机体需要量

与吞咽困难、手术后禁食有关。

(二)焦虑/恐惧

与对手术的危险及担心疾病预后有关。

(三)潜在并发症

吻合口瘘。

三、护理措施

(一)术前护理

1.心理护理

(1)加强与患者及家属的沟通,减轻患者焦虑情绪。

(2)讲解各种治疗护理的意义方法,大致过程,配合和注意事项。

2.营养支持

(1)口服:能口服者给予进食高热量,高蛋白,含丰富维生素的流质或半流质饮食。

(2)肠内、外营养:仅能进食流质或长期不能进食且营养状况较差者,给予静脉高营养治疗或给予放置十二指肠营养管给予肠内营养支持治疗。

3.口腔护理

指导患者正确刷牙,餐后或呕吐后,立即给予温开水或漱口液漱口,保持口腔清洁。

4.呼吸道准备

(1)指导并劝告患者术前应戒烟 2 周以上。以减少气管、支气管分泌物,预防术后肺部并发症。

(2)如患者合并肺内感染、慢性支气管炎,遵医嘱给予抗生素及雾化吸入控制感染。

(3)指导患者练习腹式呼吸、缩唇呼气、有效咳嗽训练,练习使用呼吸训练器,以增加肺活量,促进肺扩张,预防肺部并发症的发生;介绍胸腔引流设备,并告知患者术后放置胸腔引流管的目的及注意事项。

5.胃肠道准备

(1)术前 1 周遵医嘱给予患者分次口服抗生素溶液可起到局部消炎抗感染作用。

(2)术前 3 d 改流质饮食,餐后饮温开水漱口,以冲洗食管,术前 6~8 h 禁饮食。

(3)结肠代食管手术患者,术前 3~5 d 口服抗生素,如甲硝唑,庆大霉素等。术前 2 d 进食无渣流质,术前晚行清洁灌肠或全肠道灌洗以后禁饮禁食。

(4)手术当日早晨常规留置胃管,通过梗阻部位时不能强行进入,以免穿破食管。可将胃管留在梗阻上方食管内,待手术中再放入胃内。

6.术前常规准备

(1)术前 2~3 d 训练患者床上排尿排便的适应能力。

(2)术前清洁皮肤,常规备皮(备皮的范围:上过肩,下过脐,前后过正中线,包括手术侧腋窝)。

(3)术前一日晚给予开塞露或辉力纳肛,按医嘱给予安眠药。

(4)手术日早晨穿病员服,戴手腕带,摘除眼镜、活动性义齿及饰物等。备好水封瓶、胸带、X 线片、病历等。

(二)术后护理

1.按全麻术后护理常规

麻醉未清醒前去枕平卧位,头偏向一侧,以防误吸而窒息,意识恢复血压平稳后取半卧位。

2.监测并记录生命体征

每 30 min1 次,平稳后 1~2 h1 次。

3.呼吸道护理

(1)观察呼吸频率、幅度、节律、双肺呼吸音。

(2)氧气吸入,必要时面罩吸氧,维持血氧饱和度 90% 以上。

(3)保持呼吸道通畅,鼓励患者深呼吸及有效咳嗽,协助患者叩背咳痰,必要时吸痰。

(4)应用雾化吸入稀释痰液、消炎解痉、抗感染。

(5)疼痛显著影响咳嗽者可应用止痛剂。

4.胸腔引流管的护理

按胸腔闭式引流护理常规。

5.胃肠减压的护理

(1)严密观察引流量、性状、气味并记录。

(2)妥善固定胃管,每班交接插管深度,防止脱出。

(3)经常挤压胃管,保持通畅,必要时生理盐水冲洗胃管,防止胃管堵塞,确保减压有效性。

(4)胃管脱出后应严密观察病情,不应再盲目插入,以免戳穿吻合口,造成吻合口瘘。

(5)术后3～4 d待患者胃肠功能恢复,肛门排气、胃肠减压引流量减少后,停止胃肠减压,拔出胃管。

6.饮食护理

(1)术后3～5 d内严格禁饮食,禁食期间持续胃肠减压,可经肠内、外途径补充营养。待肛门排气后可停止胃肠减压,停止胃肠减压24 h后,若无呼吸困难、胸痛、患侧呼吸音减弱及高热等吻合口瘘的症状时,则开始进食。

(2)留置十二指肠营养管的患者,可先滴入少量温盐水,次日开始滴入38～40 ℃的营养液,每次200～300 mL,如无不适可逐渐增加至2000～2500 mL/d。术后10 d左右根据患者情况拔除十二指肠营养管,开始经口进流食,一般术后2周改半流食。

(3)未留置十二指肠营养管的患者,经禁食5～6 d可给予全清流质,每2小时给予100 mL,每日6次。流质1周后改为半流食,半流食1周后可进普食。

(4)遵循少食多餐的原则,细嚼慢咽,防止进食过多、过热、生、冷、硬食物。食量不宜过多、速度不宜过快。食管癌术后可有胃液反流现象,饭后2 h勿平卧,睡眠时将枕头垫高。

7.并发症的观察与处理

(1)吻合口瘘:是食管癌术后最严重的并发症,多发生在术后5～10 d。表现为高热、呼吸困难、胸痛、患侧胸膜腔积气积液,严重者可发生休克。处理应立即禁饮食、胃肠减压、胸腔闭式引流、抗感染治疗及营养支持治疗等。

(2)乳糜胸:多因伤及胸导管所致,多发生在术后2～10 d,表现为胸闷、气短、心慌,胸腔闭式引流液为乳糜液。患者出现乳糜胸后给予高糖、高蛋白、低脂饮食,必要时完全采取胃肠道外营养,行胸腔闭式引流,促进肺膨胀。

(3)肺栓塞:早期下床活动,给予抗凝剂治疗,给予抗血栓弹力袜、气压治疗等预防血栓形成。

8.疼痛的护理

给予心理护理,分散患者的注意力;安置舒适体位;咳嗽时协助患者按压手术切口减轻疼痛,必要时遵医嘱应用止痛药物。

四、健康指导

(一)饮食

(1)少量多餐,由稀到干,逐渐增加食量,并注意进食后的反应。

(2)避免进食刺激性食物与碳酸饮料,避免进食过快、过量及硬质食物;质硬的药片可研碎后服用,避免进食花生、豆类等,以免导致吻合口瘘。

(3)进食2 h内不应平卧,以免胃液反流;必要时抬高床头,服用制酸剂。

(4)术后20 d左右,大口吞咽食糜团,以扩张吻合口,防止吻合口狭窄。

(5)注意口腔卫生,增进食欲。

(二)活动与休息

术后早期下床活动,逐渐增加活动量,保证充分的睡眠,劳逸结合。

(三)加强自我观察

若术后 3~4 周再次出现吞咽困难时,可能为吻合口狭窄,应及时就诊。

(四)康复指导

告知患者保持口腔卫生,出院后继续进行手术侧肩关节和手臂的锻炼,以恢复正常的活动功能。

(五)复诊须知

告知患者术后需要定期门诊随访。若出现发热、胸痛、咽下困难等表现应及时与医师联系。

第五节　贲门失弛缓症

一、概述

(一)定义

贲门失弛缓症是指由于食管贲门部的神经肌肉功能障碍所致的食管功能性疾病。

(二)病因

贲门失弛缓症的病因至今尚未明确,可能与患者情绪激动、不良饮食习惯、进食刺激性食物等多种因素有关。

(三)临床表现及并发症

1.临床表现

阵发性无痛性吞咽困难是本病最典型症状。可有胸骨后疼痛、食物反流和呕吐、体重减轻等。

2.并发症

反流性食管炎、吸入性肺炎。

(四)主要辅助检查

(1)食管钡餐 X 线造影:可见食管扩张、食管末端狭窄呈鸟嘴状。

(2)食管镜检查:食管镜检查可排除器质性狭窄或肿瘤。

(3)食管动力学检测。

(五)诊断和鉴别诊断

(1)诊断:贲门失弛缓症的诊断可依据病史、临床表现及辅助检查。

(2)鉴别诊断:①食管癌;②食管炎;③食管良性肿瘤。

(六)治疗原则

对症状较轻者可采取保守治疗,如缓解紧张情绪,服用抑制胃酸分泌药物等,对中、重度应行手术治疗。

二、常见护理诊断

(一)营养失调,低于机体需要量

与吞咽困难、手术后禁食有关。

(二)焦虑/恐惧

与对手术的危险及担心疾病预后有关。

(三)潜在并发症

胃液反流。

三、护理措施

(一)术前护理

1.饮食护理

能进食者给予高蛋白、高热量、富含维生素的流质或半流质饮食。不能进食者静脉补充液体,纠正水电解质紊乱。

2.口腔护理

指导患者正确刷牙,餐后或呕吐后,立即给予温开水或漱口液漱口,保持口腔清洁。

3.术前准备

(1)呼吸道准备:术前2周戒烟,训练患者深呼吸、有效咳痰的动作。

(2)胃肠道准备:术前3 d给予流质饮食,在餐后饮温开水漱口,以冲洗食管,以减轻食管黏膜的炎症和水肿。术前一日晚给予开塞露或辉力纳肛,术前6～8 h禁饮食。

(3)术前2～3 d训练患者床上排尿、排便的适应能力。

(4)皮肤准备。术前清洁皮肤,常规备皮(备皮范围:上过肩,下过脐,前后过正中线,包括手术侧腋窝)。

(5)术前1 d晚按医嘱给安眠药。

(6)手术日早晨穿病员服,戴手腕带,摘除眼镜、活动性义齿及饰物等。备好水封瓶、胸带、X线片、病历等。

4.心理护理

解释手术治疗的意义;解释术后禁食的目的,并严格遵照医嘱恢复饮食。

(二)术后护理

(1)按全麻术后护理常规,麻醉未清醒前去枕平卧位,头偏向一侧,以防误吸而窒息,意识恢复血压平稳后取半卧位。

(2)病情观察:术后加强对生命体征的监测,防止出现血容量不足或心功能不全。

(3)呼吸道护理:①观察呼吸频率、幅度、节律及双肺呼吸音变化。②氧气吸入5 L/min,必要时面罩吸氧。③鼓励患者深呼吸及有效咳嗽,必要时吸痰。④稀释痰液:应用雾化稀释痰液、解痉平喘、抗感染。⑤疼痛显著影响咳嗽者可应用止痛剂。

(4)胸腔闭式引流管护理:按胸腔闭式引流护理常规护理。

(5)胃肠减压护理:①严密观察引流量、性状、气味并记录。②妥善固定胃管,防止脱出,持续减压。③经常挤压胃管,保持通畅。引流不畅时,可用少量生理盐水低压冲洗。④术后3～4 d待肛门排气、胃肠减压引流量减少后,拔出胃管。

(6)饮食护理。①食管黏膜破损者:按食管癌术后饮食护理。②食管黏膜未破损者:术后48 h左右拔除胃管,术后第3 d胃肠功能恢复后进流食,少食多餐。术后第5 d过渡到半流食。术后第7 d可进普食,以易消化、少纤维的软食为宜,细嚼慢咽。避免吃过冷或刺激性食物。

(7)并发症的观察与处理。①胃液反流:是手术后常见的并发症,表现为嗳气、反酸、胸骨后烧灼样痛、呕吐等。应准确执行医嘱给予制酸药和胃动力药。②肺不张、肺内感染:术后应保持呼吸道通畅、鼓励患者深呼吸和有效咳嗽、及时使用止痛剂、保持引流管通畅,以预防肺部并发症的发生。

四、健康指导

(一)休息与运动

术后尽早下床活动,活动量逐渐增加,劳逸结合。

(二)饮食指导

指导患者进高蛋白、高热量、富含维生素饮食,少食多餐。

(三)用药指导

按医嘱准确用药。

(四)心理护理

与患者交流,增强战胜疾病的信心。

(五)康复指导

告知患者保持口腔卫生,出院后继续进行手术侧肩关节和手臂的锻炼,以恢复正常的活动功能。

(六)复诊须知

告知患者术后需要定期门诊随访。若出现发热、胸痛、咽下困难等表现应及时与医师联系。

第六节　食管平滑肌瘤

一、概述

(一)定义

食管平滑肌瘤是指由于食管贲门部的神经肌肉功能障碍所致的食管功能性疾病。

(二)病因

食管平滑肌瘤的病因至今尚未明确。多发生于食管固有肌层,以纵行肌为主。

(三)临床表现及并发症

1.临床表现

吞咽困难是最常见症状,呈间歇性发作。可伴有上腹部不适、反酸、呕吐及食欲下降等。

2.并发症

反流性食管炎、吸入性肺炎。

（四）主要辅助检查

1.食管钡餐 X 线造影

此项检查是本病的主要诊断方法。

2.食管镜检查

食管镜检查可明确肿瘤的部位、大小、形状和数目。

（五）诊断和鉴别诊断

1.诊断

食管平滑肌瘤的诊断可依据病史、临床表现及辅助检查。

2.鉴别诊断

纵隔肿瘤、食管癌。

（六）治疗原则

一旦诊断明确,主张手术治疗。

二、常见护理诊断

（一）营养失调,低于机体需要量

与吞咽困难、手术后禁食有关。

（二）焦虑/恐惧

与对手术的危险及担心疾病预后有关。

三、护理措施

（一）术前护理

见"贲门失弛缓症"。

（二）术后护理

见"贲门失弛缓症"。

四、健康指导

见"贲门失弛缓症"。

第七节　膈　疝

一、概述

（一）定义

膈疝是内疝的一种,是指腹腔内脏器等通过膈肌异位移动到胸腔内的疾病状态。可分为创伤性和非创伤性膈疝。

（二）病因

与先天性膈肌发育不良、肥胖、胸腹腔内的压力差异和胸部损伤等因素有关。

（三）临床表现及并发症

1.临床表现

（1）腹腔脏器疝入胸腔引起的功能变化:如胀饱、反酸、腹痛和呕吐等。

（2）胸腔内脏器受压引起呼吸循环功能障碍：如胸闷、呼吸困难和心悸等。

2.并发症

反流性食管炎、肠梗阻。

（四）主要辅助检查

1.食管钡餐 X 线造影

该检查是本病的主要诊断方法。

2.胃镜检查

可判断疝的类型和大小，并可与其他疾病相鉴别。

（五）诊断和鉴别诊断

1.诊断

膈疝的诊断可依据病史、临床表现及辅助检查。

2.鉴别诊断

反流性食管炎、心肌梗死。

（六）治疗原则

无症状或症状很轻可保守治疗，如促进食物排空、减少胃液分泌等。症状重者或创伤性膈疝，一旦诊断明确，通常主张手术治疗。

二、常见护理诊断

（一）气体交换受损

与肺组织受压或胸外伤有关。

（二）焦虑/恐惧

与对手术的危险及担心疾病预后有关。

（三）潜在并发症

低氧血症、出血、心律失常等。

三、护理措施

（一）术前护理

1.心理护理

（1）加强与患者及家属的沟通，减轻焦虑情绪。

（2）讲解各种治疗护理的意义方法，手术过程和配合注意事项等。

2.营养支持

（1）口服：给予进食高热量、高蛋白、含丰富维生素的流质或半流质饮食。

（2）肠内、外营养：适用于仅能进食流质或长期不能进食且营养状况较差者。

3.呼吸道准备

术前 2 周戒烟，训练患者深呼吸、有效咳痰的动作。

4.胃肠道准备

术前 3 d 改流质饮食，餐后饮温开水漱口，以冲洗食管，减轻食管黏膜的炎症和水肿，术前 6～8 h 禁饮食。术前 1 d 晚给予辉力纳肛，预防术后便秘。手术日早晨常规留置胃管，通过梗阻部位时不能强行进入，以免戳破食管。

5.口腔护理

指导患者正确刷牙,餐后或呕吐后,立即给予温开水或漱口液漱口,保持口腔清洁。

6.术前准备

(1)术前2~3 d训练患者床上排尿、排便的适应能力。

(2)皮肤准备:术前清洁皮肤,常规备皮(备皮范围:上过肩,下过脐,前后过正中线,包括手术侧腋窝)。

(3)术前1 d晚给予开塞露或辉力纳肛,术前6~8 h禁饮食,按医嘱给安眠药。

(4)手术日早晨穿病员服,戴手腕带,摘除眼镜、活动性义齿及饰物等。备好水封瓶、胸带、X线片、病历等。

(二)术后护理

(1)按全麻术后护理常规,麻醉未清醒前去枕平卧位,头偏向一侧,以防误吸而窒息,意识恢复血压平稳后取半卧位。

(2)病情观察:术后加强对生命体征的监测,防止出现呼吸、循环功能障碍。

(3)胸腔闭式引流管护理:按胸腔闭式引流护理常规护理。

(4)胃肠减压护理:术后胃管应妥善固定,防止脱出,持续减压。经常挤压胃管,防止堵塞。若引流不畅时,可用少量生理盐水冲洗。待肠蠕动恢复、肛门排气后方可拔除胃管。

(5)饮食护理:术后48 h左右拔除胃管,术后第3 d胃肠功能恢复后进流食,少食多餐。术后第5 d过渡到半流食。术后第7日可进普食,以易消化、少纤维的软食为宜,细嚼慢咽。

四、健康指导

(一)休息与运动

术后尽早下床活动,活动量逐渐增加,劳逸结合。

(二)饮食指导

指导患者进高蛋白、高热量、富含维生素饮食,少食多餐。

(三)用药指导

按医嘱准确用药。

(四)康复指导

告知患者保持口腔卫生,出院后继续进行手术侧肩关节和手臂的锻炼,以恢复正常的活动功能。

(五)复诊须知

告知患者术后需要定期门诊随访。若出现发热、胸痛、咽下困难等表现应及时与医师。

第八节　胸主动脉瘤

胸主动脉瘤指的是从主动脉窦、升主动脉、主动脉弓、降主动脉至膈水平的主动脉瘤,是由于各种原因造成的主动脉局部或多处向外扩张或膨出而形成的包块,如不及时诊断、治疗,死亡率极高。

由于先天性发育异常或后天性疾病,引起动脉壁正常结构的损害,主动脉在血流压力的作用下逐渐膨大扩张形成动脉瘤。胸主动脉瘤可发生在升主动脉、主动脉弓、降主动脉各部位。

胸主动脉瘤常见发病原因:①动脉粥样硬化。②主动脉囊性中层坏死,可为先天性病变。③创伤性动脉瘤。④细菌感染。⑤梅毒。

胸主动脉瘤在形态学上可分为囊性、梭形和夹层动脉瘤三种病理类型(胸主动脉瘤分类)。

一、临床表现

胸主动脉瘤仅在压迫或侵犯邻近器官和组织后才出现临床症状。常见症状为胸痛,肋骨、胸骨、脊椎等受侵蚀以及脊神经受压迫的患者症状尤为明显。气管、支气管受压时可引起刺激性咳嗽和上呼吸道部分梗阻,致呼吸困难;喉返神经受压可出现声音嘶哑;交感神经受压可出现Horner综合征;左无名静脉受压可出现左上肢静脉压高于右上肢静脉压。升主动脉瘤体长大后可导致主动脉瓣关闭不全。

急性主动脉夹层动脉瘤多发生在高血压动脉硬化和主动脉壁中层囊性坏死的患者。症状为突发剧烈的胸背部撕裂样疼痛;随着壁间血肿的扩大,继之出现相应的压迫症状,如昏迷、偏瘫、急性腹痛、无尿、肢体疼痛等。若动脉瘤破裂,则患者很快死亡。

二、评估要点

(一)一般情况

观察生命体征有无异常,询问患者有无过敏史、家族史、高血压病史。

(二)专科情况

(1)评估并严密观察疼痛性质和部位。

(2)评估、监测血压变化。

(3)评估外周动脉搏动情况。

(4)评估呼吸系统受损的情况。

(5)评估有无排便异常。

三、护理诊断

(一)心排血量减少

其与瘤体扩大、瘤体破裂有关。

(二)疼痛

疼痛与疾病有关。

(三)活动无耐力

这与手术创伤、体质虚弱、伤口疼痛有关。

(四)知识缺乏

缺乏术前准备及术后康复知识。

(五)焦虑

焦虑与疾病突然发作、即将手术、恐惧死亡有关。

四、诊断

通过胸部CT、MRI、超速螺旋CT及三维成像、胸主动脉造影、数字减影造影等影像学检查可明确胸主动脉瘤的诊断,可清楚了解主动脉瘤的部位、范围、大小、与周围器官的关系,不仅为胸主动脉瘤的治疗提供可靠的信息,并且可以与其他纵隔肿瘤或其他疾病进行鉴别诊断。对于主动脉夹层动脉瘤的诊断,关键在于医师对其有清晰的概念和高度的警惕性,对青壮年高血压患者突然出现胸背部撕裂样疼痛,以及出现上述症状者应考虑该病,并选择相应的检查以确定诊断。

五、治疗

(一)手术治疗

手术切除动脉瘤是最有效的外科治疗方法。

(1)切线切除或补片修补:较小的囊性动脉瘤,主动脉壁病变比较局限者,可游离主动脉瘤后,于其颈部放置钳夹,切除动脉瘤,根据情况直接缝合或用补片修补缝合切口。

(2)胸主动脉瘤切除与人工血管移植术:梭形胸主动脉瘤或夹层动脉瘤,若病变较局限者,可在体外循环下切除病变胸主动脉,用人工血管重建血流通道。

(3)升主动脉瘤切除与血管重建术:对于升主动脉瘤或升主动脉瘤合并主动脉瓣关闭不全的患者,应在体外循环下进行升主动脉瘤切除人工血管重建术,或应用带人工瓣膜的复合人工血管替换升主动脉,并进行冠状动脉口移植(Bentall 手术)。

(4)对主动脉弓部动脉瘤或多段胸主动脉瘤的手术方法,主要在体外循环合并深低温停循环状态下经颈动脉或锁骨下动脉进行脑灌注,做主动脉弓部切除和人工血管置换术(图 2-1、图 2-2)。

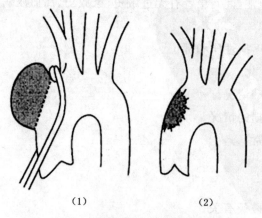

(1)   (2)

图 2-1 囊型主动脉瘤切除术

(1)放置钳夹,切除动脉瘤;(2)主动脉壁补片修补

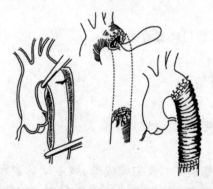

图 2-2 降主动脉瘤切除及人工血管置换术

（二）介入治疗

近年来由于覆膜人工支架的问世，为胸主动脉瘤的治疗提供了新的治疗方法和手段。一大部分胸主动脉瘤均可通过置入覆膜人工支架而得到治疗，且手术成功率高，并发症相对手术明显减少。

六、护理措施

（一）术前准备

（1）给予心电监护，密切观察生命体征改变，做好急诊手术准备。

（2）卧床制动，保持环境安静，情绪稳定。

（3）充分镇静、止痛，用降压药控制血压在适当的水平。

（4）吸烟者易并发阻塞性呼吸道疾患，术前宜戒烟，给予呼吸道准备。

（二）术后护理

（1）持续监测心电图变化，密切观察心率改变、心律失常、心肌缺血等，备好急救器材。

（2）控制血压稳定，防止术后吻合口瘘，血压的监测以有创动脉压监测为主，术后需分别监测上下肢双路血压，目的是及时发现可能出现的分支血管阻塞及组织灌注不良。

（3）术后保持中心静脉导管通畅，便于快速输液、肠外营养和测定中心静脉压。

（4）监测尿量：以了解循环状况、液体的补充、血管活性药物的反应、肾功能状况、肾灌注情况等。

（5）一般情况和中枢神经系统功能的观察：皮肤色泽与温度、外周动脉搏动情况是反应全身循环灌注的可靠指标。术后对瞳孔、四肢与躯干活动、精神状态、定向力等的观察是了解中枢神经系统功能的最基本指标。术中用深低温停循环的患者常苏醒延迟，这时应注意区分是麻醉状态还是昏迷状态。

（6）体温的监测：体温的监测能反应组织灌注状况，特别是比较肛温与末梢温度差别更有意义。当温差大于 5 ℃时，为末梢循环不良，间接的反应血容量、心功能状况。同时应注意低温体外循环后体温反跳升高，要进行必要的降温处理。

（7）观察单位时间内引流液的颜色、性质、量，准确记录。

（8）及时纠正酸中毒和电解质紊乱：术后早期，每 4 小时做 1 次动脉血气分析和血电解质测定。根据血电解质测定和尿量，及时补钾。

七、应急措施

胸主动脉瘤破裂可出现急性胸痛、休克、血胸、心包填塞症状，患者可能很快死亡。所以重点应在于及时的诊断和治疗，预防胸主动脉瘤破裂的发生。

八、健康教育

（1）注意休息，适量活动，循序渐进地增加活动量。若运动中出现心率明显加快，心前区不适，应立即停止活动，需药物处理，及时与医院联系。

（2）注意冷暖，预防感冒，及时发现和控制感染。

（3）出院后按医嘱服用药物，在服用地高辛时要防止中毒。

（4）合理膳食，多食高蛋白、高维生素、营养价值高的食物，如瘦肉、鸡蛋、鱼类等食物，以增加机体营养、提高机体抵抗力，但不要暴饮暴食。

（5）遵医嘱定时复查。

第三章 肠胃外科护理

第一节 胃十二指肠溃疡

胃十二指肠溃疡是指发生于胃十二指肠黏膜的局限性圆形或椭圆形的全层黏膜缺损。因溃疡的形成与胃酸-蛋白酶的消化作用有关,故又称为消化性溃疡。纤维内镜技术的不断完善、新型制酸剂和抗幽门螺杆菌药物的合理应用使得大部分患者经内科药物治疗可以痊愈,需要外科手术的溃疡患者显著减少。外科治疗主要用于溃疡穿孔、溃疡出血、瘢痕性幽门梗阻、药物治疗无效及恶变的患者。

一、病因与发病机制

胃十二指肠溃疡病因复杂,是多种因素综合作用的结果。其中最为重要的是幽门螺杆菌感染、胃酸分泌异常和黏膜防御机制的破坏,某些药物的作用以及其他因素也参与溃疡病的发病。

(一)幽门螺杆菌感染

幽门螺杆菌(*Helieobacter pylori*,HP)感染与消化性溃疡的发病密切相关。90%以上的十二指肠溃疡患者与近70%的胃溃疡患者中检出 HP 感染,HP 感染者发展为消化性溃疡的累计危险率为15%～20%;HP 可分泌多种酶,部分 HP 还可产生毒素,使细胞发生变性反应,损伤组织细胞。HP 感染破坏胃黏膜细胞与胃黏膜屏障功能,损害胃酸分泌调节机制,引起胃酸分泌增加,最终导致胃十二指肠溃疡。幽门螺杆菌被清除后,胃十二指肠溃疡易被治愈且复发率低。

(二)胃酸分泌过多

溃疡只发生在经常与胃酸相接触的黏膜。胃酸过多的情况下,激活胃蛋白酶,可使胃、十二指肠黏膜发生自身消化。十二指肠溃疡可能与迷走神经张力及兴奋性过度增高有关,也可能与壁细胞数量的增加以及壁细胞对胃泌素、组胺、迷走神经刺激敏感性增高有关。

(三)黏膜屏障损害

非类固醇消抗炎药(NSAID)、肾上腺皮质激素、胆汁酸盐、酒精等均可破坏胃黏膜屏障,造成 H^+ 逆流入黏膜上皮细胞,引起胃黏膜水肿、出血、糜烂,甚至溃疡。长期使用 NSAID 者胃溃疡的发生率显著增加。

(四)其他因素

包括遗传、吸烟、心理压力和咖啡因等。遗传因素在十二指肠溃疡的发病中起一定作用。O 型血者患十二指肠溃疡的概率比其他血型者显著增高。

正常情况下,酸性胃液对胃黏膜的侵蚀作用和胃黏膜的防御机制处于相对平衡状态。如平衡受到破坏,侵害因子的作用增强、胃黏膜屏障等防御因子的作用削弱,胃酸、胃蛋白酶分泌增加,最终导致消化性溃疡的形成。

二、临床表现

典型消化道溃疡的表现为节律性和周期性发作的腹痛,与进食有关,且呈现慢性病程。

(一)症状

1.十二指肠溃疡

主要表现为上腹部或剑突下的疼痛,有明显的节律性,与进食密切相关,常表现为餐后延迟痛(餐后 3~4 小时发作),进食后腹痛能暂时缓解,服制酸药物能止痛。饥饿痛和夜间痛是十二指肠溃疡的特征性症状,与胃酸分泌过多有关,疼痛多为烧灼痛或钝痛,程度不一。腹痛具有周期性发作的特点,好发于秋冬季。十二指肠溃疡每次发作时,症状持续数周后缓解,间歇 1~2 个月再发。若间歇期缩短,发作期延长,腹痛程度加重,则提示溃疡病变加重。

2.胃溃疡

腹痛是胃溃疡的主要症状,多于餐后 0.5~1 小时开始疼痛,持续 1~2 小时,进食后疼痛不能缓解,有时反而加重,服用抗酸药物疗效不明显。疼痛部位在中上腹偏左,但腹痛的节律性不如十二指肠溃疡明显。胃溃疡经抗酸治疗后常容易复发,除易引起大出血、急性穿孔等严重并发症外,约有 5% 胃溃疡可发生恶变;其他症状:反酸、嗳气、恶心、呕吐、食欲缺失,病程迁延可致消瘦、贫血、失眠、心悸及头晕等症状。

(二)体征

溃疡活动期剑突下或偏右有一固定的局限性压痛,十二指肠溃疡压痛点在脐部偏右上方,胃溃疡压痛点位于剑突与脐的正中线或略偏左。缓解期无明显体征。

三、实验室及其他检查

(一)内镜检查

胃镜检查是诊断胃十二指肠溃疡的首选检查方法,可明确溃疡部位,并可经活检作病理学检查及幽门螺杆菌检测。

(二)X 线钡餐检查

可在胃十二指肠部位显示一周围光滑、整齐的龛影或见十二指肠壶腹部变形。上消化道大出血时不宜行钡餐检查。

四、治疗要点

无严重并发症的胃十二指肠溃疡一般均采取内科治疗,外科手术治疗主要针对胃十二指肠溃疡的严重并发症进行治疗。

(一)非手术治疗

1.一般治疗

包括养成生活规律、定时进餐的良好习惯,避免过度劳累及精神紧张等。

2.药物治疗

包括根除幽门螺杆菌、抑制胃酸分泌和保护胃黏膜的药物。

(二)手术治疗

1.适应证

(1)十二指肠溃疡外科治疗。外科手术治疗的主要适应证包括十二指肠溃疡急性穿孔、内科无法控制的急性大出血、瘢痕性幽门梗阻以及经内科正规治疗无效的十二指肠溃疡,即顽固性溃疡。

(2)胃溃疡的外科治疗。胃溃疡外科手术治疗的适应证:包括①抗幽门螺杆菌措施在内的严格内科治疗8~12周,溃疡不愈合或短期内复发者。②发生胃溃疡急性大出血、溃疡穿孔及溃疡穿透至胃壁外者。③溃疡巨大(直径>2.5 cm)或高位溃疡者。④胃十二指肠复合型溃疡者。⑤溃疡不能除外恶变或已经恶变者。

2.手术方式

(1)胃大部切除术:这是治疗胃十二指肠溃疡的首选术式。胃大部切除术治疗溃疡的原理是:①切除胃窦部,减少G细胞分泌的胃泌素所引起的体液性胃酸分泌。②切除大部分胃体,减少了分泌胃酸、胃蛋白酶的壁细胞和主细胞数量。③切除了溃疡本身及溃疡的好发部位。胃大部切除的范围是胃远侧2/3~3/4,包括部分胃体、胃窦部、幽门和十二指肠壶腹部的近胃部分。胃大部切除术后胃肠道重建的基本术式包括胃十二指肠吻合或胃空肠吻合。术式包括以下。

毕(Billrorh)Ⅰ式胃大部切除术:即在胃大部切除后将残胃与十二指肠吻合(见图3-1),多适用于胃溃疡。其优点是重建后的胃肠道接近正常解剖生理状态,胆汁、胰液反流入残胃较少,术后因胃肠功能紊乱而引起的并发症亦较少;缺点是有时为避免残胃与十二指肠吻合口的张力过大致切除胃的范围不够,增加了术后溃疡的复发机会。

毕(Billrorh)Ⅱ式胃大部切除术:即切除远端胃后,缝合关闭十二指肠残端,将残胃与空肠行断端侧吻合(见图3-2)。适用于各种胃及十二指肠溃疡,特别是十二指肠溃疡。十二指肠溃疡切除困难时,可行溃疡旷置。优点是即使胃切除较多,胃空肠吻合口张力也不致过大,术后溃疡复发率低;缺点是吻合方式改变了正常的解剖生理关系,术后发生胃肠道功能紊乱的可能性较毕Ⅰ式大。

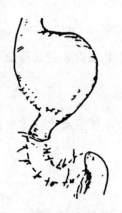

图3-1 毕Ⅰ式胃大部切除术

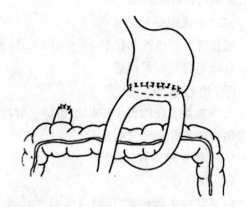

图3-2 毕Ⅱ式胃大部切除术

胃大部切除后胃空肠 Roux-en-Y 吻合术:即胃大部切除后关闭十二指肠残端,在距十二指肠悬韧带10~15 cm处切断空肠,将残胃和远端空肠吻合,据此吻合口以下45~60 cm处将空肠与空肠近侧断端吻合。此法临床应用较少,但有防止术后胆汁、胰液进入残胃的优点。

(2)胃迷走神经切断术:此手术方式临床已较少使用。迷走神经切断术治疗溃疡的原理是：①阻断迷走神经对壁细胞的刺激，消除神经性胃酸分泌。②阻断迷走神经引起的促胃泌素的分泌，减少体液性胃酸分泌。可分为3种类型：①迷走神经干切断术。②选择性迷走神经切断术。③高选择性迷走神经切断术。

五、常见护理诊断/问题

（一）焦虑、恐惧

焦虑、恐惧与对疾病缺乏了解，担心治疗效果及预后有关。

（二）疼痛

疼痛与胃十二指肠黏膜受侵蚀及手术后创伤有关。

（三）潜在并发症

出血、感染、十二指肠残端破裂、吻合口瘘、胃排空障碍、消化道梗阻、倾倒综合征等。

六、护理措施

（一）术前护理

1.心理护理

关心、了解患者的心理和想法，告知有关疾病治疗和手术的知识、手术前和手术后的配合，耐心解答患者的各种疑问，消除患者的不良心理，使其能积极配合疾病的治疗和护理。

2.饮食护理

一般择期手术患者饮食宜少食多餐，给予高蛋白、高热量、高维生素等易消化的食物，忌酸辣、生冷、油炸、浓茶、烟酒等刺激性食品。患者营养状况较差或不能进食者常伴有贫血、低蛋白血症，术前应给予静脉输液，补充足够的热量，必要时补充血浆或全血，以改善患者的营养状况，提高其对手术的耐受力。术前1天进流质饮食，术前12小时禁食水。

协助患者做好各种检查及手术前常规准备，做好健康教育，如教会患者深呼吸、有效咳嗽、床上翻身及肢体活动方法等。

术日晨留置胃管，必要时遵医嘱留置胃肠营养管，并铺好麻醉床，备好吸氧装置，综合心电监护仪等。

（二）术后护理

1.病情观察

术后严密观察患者生命体征的变化，每30分钟测量1次，直至血压平稳，如病情较重仍需每1～2小时测量1次，或根据医嘱给予心电监护。同时观察患者神志、体温、尿量、伤口渗血、渗液情况。并且注意有无内出血、腹膜刺激征、腹腔脓肿等迹象，发现异常及时通知医师给予处理。

2.体位

麻患者去枕平卧头后仰偏向一侧，麻醉清醒、血压平稳后改半卧位，以保持腹部松弛，减少切口缝合处张力，减轻疼痛和不适，以利腹腔引流，也有利于呼吸和循环。

3.引流管护理

十二指肠溃疡术后患者常留有胃管、尿管及腹腔引流管等。护理时应注意：①妥善固定各种引流管，防止松动和脱出，并做好标识，一旦脱出后不可自行插回。②保持引流通畅、持续有效，防止引流管受压、扭曲及折叠等，可经常挤捏引流管以防堵塞。如若堵塞，可在医师指导下用生理盐水冲洗引流管。③密切观察并记录引流液的性质、颜色和量,发现异常及时通知医师,协助处理。

留置胃管可减轻胃肠道张力,促进吻合口愈合。护理时还应注意:胃大部切除术后24小时内可由胃管内引流出少量血液或咖啡样液体,若引流液有较多鲜血,应警惕吻合口出血,需及时与医师联系并处理;术后胃肠减压量减少,腹胀减轻或消失,肠蠕动功能恢复,肛门排气后可拔除胃管。

4.疼痛护理

术后切口疼痛的患者,可遵医嘱给予镇痛药物或应用自控止痛泵,应用自控止痛泵的患者应注意预防并处理可能发生的并发症,如尿潴留、恶心、呕吐等。

5.禁食及静脉补液

禁食期间应静脉补充液体。因胃肠减压期间,引流出大量含有各种电解质的胃肠液,加之患者禁食水,易造成水、电解质及酸碱失调和营养缺乏。因此,术后需及时补充患者所需的各种营养物质,包括糖、脂肪、氨基酸、维生素及电解质等,必要时输血、血浆或清蛋白,以改善患者的营养状况,促进切口的愈合。同时详细记录24小时液体出入量,为合理补液提供依据。

6.早期肠内营养支持的护理

术前或术中放置空肠喂养管的患者,术后早期(术后24小时)可经喂养管输注肠内营养制剂,对改善患者的全身营养状况、维持胃肠道屏障结构和功能、促进肠功能恢复等均有益处。护理时应注意:①妥善固定喂养管,避免过度牵拉,防止滑脱、移动、扭曲和受压;保持喂养管的通畅,每次输注前后及输注中间每隔4~6小时用温开水或温生理盐水冲洗管道,防止营养液残留堵塞管腔。②肠内营养支持早期,应遵循从少到多、由慢至快和由稀到浓的原则,使肠道能更好地适应。③营养液的温度以37℃左右为宜,温度偏低会刺激肠道引起肠痉挛,导致腹痛、腹泻;温度过高则可灼伤肠道黏膜,甚至可引起溃疡或出血。同时观察患者有无恶心、呕吐、腹痛、腹胀、腹泻和水电解质紊乱等并发症的发生。

7.饮食护理

功能恢复、肛门排气后可拔除胃管,拔除胃管后当日可给少量饮水或米汤;如无不适,第2天进半量流食,每次50~80 mL;第3天进全量流食,每次100~150 mL;进食后若无不适,第4天可进半流食,以温、软、易于消化的食物为好;术后第10~14天可进软食,忌生、冷、硬和刺激性食物。要少食多餐,开始每天5~6餐,以后逐渐减少进餐次数并增加每餐进食量,逐步过渡到正常饮食。术后早期禁食牛奶及甜品,以免引起腹胀及胃酸。

8.鼓励患者早期活动

围床期间,鼓励并协助患者翻身,病情允许时,鼓励并协助患者早期下床活动。如无禁忌,术日可活动四肢,术后第1天床上翻身或坐起做轻微活动,第2~3天视情况协助患者床边活动,第4天可在室内活动。患者活动量应根据个体差异而定,以不感到劳累为宜。

9.胃大部切除术后并发症的观察及护理

(1)术后出血:包括胃和腹腔内出血。胃大部切除术后24小时内可由胃管内引流出少量血液或咖啡样液体,一般24小时内不超过300 mL,且逐渐减少、颜色逐渐变浅变清,出血自行停止;若术后短期内从胃管不断引流出新鲜血液,24小时后仍未停止,则为术后出血。发生在术后 24 小时以内的出血,多属术中止血不确切;术后 4～6 天发生的出血,常为吻合口黏膜坏死脱落所致;术后 10～20 天发生的出血,与吻合口缝线处感染或黏膜下脓肿腐蚀血管有关。术后要严密观察患者的生命体征变化,包括血压、脉搏、心率、呼吸、神志和体温的变化;加强对胃肠减压及腹腔引流的护理,观察和记录胃液及腹腔引流液的量、颜色和性质,若短期内从胃管引流出大量新鲜血液,持续不止,应警惕有术后胃出血;若术后持续从腹腔引流管引出大量新鲜血性液体,应怀疑腹腔内出血,须立即通知医师协助处理。遵医嘱采用静脉给予止血药物、输血等措施,或用冰生理盐水洗胃,一般可控制。若非手术疗法不能有效止血或出血量大于每小时 500 mL 时,需再次手术止血,应积极完善术前准备,并做好相应的术后护理。

(2)十二指肠残端破裂:一般多发生在术后 24～48 小时,是毕Ⅱ式胃大部切除术后早期的严重并发症,原因与十二指肠残端处理不当及胃空肠吻合口输入襻梗阻引起的十二指肠腔内压力升高有关。临床表现为突发性上腹部剧痛、发热和出现腹膜刺激征以及白细胞计数增加,腹腔穿刺可有胆汁样液体。一旦确诊,应立即进行手术治疗。

(3)胃肠吻合口破裂或吻合口瘘:是胃大部切除术后早期并发症,常发生在术后 1 周左右。原因与术中缝合技术不当、吻合口张力过大、组织供血不足有关。表现为高热、脉速等全身中毒症状,上腹部疼痛及腹膜炎的表现。如发生较晚,多形成局部脓肿或外瘘。临床工作中应注意观察患者生命体征和腹腔引流情况,一般情况下,患者术后体温逐渐趋于正常,腹腔引流液逐日减少和变清。若术后腹腔引流量仍不减、伴有黄绿色胆汁或呈脓性、带臭味,伴腹痛,体温再次升高,应警惕吻合口瘘的可能,须及时通知医师,协助处理。处理包括:①出现吻合口破裂伴有弥漫性腹膜炎的患者须立即手术治疗,做好急症手术准备。②症状较轻无弥漫性腹膜炎的患者,可先行禁食、胃肠减压、充分引流,合理应用抗生素并给予肠外营养支持,纠正水、电解质紊乱和酸碱平衡失调。③保护瘘口周围皮肤,应及时清洁瘘口周围皮肤并保持干燥,局部可涂以氧化锌软膏或使用皮肤保护膜加以保护,以免皮肤破溃继发感染。经上述处理后多数患者吻合口瘘可在 4～6 周自愈;若经久不愈,须再次手术。

(4)胃排空障碍:也称胃瘫,常发生在术后 4～10 天,发病机制尚不完全明了。临床表现为拔除胃管后,患者出现上腹饱胀、钝痛和呕吐,呕吐物含食物和胆汁,消化道 X 线造影检查可见残胃扩张、无张力、蠕动波少而弱,且通过胃肠吻合口不畅。处理措施包括:①禁食、胃肠减压,减少胃肠道积气、积液,降低胃肠道张力,使胃肠道得到充分休息,并记录 24 小时出入量。②输液及肠外营养支持,纠正低蛋白血症,维持水、电解质和酸碱平衡。③应用胃动力促进剂如甲氧氯普安、多潘立酮,促进胃肠功能恢复,也可用 3% 温盐水洗胃。一般经上述治疗均可痊愈。

(5)术后梗阻:根据梗阻部位可分为输入襻梗阻、输出襻梗阻和吻合口梗阻。

输入襻梗阻:可分为急、慢性两类。①急性完全性输入襻梗阻:多发生于毕Ⅱ式结肠前输入段对胃小弯的吻合术式。临床表现为上腹部剧烈疼痛,频繁呕吐,呕吐量少,多不含胆汁,呕吐后症状不缓解,且上腹部有压痛性肿块。系输出襻系膜悬吊过紧压迫输入襻,或是输入襻过长穿入输出襻与横结肠的间隙孔形成内疝所致,属闭襻性肠梗阻,易发生肠绞窄,应紧急手术治疗。②慢性不完全性输入襻梗阻:表现为进食后出现右上腹胀痛或绞痛,呈喷射状呕吐大量不含食物的胆汁,呕吐后症状缓解。多由于输入襻过长扭曲或输入襻过短在吻合口处形成锐角,使输入襻内胆汁、胰液和十二指肠液排空不畅而滞留。由于消化液潴留在输入襻内,进食后消化液分泌明显增加,输入襻内压力增高,刺激肠管发生强烈的收缩,引起喷射样呕吐,也称输入襻综合征。

输出襻梗阻:多因粘连、大网膜水肿或坏死、炎性肿块压迫所致。临床表现为上腹饱胀,呕吐食物和胆汁。如果非手术治疗无效,应手术解除梗阻。

吻合口梗阻:因吻合口过小或是吻合时胃肠壁组织内翻过多而引起,也可因术后吻合口炎性水肿出现暂时性梗阻。患者表现为进食后出现上腹部饱胀感和溢出性呕吐等,呕吐物含或不含胆汁。应即刻禁食,给予胃肠减压和静脉补液等保守治疗。若保守治疗无效,可手术解除梗阻。

(6)倾倒综合征:由于胃大部切除术后,胃失去幽门窦、幽门括约肌、十二指肠壶腹部等结构对胃排空的控制,导致胃排空过速所产生的一系列综合征。可分为早期倾倒综合征和晚期倾倒综合征。

早期倾倒综合征:多发生在进食后半小时内,患者以循环系统症状和胃肠道症状为主要表现。患者可出现心悸、乏力、出汗、面色苍白等一过性血容量不足表现,并有恶心、呕吐、腹部绞痛、腹泻等消化道症状。处理:主要采用饮食调整,嘱患者少食多餐,饭后平卧 20～30 分钟,避免过甜食物、减少液体摄入量并降低食物渗透浓度,多数可在术后半年或一年内逐渐自愈。极少数症状严重而持久的患者需手术治疗。

晚期倾倒综合征:主要因进食后,胃排空过快,高渗性食物迅速进入小肠被过快吸收而使血糖急剧升高,刺激胰岛素大量释放,而当血糖下降后,胰岛素并未相应减少,继而发生低血糖,故又称低血糖综合征。表现为餐后 2～4 小时,患者出现心慌、无力、眩晕、出汗、手颤、嗜睡以至虚脱。消化道症状不明显,可有饥饿感,出现症状时稍进饮食即可缓解。饮食中减少糖类含量,增加蛋白质比例,少食多餐可防止其发生。

七、健康指导

(1)向患者及家属讲解有关胃十二指肠溃疡的知识,使之能更好地配合治疗和护理。

(2)指导患者学会自我情绪调整,保持乐观进取的精神风貌,注意劳逸结合,减少溃疡病的客观因素。

(3)指导患者饮食应定时定量,少食多餐,营养丰富,以后可逐步过渡至正常人饮食。少食腌、熏食品,避免进食过冷、过烫、过辣及油煎炸食物,切勿酗酒、吸烟。

(4)告知患者及家属有关手术后期可能出现的并发症的表现和预防措施。

(5)定期随访,如有不适及时就诊。

第二节　胃十二指肠溃疡急性穿孔

胃十二指肠溃疡急性穿孔是胃十二指肠溃疡的严重并发症,为常见的外科急腹症。起病急,变化快,病情严重,需要紧急处理,若诊治不当可危及生命。其发生率呈逐年上升趋势,发病年龄逐渐趋于老龄化。十二指肠溃疡穿孔男性患者较多,胃溃疡穿孔则多见于老年妇女。

一、病因及发病机制

溃疡穿孔是活动期胃十二指肠溃疡向深部侵蚀、穿破浆膜的结果。胃溃疡穿孔60%发生在近幽门的胃小弯,而90%的十二指肠溃疡穿孔发生在壶腹部前壁偏小弯侧。急性穿孔后,具有强烈刺激性的胃酸、胆汁、胰液等消化液和食物进入腹腔,引起化学性腹膜炎和腹腔内大量液体渗出,6~8小时后细菌开始繁殖并逐渐转变为化脓性腹膜炎。病原菌以大肠埃希菌、链球菌多见。因剧烈的腹痛、强烈的化学刺激、细胞外液的丢失及细菌毒素吸收等因素,患者可出现休克。

二、临床表现

(一)症状

穿孔多突然发生于夜间空腹或饱食后,主要表现为突发性上腹部刀割样剧痛,很快波及全腹,但仍以上腹为重。患者疼痛难忍,常伴恶心、呕吐、面色苍白、出冷汗、脉搏细速、血压下降、四肢厥冷等表现。其后由于大量腹腔渗出液的稀释,腹痛略有减轻,继发细菌感染后,腹痛可再次加重;当胃内容物沿右结肠旁沟向下流注时,可出现右下腹痛。溃疡穿孔后病情的严重程度与患者的年龄、全身情况、穿孔部位、穿孔大小和时间以及是否空腹穿孔密切相关。

(二)体征

体检时患者呈急性病容,表情痛苦,蜷屈位、不愿移动;腹式呼吸减弱或消失;全腹有明显的压痛、反跳痛,腹肌紧张呈"木板样"强直,以右上腹部最为明显,肝浊音界缩小或消失、可有移动性浊音,肠鸣音减弱或消失。

三、实验室及其他检查

(一)X 线检查

大约80%的患者行站立位腹部 X 线检查时,可见膈下新月形游离气体影。

(二)实验室检查

提示血白细胞计数及中性粒细胞比例增高。

(三)诊断性腹腔穿刺

临床表现不典型的患者可行诊断性腹腔穿刺,穿刺抽出液可含胆汁或食物残渣。

四、治疗要点

根据病情选用非手术或手术治疗。

(一)非手术治疗

1.适应证

一般情况良好,症状及体征较轻的空腹状态下穿孔者;穿孔超过24小时,腹膜炎症已局限者;胃十二指肠造影证实穿孔已封闭者;无出血、幽门梗阻及恶变等并发症者。

2.治疗措施

(1)禁欲食、持续胃肠减压,减少胃肠内容物继续外漏,以利于穿孔的闭合和腹膜炎症消退。

(2)输液和营养支持治疗,以维持机体水、电解质平衡及营养需求。

(3)全身应用抗生素,以控制感染。

(4)应用抑酸药物,如给予 H_2 受体阻断剂或质子泵拮抗剂等制酸药物。

(二)手术治疗

1.适应证

(1)上述非手术治疗措施 6~8 小时，症状无减轻，而且逐渐加重者要改手术治疗。

(2)饱食后穿孔，顽固性溃疡穿孔和伴有幽门梗阻、大出血、恶变等并发症者，应及早进行手术治疗。

2.手术方式

(1)单纯缝合修补术：即缝合穿孔处并加大网膜覆盖。此方法操作简单，手术时间短，安全性高。适用于：穿孔时间超过 8 小时，腹腔内感染及炎症水肿严重者；以往无溃疡病史或有溃疡病史但未经内科正规治疗，无出血、梗阻并发症者；有其他系统器质性疾病不能耐受急诊彻底性溃疡切除手术者。

(2)彻底的溃疡切除手术(连同溃疡一起切除的胃大部切除术)：手术方式包括胃大部切除术、对十二指肠溃疡穿孔行迷走神经切断加胃窦切除术、缝合穿孔后行迷走神经切断加胃空肠吻合术以及行高选择性迷走神经切断术。

五、常见护理诊断/问题

(一)疼痛

疼痛与胃十二指肠溃疡穿孔后消化液对腹膜的强烈刺激及手术后切口有关。

(二)体液不足

体液不足与溃疡穿孔后消化液的大量丢失有关。

六、护理措施

(一)术前护理/非手术治疗的护理

1.禁食、胃肠减压

溃疡穿孔患者要禁食禁水，有效地胃肠减压，以减少胃肠内容物继续流入腹腔。做好引流期间的护理，保持引流通畅和有效负压，注意观察和记录胃液的颜色、性质和量。

2.体位

休克者取休克体位(头和躯干抬高 20°~30°、下肢抬高 15°~20°)，以增加回心血量；无休克者或休克改善后取半卧位，以利于漏出的消化液积聚于盆腔最低位和便于引流，减少毒素的吸收，同时也可降低腹壁张力和减轻疼痛。

3.静脉输液，维持体液平衡

(1)观察和记录 24 小时出入量，为合理补液提供依据。

(2)给予静脉输液，根据出入量和医嘱，合理安排输液的种类和速度，以维持水、电解质及酸碱平衡；同时给予营养支持和相应护理。

4.预防和控制感染

遵医嘱合理应用抗菌药。

5.做好病情观察

密切观察患者生命体征、腹痛、腹膜刺激征及肠鸣音变化等。若经非手术治疗6~8 小时病情不见好转，症状、体征反而加重者，应积极做好急诊手术准备。

(二)术后护理

加强术后护理,促进患者早日康复。

第三节　胃十二指肠溃疡大出血

胃十二指肠溃疡出血是上消化道大出血中最常见的原因,占 50% 以上。其中 5%~10% 需要手术治疗。

一、病因与病理

因溃疡基底的血管壁被侵蚀而导致破裂出血,患者过去多有典型溃疡病史,近期可有服用非甾体类抗炎药物、疲劳、饮食不规律等诱因。胃溃疡大出血多发生在胃小弯,出血源自胃左、右动脉及其分支或肝胃韧带内较大的血管。十二指肠溃疡大出血通常位于壶腹部后壁,出血多来自于胃十二指肠动脉或胰十二指肠上动脉及其分支;溃疡基底部的血管侧壁破裂出血不易自行停止,可引发致命的动脉性出血。大出血后,因血容量减少、血压下降、血流变慢,可在血管破裂处形成血凝块而暂时止血。由于胃酸、胃肠蠕动和胃十二指肠内容物与溃疡病灶的接触,部分病例可发生再次出血。

二、临床表现

(一)症状

患者的主要表现是呕血和黑便,多数患者只有黑便而无呕血,迅猛的出血则表现为大量呕血和排紫黑色血便。呕血前患者常有恶心,便血前多突然有便意,呕血或便血前后患者常有心悸、目眩、无力甚至昏厥。如出血速度缓慢则血压、脉搏改变不明显。如果短期内失血量超过 400 mL 时,患者可出现面色苍白、口渴、脉搏快速有力,血压正常或略偏高的循环系统代偿表现;当失血量超过 800 mL 时,可出现休克症状:患者烦躁不安、出冷汗、脉搏细速、血压下降、呼吸急促、四肢厥冷等。

(二)体征

腹稍胀,上腹部可有轻度压痛,肠鸣音亢进。

三、实验室及其他检查

(一)内镜检查

胃十二指肠纤维镜检查可明确出血原因和部位,出血 24 小时内阳性率可达 70%~80%,超过 24 小时则阳性率下降。

(二)血管造影

选择性腹腔动脉或肠系膜上动脉造影可明确病因与出血部位,并可采取栓塞治疗或动脉注射垂体升压素等介入性止血措施。

(三)实验室检查

大量出血早期,由于血液浓缩,血常规变化不大;以后红细胞计数、血红蛋白、血细胞比容均呈进行性下降。

四、治疗要点

胃十二指肠溃疡出血的治疗原则:补充血容量防止失血性休克,尽快明确出血部位并采取有效止血措施。

(一)非手术治疗

1.补充血容量

迅速建立静脉通路,快速静脉输液、输血。失血量达全身总血量的 20% 时,应输注右旋糖酐、羟乙基淀粉或其他血浆代用品,出血量较大时可输注浓缩红细胞,必要时可输全血,保持血细胞比容不低于 30%。

2.禁食、留置胃管

用生理盐水冲洗胃腔,清除血凝块,直至胃液变清。还可经胃管注入 200 mL 含 8 mg 去甲肾上腺素的生理盐水溶液,每 4~6 小时 1 次。

3.应用止血、制酸等药物

经静脉或肌内注射立止血等止血药物;静脉给予 H_2 受体拮抗剂(西咪替丁等)、质子泵抑制剂(奥美拉唑)或生长抑素等。

4.胃镜下止血

急诊胃镜检查明确出血部位后同时实施电凝、激光灼凝、注射或喷洒药物、钛夹夹闭血管等局部止血措施。

(二)手术治疗

1.适应证

(1)重大出血,短期内出现休克,或短时间内(6~8 小时)需输入大量血液(>800 mL)方能维持血压和血细胞比容者。

(2)正在进行药物治疗的胃十二指肠溃疡患者发生大出血,说明溃疡侵蚀性大,非手术治疗难于止血,或暂时血止后又复发。

(3)60 岁以上伴血管硬化症者自行止血机会较小,应及早手术。

(4)近期发生过类似的大出血或合并溃疡穿孔或幽门梗阻。

(5)胃镜检查发现动脉搏动性出血或溃疡底部血管显露、再出血危险性大者。

2.手术方式

(1)胃大部切除术:适用于大多数溃疡出血的患者。

(2)贯穿缝扎术:在病情危急,不能耐受胃大部切除手术时,可采用单纯贯穿缝扎止血法。

(3)在贯穿缝扎处理溃疡出血后,可行迷走神经干切断加胃窦切除或幽门成形术。

五、常见护理诊断/问题

(一)焦虑、恐惧

焦虑、恐惧与突发胃十二指肠溃疡大出血及担心预后有关。

(二)体液不足

体液不足与胃十二指肠溃疡出血致血容量不足有关。

六、护理措施

(一)非手术治疗的护理

1.缓解焦虑和恐惧

关心和安慰患者,给予心理支持,减轻患者的焦虑和恐惧。及时为患者清理呕吐物。情绪紧张者,可遵医嘱适当给予镇静剂。

2.体位

取平卧位,卧床休息。有呕血者,头偏向一侧。

3.补充血容量

迅速建立多条畅通的静脉通路,快速输液、输血,必要时可行深静脉穿刺输液。开始输液时速度宜快,待休克纠正后减慢滴速。

4.采取止血措施

遵医嘱应用止血药物或冰盐水洗胃,以控制出血。

5.做好病情观察

严密观察患者生命体征的变化,判断、观察和记录呕血、便血情况,观察患者有无口渴、肢端湿冷、尿量减少等循环血量不足的表现。必要时测量中心静脉压并做好记录。观察有无鲜红色血性胃液从胃管流出,以判断有无活动性出血和止血效果。若出血仍在继续,短时间内(6～8 小时)需大量输血(>800 mL)才能维持血压和血细胞比容,或停止输液、输血后,病情又恶化者,应及时报告医师,并配合做好急症手术的准备。

6.饮食

出血时暂禁食,出血停止后,可进流质或无渣半流质饮食。

(二)术后护理

加强术后护理,促进患者早日康复。

第四节　瘢痕性幽门梗阻

胃十二指肠溃疡患者容易因幽门管、幽门溃疡或十二指肠壶腹部溃疡反复发作形成瘢痕狭窄、幽门痉挛水肿而造成幽门梗阻。

一、病因与病理

瘢痕性幽门梗阻常见于十二指肠壶腹部溃疡和位于幽门的胃溃疡。溃疡引起幽门梗阻的机制有幽门痉挛、炎性水肿和瘢痕三种,前两种情况是暂时的和可逆的,在炎症消退、痉挛缓解后梗阻解除,无须外科手术;而瘢痕性幽门梗阻属于永久性,需要手术方能解除梗阻。梗阻初期,为克服幽门狭窄,胃蠕动增强,胃壁肌肉代偿性增厚。后期,胃代偿功能减退,失去张力,胃高度扩大,蠕动减弱甚至消失。由于胃内容物潴留引起呕吐而致水、电解质的丢失,导致脱水、低钾低氯性碱中毒;长期慢性不全性幽门梗阻者由于摄入减少,消化吸收不良,患者可出现贫血与营养障碍。

二、临床表现

(一)症状

患者表现为进食后上腹饱胀不适并出现阵发性胃痉挛性疼痛,伴恶心、嗳气与呕吐。呕吐多发生在下午或晚间,呕吐量大,一次达 1000~2000 mL,呕吐物内含大量宿食,有腐败酸臭味,但不含胆汁。呕吐后自觉胃部舒适,故患者常自行诱发呕吐以缓解症状。常有少尿、便秘、贫血等慢性消耗表现。体检时可见患者常有消瘦、皮肤干燥、皮肤弹性消失等营养不良的表现。

(二)体征

上腹部可见胃型和胃蠕动波,用手轻拍上腹部可闻及振水声。

三、实验室及其他检查

(一)内镜检查

可见胃内有大量潴留的胃液和食物残渣。

(二)X 线钡餐检查

可见胃高度扩张,24 小时后仍有钡剂存留(正常 24 小时排空)。已明确幽门梗阻者避免做此检查。

四、治疗要点

瘢痕性幽门梗阻以手术治疗为主。最常用的术式是胃大部切除术,但年龄较大、身体状况极差或合并其他严重内科疾病者,可行胃空肠吻合加迷走神经切断术。

五、常见护理诊断/问题

(一)体液不足

体液不足与大量呕吐、胃肠减压引起水、电解质的丢失有关。

(二)营养失调:低于机体需要量

营养失调:低于机体需要量,与幽门梗阻致摄入不足、禁食和消耗、丢失体液有关。

六、护理措施

(一)术前护理

1.静脉输液

根据医嘱和电解质检测结果合理安排输液种类和速度,以纠正脱水及低钾、低氯性碱中毒。密切观察及准确记录 24 小时出入量,为静脉补液提供依据。

2.饮食与营养支持

非完全梗阻者可给予无渣半流质饮食,完全梗阻者术前应禁食水,以减少胃内容物潴留。根据医嘱于手术前给予肠外营养,必要时输血或其他血液制品,以纠正营养不良、贫血和低蛋白血症,提高患者对手术的耐受力。

3.采取有效措施,减轻疼痛,增进舒适

(1)禁食,胃肠减压:完全幽门梗阻患者,给予禁食,保持有效胃肠减压,减少胃内积气、积液,减轻胃内张力。必要时遵医嘱给予解痉药物,以减轻疼痛,增加患者的舒适度。

(2)体位:取半卧位,卧床休息。呕吐时,头偏向一侧。呕吐后及时为患者清理呕吐物。情绪紧张者,可遵医嘱给予镇静剂。

4.洗胃

完全幽门梗阻者,除持续胃肠减压排空胃内潴留物外,须做术前胃的准备,即术前 3 天每晚用 300～500 mL 温盐水洗胃,以减轻胃黏膜水肿和炎症,有利于术后吻合口愈合。

(二)术后护理

加强术后护理,促进患者早日康复。

第五节　急性化脓性腹膜炎

一、概念

急性化脓性腹膜炎是指由化脓性细菌,包括需氧菌和厌氧菌或两者混合所引起的腹膜腔急性感染。急性化脓性腹膜炎累及整个腹腔称为急性弥漫性腹膜炎,腹膜腔炎症仅局限于病灶局部称为局限性腹膜炎,并可形成脓肿。根据腹腔内有无病变又分为原发性腹膜炎和继发性腹膜炎。腹腔内无原发病灶,而是血源性引起的,称为原发性腹膜炎,占 2%。继发于腹腔内空腔脏器穿孔、损伤破裂、炎症扩散和手术污染等所引起的腹膜炎,称之为继发性腹膜炎,是急性化脓性腹膜炎中最常见的一种,占 98%。

二、临床表现

(一)腹痛

腹痛是最主要的症状,一般都很剧烈,不能忍受,且呈持续性,当患者深呼吸、咳嗽、转动体位时加重,故患者多不愿意改变体位。疼痛先以原发病灶处最明显,随炎症扩散可波及全腹。

(二)恶心、呕吐

恶心、呕吐为早期出现的胃肠道症状。腹膜受到刺激,引起反射性恶心、呕吐,呕吐物为胃内容物。当出现麻痹性肠梗阻时,可吐出黄绿色胆汁,甚至粪质样内容物。

(三)全身症状

随着炎症发展,患者出现高热、大汗、口干、脉速、呼吸浅快等全身中毒症状,后期出现眼窝凹陷、四肢发冷、呼吸急促、脉搏细弱、血压下降、严重缺水、代谢性酸中毒及感染性休克的表现。但年老体衰或病情晚期者体温不一定升高,如脉搏加快,体温反而下降,提示病情恶化。

(四)腹部体征

腹胀明显,腹式呼吸减弱或消失。腹部有压痛、反跳痛、肌紧张,是腹膜炎的重要体征,称为腹膜刺激征。腹肌呈"木板样"多为胃十二指肠穿孔的临床表现,而老年、幼儿或极度虚弱的患者腹肌紧张可不明显,易被忽视。胃十二指肠穿孔时,腹腔可有游离气体,叩诊肝浊音界缩小或消失。腹腔内有较多积液时,移动性浊音呈阳性。

三、辅助检查

(一)血液检查

白细胞总数及中性粒细胞升高,可出现中毒性颗粒。病情危重或机体反应低下时,白细胞计数可不增高。

（二）腹部 X 线检查

立位平片,可见膈下游离气体;卧位片,在腹膜炎有肠麻痹时可见肠祥普遍胀气,肠间隙增宽及腹膜外脂肪线模糊以至消失。

（三）直肠指检

直肠前壁触痛、饱满,可判断有无盆腔感染或盆腔脓肿形成。

（四）B 超检查

B 超检查可帮助判断腹腔病变部位。

（五）腹腔穿刺

腹腔穿刺是指可根据抽出液性状、气味、混浊度作细菌培养、涂片,以及淀粉酶测定来帮助诊断及确定病变部位和性质。

四、治疗原则

急性腹膜炎的治疗分为非手术和手术两种方法。

（一）非手术疗法

非手术疗法主要适用于:原发性腹膜炎;急性腹膜炎原因不明,病情不重,全身情况较好;炎症已有局限化趋势,症状有所好转。

（二）手术疗法

手术疗法主要适用于:腹腔内病变严重;腹膜炎严重或腹膜炎原因不明,无局限趋势;患者一般情况差,腹腔积液多,肠麻痹重或中毒症状明显,甚至出现休克者;经短期(一般不超过8～12小时)非手术治疗症状及体征不缓解反而加重者。其治疗原则是:处理原发病灶,消除引起腹膜炎的病因,清理或引流腹腔,促使腹腔脓性渗出液尽早局限、吸收。

五、护理措施

（一）术前护理

(1)病情观察:定时监测体温、脉搏、呼吸、血压,准确记录 24 小时出入量。观察腹部体征变化,对休克患者应监测中心静脉压及血气分析数值。

(2)禁食:尤其是胃肠道穿孔者,可减少胃肠道内容物继续溢入腹腔。

(3)胃肠减压:可减轻胃肠道内积气、积液,减少胃肠内容物继续溢入腹腔,有利或减轻腹膜的疼痛刺激,减少毒素吸收,降低肠壁张力,改善肠壁血液供给,利于炎症局限,并促进胃肠道蠕动恢复。

(4)保持水、电解质平衡:腹膜炎时,腹腔内有大量液体渗出,加之呕吐,患者不仅丧失水、电解质,也丧失了大量的血浆,应根据患者的临床表现和血生化测定、中心静脉压等监测,输入适量的晶体液和胶体液,纠正水、电解质和酸碱失衡,保持尿量每小时 30 mL 以上。

(5)抗感染:继发性腹膜炎常为混合感染,因此需针对性地、大剂量联合应用抗生素。

(6)对诊断不明确者,应严禁使用止痛剂,以免掩盖病情,贻误诊断和治疗。

(7)积极做好手术准备,做好患者及家属的工作,解除思想顾虑,积极配合治疗。

（二）术后护理

(1)定时监测体温、脉搏、呼吸、血压以及尿量的变化。

(2)患者血压平稳后,应取半卧位,以利于腹腔引流,减轻腹胀,改善呼吸。

（3）补液与营养：由于术前大量体液丧失，患者术后又需禁食，故要注意水、电解质平衡，酸碱平衡和营养的补充。

（4）继续胃肠减压：腹膜炎患者虽经手术治疗，但腹膜的炎症尚未清除，肠蠕动尚未恢复，故应禁食，同时采用有效的胃肠减压，直至肠蠕动恢复，肛门排气后，方可拔除胃管，开始进食。

（5）引流的护理：妥善固定引流管，避免受压、扭曲，保持通畅，观察并记录引流量、颜色、气味等。如需用负压吸引者应注意负压大小，如用双套管引流者，常需用抗生素盐水冲洗，冲洗时应注意无菌操作，记录冲洗量和引流量及性状。冲洗时注意保持床铺的干燥。

（6）应用抗生素以减轻和防治腹腔残余感染。

（7）为了减少患者的不适，酌情使用止痛剂。

（8）鼓励患者早期活动，防止肠粘连。

（9）观察有无腹腔残余脓肿，如患者体温持续不退或下降后又有升高，白细胞计数升高，全身有中毒症状，以及腹部局部体征的变化，大便次数增多等提示有残余脓肿，应及时报告医师处理。

（三）健康教育

（1）术后肠功能恢复后的饮食要根据不同疾病具体计划，先吃流质饮食，再过渡到半流饮食。应指导和鼓励患者吃易消化、高蛋白、高热量、高维生素饮食。

（2）向患者解释术后半卧位的意义。在病情允许的情况下，应鼓励患者尽早下床活动。

（3）出院后如突然出现腹痛加重，应及时到医院就诊。

第六节　急性阑尾炎

急性阑尾炎是外科最常见的急腹症之一，多发生于青年人，男性发病率高于女性。

一、病因、病理

（一）病因

1.阑尾管腔梗阻

阑尾管腔梗阻是引起急性阑尾炎最常见的病因。阑尾管腔细长，开口较小，容易被食物残渣、粪石、蛔虫等阻塞而引起管腔梗阻。

2.细菌入侵

阑尾内存有大量大肠杆菌和厌氧菌，当阑尾管腔阻塞后，细菌繁殖并产生毒素，损伤黏膜上皮，细菌经溃疡面侵入阑尾引起感染。

3.胃肠道疾病的影响

急性肠炎、血吸虫病等可直接蔓延至阑尾或引起阑尾管壁肌肉痉挛，使管壁血运障碍而致炎症。

（二）病理

根据急性阑尾炎发病过程的病理解剖学变化，可分为急性单纯性阑尾炎、急性化脓性阑尾炎、坏疽性及穿孔性阑尾炎、阑尾周围脓肿四种病理类型。

急性阑尾炎的转归取决于机体的抵抗力和治疗是否及时,可有炎症消退、炎症局限化、炎症扩散三种转归。

二、临床表现

(一)症状

1.腹痛

典型症状是转移性右下腹痛。因初期炎症仅限于阑尾黏膜或黏膜下层,由内脏神经反射引起上腹或脐部周围疼痛,范围较弥散。当炎症波及浆膜层和壁层腹膜时,刺激了躯体神经,疼痛固定于右下腹。单纯性阑尾炎的腹痛程度较轻,化脓性及坏疽性阑尾炎的腹痛程度较重。当阑尾穿孔时,腹痛可减轻,因阑尾管腔内的压力骤减,但随着腹膜炎的出现,腹痛可继续加重。

2.胃肠道症状

早期可有轻度恶心、呕吐,部分患者可发生腹泻或便秘。盆腔阑尾炎时,炎症刺激直肠和膀胱,引起里急后重和排尿痛。

3.全身症状

早期有乏力、头痛,炎症发展时,可出现脉快、发热等,体温多在 38 ℃内。坏疽性阑尾炎时,出现寒战、体温明显升高。若发生门静脉炎,可出现寒战、高热和轻度黄疸。

(二)体征

1.右下腹固定压痛

右下腹固定压痛是急性阑尾炎最重要的体征。腹部压痛点常位于麦氏点。

2.反跳痛和腹肌紧张

反跳痛和腹肌紧张提示阑尾已化脓、坏死或即将穿孔。

三、辅助检查

(1)腰大肌试验:若为阳性,提示阑尾位于盲肠后位贴近腰大肌。

(2)结肠充气试验:若为阳性,表示阑尾已有急性炎症。

(3)闭孔内肌试验:若为阳性,提示阑尾位置靠近闭孔内肌。

(4)直肠指诊:直肠右前方有触痛者,提示盆腔位置阑尾炎。若触及痛性肿块,提示盆腔脓肿。

四、治疗原则

急性阑尾炎诊断明确后应尽早行阑尾切除术。部分急性单纯性阑尾炎,可经非手术治疗而获得痊愈;阑尾周围脓肿,先行非手术治疗,待肿块缩小局限、体温正常,3 个月后再行阑尾切除术。

五、护理诊断/问题

(1)疼痛:与阑尾炎症、手术创伤有关。

(2)体温过高:与化脓性感染有关。

(3)潜在并发症:急性腹膜炎、感染性休克、腹腔脓肿、门静脉炎。

(4)潜在术后并发症:腹腔出血、切口感染、腹腔脓肿、粘连性肠梗阻。

六、护理措施

(一)非手术治疗的护理

(1)取半卧位。

(2)饮食和输液:流质饮食或禁食,禁食期间做好静脉输液的护理。

(3)控制感染:应用抗生素。

(4)严密观察病情:观察患者的生命体征、精神状态、腹部症状和体征、白细胞计数及中性粒细胞比例的变化。

(二)术后护理

1.体位

血压平稳后取半卧位。

2.饮食

术后1~2日胃肠蠕动恢复、肛门排气后可进流食,如无不适可改半流食,术后3~4日可进软质普食。

3.早期活动

轻症患者术后当天麻醉反应消失后,即可下床活动,以促进肠蠕动的恢复,防止肠粘连的发生。重症患者应在床上多翻身、活动四肢,待病情稳定后,及早下床活动。

4.并发症的观察和护理

(1)腹腔内出血:常发生在术后24小时内,表现为腹痛、腹胀、面色苍白、脉搏细速、血压下降等内出血表现或腹腔引流管有血性液引出。应嘱患者立即平卧,快速静脉输液、输血,并做好紧急手术止血的准备。

(2)切口感染:是术后最常见的并发症,表现为术后2~3日体温升高,切口胀痛、红肿、压痛等,可给予抗生素、理疗等,如已化脓应拆线引流脓液。

(3)腹腔脓肿:多见于化脓性或坏疽性阑尾炎术后,表现为术后5~7日体温升高或下降后又升高,有腹痛、腹胀、腹部压痛、腹肌紧张或腹部包块,常发生于盆腔、膈下、肠间隙等处,可出现直肠膀胱刺激症状及全身中毒症状。

(4)粘连性肠梗阻:常为不完全性肠梗阻,以非手术治疗为主,完全性肠梗阻者应手术治疗。

(5)粪瘘:少见,一般经非手术治疗后粪瘘可自行闭合。

七、特殊类型阑尾炎

(一)小儿急性阑尾炎

小儿大网膜发育不全,难以包裹发炎的阑尾。其临床特点:①病情发展快且重,早期出现高热、呕吐等胃肠道症状。②右下腹体征不明显。③小儿阑尾管壁薄,极易发生穿孔,并发症和死亡率较高。处理原则:及早手术。

(二)妊娠期急性阑尾炎

妊娠期急性阑尾炎较常见,发病多在妊娠前6个月。临床特点:①妊娠期盲肠和阑尾被增大的子宫推压上移,压痛点也随之上移。②腹膜刺激征不明显。③大网膜不易包裹炎症的阑尾,炎症易扩散。④炎症刺激子宫收缩,易引起流产或早产,威胁母子安全。处理原则:及早手术。

(三)老年人急性阑尾炎

老年人对疼痛反应迟钝,防御功能减退,其临床特点为:①主诉不强烈,体征不典型,易延误诊断和治疗。②阑尾动脉多硬化,易致阑尾缺血坏死或穿孔。③常伴有心血管病、糖尿病等,使病情复杂严重。处理原则:及早手术。

第七节　肠梗阻

肠腔内容物不能正常运行或通过肠道发生障碍时,称为肠梗阻,是外科常见的急腹症之一。

一、病因和分类

(一)按梗阻发生的原因分类

1.机械性肠梗阻

最常见,是由各种原因引起的肠腔变窄、肠内容物通过障碍。主要原因:①肠腔堵塞:如寄生虫、粪块、异物等。②肠管受压:如粘连带压迫、肠扭转、嵌顿性疝等。③肠壁病变:如先天性肠道闭锁、狭窄、肿瘤等。

2.动力性肠梗阻

较机械性肠梗阻少见。肠管本身无病变,梗阻原因是由于神经反射和毒素刺激引起肠壁功能紊乱,致肠内容物不能正常运行。可分为:①麻痹性肠梗阻:常见于急性弥漫性腹膜炎、腹部大手术、腹膜后血肿或感染等。②痉挛性肠梗阻:由于肠壁肌肉异常收缩所致,常见于急性肠炎或慢性铅中毒。

3.血运性肠梗阻

较少见。由于肠系膜血管栓塞或血栓形成,使肠管血运障碍,继而发生肠麻痹,肠内容物不能通过。

(二)按肠管血运有无障碍分类

(1)单纯性肠梗阻:无肠管血运障碍。

(2)绞窄性肠梗阻:有肠管血运障碍。

(三)按梗阻发生的部位分类

高位性肠梗阻(空肠上段)和低位性肠梗阻(回肠末段和结肠)。

(四)按梗阻的程度分类

完全性肠梗阻(肠内容物完全不能通过)和不完全性肠梗阻(肠内容物部分可通过)。

(五)按梗阻病情的缓急分类

急性肠梗阻和慢性肠梗阻。

二、病理生理

(一)肠管局部的病理生理变化

(1)肠蠕动增强:单纯性机械性肠梗阻,梗阻以上的肠蠕动增强,以克服肠内容物通过的障碍。

(2)肠管膨胀:肠腔内积气、积液所致。

(3)肠壁充血水肿、血运障碍,严重时可导致坏死和穿孔。

(二)全身性病理生理变化

(1)体液丢失和电解质、酸碱平衡失调。

(2)全身性感染和毒血症,甚至发生感染中毒性休克。

(3)呼吸和循环功能障碍。

三、临床表现

(一)症状

1.腹痛

单纯性机械性肠梗阻的特点是阵发性腹部绞痛;绞窄性肠梗阻表现为持续性剧烈腹痛伴阵发性加剧;麻痹性肠梗阻呈持续性胀痛。

2.呕吐

早期常为反射性,呕吐胃内容物,随后因梗阻部位不同,呕吐的性质各异。高位肠梗阻呕吐出现早且频繁,呕吐物主要为胃液、十二指肠液、胆汁;低位肠梗阻呕吐出现晚,呕吐物常为粪样物,若呕吐物为血性或棕褐色,常提示肠管有血运障碍;麻痹性肠梗阻呕吐多为溢出性。

3.腹胀

高位肠梗阻,腹胀不明显;低位肠梗阻及麻痹性肠梗阻则腹胀明显。

4.停止肛门排气排便

完全性肠梗阻时,患者多停止排气、排便,但在梗阻早期,梗阻以下肠管内尚存的气体或粪便仍可排出。

(二)体征

1.腹部

(1)视诊:单纯性机械性肠梗阻可见腹胀、肠型和异常蠕动波,肠扭转时腹胀多不对称;

(2)触诊:单纯性肠梗阻可有轻度压痛但无腹膜刺激征,绞窄性肠梗阻可有固定压痛和腹膜刺激征;

(3)叩诊:绞窄性肠梗阻时腹腔有渗液,可有移动性浊音;

(4)听诊:机械性肠梗阻肠鸣音亢进,可闻及气过水声或金属音,麻痹性肠梗阻肠鸣音减弱或消失。

2.全身

单纯性肠梗阻早期多无明显全身性改变,梗阻晚期可有口唇干燥、眼窝凹陷、皮肤弹性差、尿少等脱水征。严重脱水或绞窄性肠梗阻时,可出现脉搏细速、血压下降、面色苍白、四肢发冷等中毒和休克征象。

(三)辅助检查

(1)实验室检查:肠梗阻晚期,血红蛋白和血细胞比容升高,并有水、电解质及酸碱平衡失调。绞窄性肠梗阻时,白细胞计数和中性粒细胞比例明显升高。

（2）X线检查：一般在肠梗阻发生4～6小时后，立位或侧卧位X线平片可见肠胀气及多个液气平面。

四、治疗原则

（一）一般治疗

（1）禁食，胃肠减压：是治疗肠梗阻的重要措施之一。通过胃肠减压，吸出胃肠道内的气体和液体，从而减轻腹胀，降低肠腔内压力，改善肠壁血运，减少肠腔内的细菌和毒素。

（2）纠正水、电解质及酸碱平衡失调。

（3）防治感染和中毒。

（4）其他：对症治疗。

（二）解除梗阻

解除梗阻分为非手术治疗和手术治疗两大类。

五、常见几种肠梗阻

（一）粘连性肠梗阻

粘连性肠梗阻是肠粘连或肠管被粘连带压迫所致的肠梗阻，较为常见。其主要由腹部手术、炎症、创伤、出血、异物等所致，以小肠梗阻为多见，多为单纯性不完全性梗阻。粘连性肠梗阻多采取非手术治疗，如无效或发生绞窄性肠梗阻时应及时手术治疗。

（二）肠扭转

肠扭转指一段肠管沿其系膜长轴旋转而形成的闭襻性肠梗阻，常发生于小肠，其次是乙状结肠。

（1）小肠扭转：多见于青壮年，常在饱餐后立即进行剧烈活动时发病。表现为突发腹部绞痛，呈持续性伴阵发性加剧，呕吐频繁，腹胀不明显。

（2）乙状结肠扭转：多见于老年人，常有便秘习惯，表现为腹部绞痛，明显腹胀，呕吐不明显。肠扭转是较严重的机械性肠梗阻，可在短时间内发生肠绞窄、坏死，一经诊断，应急症手术治疗。

（三）肠套叠

肠套叠指一段肠管套入与其相连的肠管内，以回结肠型（回肠末端套入结肠）最多见。肠套叠多见于2岁以下婴幼儿。典型表现为阵发性腹痛、果酱样血便和腊肠样肿块（多位于右上腹），右下腹触诊有空虚感。X线空气或钡剂灌肠显示空气或钡剂在结肠内受阻，梗阻端的钡剂影像呈"杯口状"或"弹簧状"阴影。早期肠套叠可试行空气灌肠复位，无效者或病期超过48小时，怀疑有肠坏死或肠穿孔者，应行手术治疗。

（四）蛔虫性肠梗阻

蛔虫性肠梗阻由于蛔虫聚集成团并刺激肠管痉挛致肠腔堵塞，多见于2～10岁儿童，驱虫不当常为诱因。主要表现为阵发性脐部周围腹痛，伴呕吐，腹胀不明显。部分患者腹部可触及变形、变位的条索状团块。少数患者可并发肠扭转或肠壁坏死穿孔，蛔虫进入腹腔引起腹膜炎。单纯性蛔虫堵塞多采用非手术治疗，包括解痉止痛、禁食、酌情胃肠减压、输液、口服植物油驱虫等，若无效或并发肠扭转、腹膜炎时，应行手术取虫。

六、肠梗阻患者的护理

(一)护理诊断/问题

1.疼痛

疼痛与肠内容物不能正常运行或通过障碍有关。

2.体液不足

体液不足与呕吐、禁食、胃肠减压、肠腔积液有关。

3.潜在并发症

肠坏死、腹腔感染、休克。

(二)护理措施

1.非手术治疗的护理

(1)饮食:禁食,梗阻缓解 12 小时后可进少量流质饮食,忌甜食和牛奶,48 小时后可进半流食。

(2)胃肠减压,做好相关护理。

(3)体位:生命体征稳定者可取半卧位。

(4)解痉挛、止痛:若无肠绞窄或肠麻痹,可用阿托品解除痉挛、缓解疼痛,禁用吗啡类止痛药,以免掩盖病情。

(5)输液:纠正水、电解质和酸碱失衡,记录 24 小时出入液量。

(6)防治感染和中毒:遵照医嘱应用抗生素。

(7)严密观察病情变化:出现下列情况时应考虑有绞窄性肠梗阻的可能,应及早采取手术治疗:①腹痛发作急骤,为持续性剧烈疼痛,或在阵发性加重之间仍有持续性腹痛,肠鸣音可不亢进。②早期出现休克。③呕吐早、剧烈而频繁。④腹胀不对称,腹部有局部隆起或触及有压痛的包块。⑤明显的腹膜刺激征,体温升高、脉快、白细胞计数和中性粒细胞比例增高。⑥呕吐物、胃肠减压抽出液、肛门排出物为血性或腹腔穿刺抽出血性液。⑦腹部 X 线检查可见孤立、固定的肠襻;⑧经积极非手术治疗后症状、体征无明显改善者。

2.手术前后的护理

(1)术前准备:除上述非手术护理措施外,按腹部外科常规行术前准备。

(2)术后护理:①病情观察,观察患者生命体征、腹部症状和体征的变化,伤口敷料及引流情况,及早发现术后并发症。②卧位:麻醉清醒、血压平稳后取半卧位。③禁食、胃肠减压,待排气后,逐步恢复饮食。④防止感染:遵照医嘱应用抗生素。⑤鼓励患者早期活动。

第八节　腹外疝

一、疾病概述

(一)概念

体内某个脏器或组织离开其正常解剖部位,通过先天或后天形成的薄弱点、缺损或孔隙进入另一部位,成为疝。疝多发生于腹部,腹部疝分为腹内疝和腹外疝。腹内疝是由脏器或组织进入腹腔内的间隙囊内形成,如网膜孔疝。腹外疝是腹腔内的脏器或组织连同壁腹膜,经腹壁薄弱点或孔隙,向体表突出所形成。常见的有腹股沟疝、股疝、脐疝、切口疝等。临床上以腹外疝多见。

(二)相关病理生理

典型的腹外疝由疝环、疝囊、疝内容物和疝外被盖等组成。

1.疝环

也称为疝门,是疝突出体表的门户,也是腹壁薄弱点或缺损所在。各类疝多以疝门而命名,如腹股沟疝、股疝、脐疝、切口疝等。

2.疝囊

疝囊是壁腹膜经疝门向外突出形成的囊袋。一般分为疝囊颈、疝囊体、疝囊底三部分。疝囊颈是疝囊与腹腔的连接部,其位置相当于疝环,常是疝囊比较狭窄的部分,也是疝内容物脱出和回纳的必经之处,因疝内容物进出反复摩擦刺激易产生瘢痕而增厚,若疝囊颈狭小易使疝内容物在此处受到嵌闭和狭窄,如股疝和脐疝等。

3.疝内容物

疝内容物是进入疝囊的腹内脏器和组织,以小肠多见,大网膜次之。比较少见的还可有盲肠、阑尾、乙状结肠、横结肠、膀胱等。卵巢及输卵管进入则罕见。

4.疝外被盖

疝外被盖是指疝囊以外的腹壁各层组织,一般为筋膜、皮下组织及皮肤。

(三)病因与诱因

1.基本病因

腹壁强度降低是腹外疝发病的基本病因。腹壁强度降低有先天性和后天性两种情况。

(1)先天性因素:最常见的是在胚胎发育过程中某些组织穿过腹壁的部位,如精索或子宫圆韧带穿过腹股沟管、腹内股动静脉穿过股管、脐血管穿过脐环等处;其他如腹白线发育不全等。

(2)后天性因素:见于手术切口愈合不良、外伤、感染造成的腹壁缺损,腹壁神经损伤、年老、久病、肥胖等所致肌萎缩等。

2.诱发因素

腹内压力增高易诱发腹外疝的发生。引起腹内压力增高的常见原因有慢性咳嗽、慢性便秘、排尿困难(如前列腺增生症、膀胱结石)、腹水、妊娠、搬运重物、婴儿经常啼哭等。正常人因腹壁压力强度正常,虽时有腹内压增高的情况,但不致发生疝。

(四)临床表现

腹外疝有易复性、难复性、嵌顿性和绞窄性等临床类型,其临床表现各异。

1.易复性疝

最常见,疝内容物很容易回纳入腹腔,称为易复性疝。在患者站立、行走、咳嗽等导致腹内压增高时肿块突出,平卧、休息或用手将疝内容物向腹腔推送时可回纳入腹腔。除疝块巨大者可有行走不便和下坠感,或伴腹部隐痛外,一般无不适。

2.难复性疝

疝内容物不能或不能完全回纳入腹腔内,但并不引起严重症状者,称为难复性疝。此类疝内容物大多数为大网膜,滑动性疝也属难复性疝的一种。患者常有轻微不适、坠胀、便秘或腹痛等。

3.嵌顿性疝

疝环较小而腹内压突然增高时,较多的疝内容物强行扩张疝环挤入疝囊,随后由于疝囊颈的弹性回缩,使疝内容物不能回纳,称为嵌顿性疝。此时疝内容物尚未发生血运障碍。多发生于股疝、腹股沟斜疝等。患者可有腹部或包块部疼痛,若嵌顿为肠管可有腹痛、恶心呕吐、肛门停止排便排气等。

4.绞窄性疝

嵌顿若不能及时解除,嵌闭的疝内容物持续受压,出现血液回流受阻而充血、水肿、渗出,并逐渐影响动脉血供,成为绞窄性疝。发生绞窄后,包块局部出现红、肿、痛、热,甚至形成脓肿,全身有畏寒、发热、脱水、腹膜炎、休克等症状。

(五)辅助检查

1.透光试验

用透光试验检查肿块,因疝块不透光,故腹股沟斜疝呈阴性,而鞘膜积液多为透光(阳性),可以此鉴别。但幼儿的疝块,因组织菲薄,常能透光,勿与鞘膜积液混淆。

2.实验室检查

疝内容物继发感染时,血常规检查提示白细胞和中性粒细胞比例升高;粪便检查显示隐血试验阳性或见白细胞。

3.影像学检查

疝嵌顿或绞窄时 X 线检查可见肠梗阻征象。

(六)治疗原则

除少数特殊情况外,腹股沟疝一般均应尽快施行手术治疗。腹股沟疝早期手术效果好、复发率低;若历时过久,疝块逐渐增大后,加重腹壁的损伤而影响劳动力,也使术后复发率增高;而斜疝又常可发生嵌顿或绞窄而威胁患者的生命。股疝因极易嵌顿、绞窄,确诊后应及时手术治疗。对于嵌顿性或绞窄性股疝,则应紧急手术。

1.非手术治疗

(1)棉线束带法或绷带压深环法:适用于 1 岁以下婴幼儿。因为婴幼儿腹肌可随躯体生长逐渐强壮,疝有自行消失的可能。可采用棉线束带或绷带压住腹股沟深环,防止疝块突出。

(2)医用疝带的使用:此方法适用于年老体弱或伴有其他严重疾病而禁忌手术者,可用疝带压迫阻止疝内容物外突。但长期使用疝带可使疝囊颈增厚,增加疝嵌顿的发病率,易与疝内容物粘连,形成难复性疝和嵌顿性疝。

(3)嵌顿性疝的复位:复位方法是将患者取头低足高位,注射吗啡或哌替啶以止痛、镇静并放松腹肌,后用手持续缓慢地将疝块推向腹腔,同时用左手轻轻按摩浅环和深环以协助疝内容物回纳。复位方法应轻柔,切忌粗暴,以防损伤肠管,手法复位后必须严密观察腹部体征,若有腹膜炎或肠梗阻的表现,应尽早手术探查。

2.手术治疗

手术是治疗腹外疝的有效方法,但术前必须处理慢性咳嗽、便秘、排尿困难、腹水、妊娠等腹内压增高因素,以免术后复发。常用的手术方式有以下几种。

(1)疝囊高位结扎术:暴露疝囊颈,予以高位结扎或是贯穿缝合,然后切去疝囊。单纯性疝囊高位结扎适用于婴幼儿或儿童,以及绞窄性斜疝因肠坏死而局部严重感染者。

（2）无张力疝修补术：将疝囊内翻入腹腔，无须高位结扎，而用合成纤维网片填充疝环的缺损，再用一个合成纤维片缝合于后壁，替代传统的张力缝合。传统的疝修补术是将不同层次的组织强行缝合在一起，可引起较大张力，局部有牵拉感、疼痛，不利于愈合。现代疝手术强调在无张力情况下，利用人工高分子修补材料进行缝合修补，具有创伤小、术后疼痛轻、无须制动、复发率低等优点。

（3）经腹腔镜疝修补术：其基本原理是从腹腔内部用网片加强腹壁缺损或用钉（缝线）使内环缩小，可同时检查双侧腹股沟疝和股疝，有助于发现亚临床的对侧疝并同时予以修补。该术式具有创伤小、痛苦少、恢复快、美观等特点，但对技术设备要求高，需全身麻醉，手术费用高，目前临床应用较少。

（4）嵌顿疝和绞窄性疝的手术处理：手术处理嵌顿或绞窄性疝时，关键在于准确判断肠管活力。若肠管坏死，应行肠切除术，不做疝修补，以防感染使修补失败；若嵌顿的肠袢较多，应警惕有无逆行性嵌顿，术中必须把腹腔内有关肠管牵出检查，以防隐匿于腹腔内坏死的中间肠袢被遗漏。

二、护理评估

（一）一般评估

1.生命体征（T、P、R、BP）

发生感染时可出现发热、脉搏细速、血压下降等征象。

2.患者主诉

突出于腹腔的疝块是否可回纳，有无压痛和坠胀感，有无肠梗阻和腹膜刺激征等。

3.相关记录

疝块的部位、大小、质地等；有无腹内压增高的因素等。

（二）身体评估

（1）视诊：腹壁有无肿块。

（2）触诊：疝块的部位、大小、质地、有无压痛，能否回纳，有无压痛、反跳痛、腹肌紧张等腹膜刺激征。

（3）叩诊：无特殊。

（4）听诊：无特殊。

（三）心理-社会评估

了解患者有无因疝块长期反复突出影响工作和生活并感到焦虑不安，对手术治疗有无思想顾虑。了解家庭经济承受能力，患者及家属对预防腹内压升高等相关知识的掌握程度。

（四）辅助检查阳性结果评估

了解阴囊透光试验是否阳性，血常规检查有无白细胞计数及中性粒细胞比例的升高，粪便潜血试验是否阳性等，腹部 X 线检查有无肠梗阻等。

（五）治疗效果的评估

1.非手术治疗评估要点

（1）有无病情变化：观察患者疼痛性状及病情有无变化，若出现明显腹痛，伴疝块突然增大、发硬且触痛明显、不能回纳腹腔，应高度警惕嵌顿疝发生的可能。

（2）有无引起腹内压升高的因素：患者是否戒烟，是否注意保暖防感冒，有无慢性咳嗽、腹水、便秘、排尿困难、妊娠等引起腹内压增高的因素。

（3）棉线束带或绷带压深环的患者：注意观察局部皮肤的血运情况；棉束带是否过松或过紧，过松达不到治疗作用，过紧则使患儿感到不适而哭闹；束带有无被粪尿污染等应及时更换，防止发生皮炎。

（4）使用医用疝带的患者：患者是否正确佩戴疝带，以防因疝带压迫错位而起不到效果；长期戴疝带的患者是否因疝带压迫有不舒适感而产生厌烦情绪，应详细说明戴疝带的作用，使其能配合治疗。

（5）行手法复位的患者：手法复位后24小时内严密观察患者的生命体征，尤其脉搏、血压的变化，注意观察腹部情况，注意有无腹膜炎或肠梗阻的表现。

2.手术治疗评估要点

（1）有无引起腹内压升高的因素：患者是否注意保暖防感冒，是否保持大小便通畅，有无慢性咳嗽、便秘、尿潴留等引起腹内压增高的因素。

（2）术中有无损伤肠管或膀胱：患者是否有急性腹膜炎或排尿困难、血尿、尿外渗等表现，应怀疑术中可能有肠管或膀胱损伤。

（3）局部切口的愈合情况：注意观察有无伤口渗血；有无发生切口感染，注意观察体温和脉搏的变化，切口有无红、肿、疼痛，阴囊部有无出血、血肿。术后48小时后，患者如仍有发热，并有切口处疼痛，则可能为切口感染。

（4）有无发生阴囊血肿：注意观察阴囊部有无水肿、出血、血肿。术后24小时内，阴囊肿胀，呈暗紫色，穿刺有陈旧血液，则可能为阴囊血肿。

三、主要护理诊断（问题）

（一）疼痛

与疝块嵌顿或绞窄、手术创伤有关。

（二）知识缺乏

与缺乏腹外疝成因、预防腹内压增高及促进术后康复的知识有关。

（三）有感染的危险

与手术、术中使用人工合成材料有关。

（四）潜在并发症

1.切口感染

与术中无菌操作不严，止血不彻底，或全身抵抗力弱等有关。

2.阴囊水肿

与阴囊比较松弛、位置低、容易引起渗血、渗液的积聚有关。

四、护理措施

（一）休息与活动

术后当日取平卧位，膝下垫一软枕，使髋关节微屈，以降低腹股沟区切口张力和减少腹腔内压力，利于切口愈合和减轻切口疼痛，次日可改为半卧位。术后卧床期间鼓励床上翻身及活动肢体。传统疝修补术后3～5日患者可离床活动，采用无张力疝修补术的患者一般术后次日即可下床活动，年老体弱、复发性疝、绞窄性疝、巨大疝等患者可适当推迟下床活动的时间。

（二）饮食护理

术后6～12小时，若无恶心、呕吐，可进流食，次日可进软食或普食，应多食粗纤维食物，利于排便。行肠切除、肠吻合术者应待肠功能恢复后方可进食。

(三)避免腹内压增高

术后注意保暖,防止受凉、咳嗽,若有咳嗽,教患者用手掌按压伤口处后再咳嗽。保持大小便通畅,及时处理便秘,避免用力排便。术后有尿潴留者应及时处理。

(四)预防阴囊水肿

术后可用丁字带托起阴囊,防止渗血、渗液积聚阴囊。

(五)预防切口感染

术后切口一般不需加沙袋压迫,有切口血肿时应予适当加压。术后遵医嘱使用抗菌药物,并注意保持伤口敷料干燥、清洁,不被粪尿污染,发现敷料脱落或污染应及时更换。

(六)健康教育

1.活动指导

患者出院后生活要规律,避免过度紧张和劳累,应逐渐增加活动量,3个月内应避免重体力劳动或提举重物等。

2.饮食指导

调整饮食习惯,多饮水,多进食高纤维食物,养成定时大便习惯,保持排便通畅。

3.防止复发

减少和消除引起腹外疝复发的因素,并注意避免增加腹内压的动作,如剧烈咳嗽、用力排便等。防止感冒,若有咳嗽应尽早治疗。

4.定期随访

若疝复发,应及早诊治。

五、护理效果评估

(1)患者自述疼痛减轻,舒适感增强。

(2)患者能正确描述形成腹外疝的原因,预防腹内压升高及促进术后康复的有关知识。

(3)患者伤口愈合良好,使用人工合成材料无排斥、感染现象。

(4)患者未发生阴囊水肿、切口感染;若发生,得到及时发现和处理。

第九节　胃　癌

一、概述

胃癌是我国最常见的恶性肿瘤之一。胃癌的流行病学有明显的地理差别,日本、中国、智利、远东、欧洲和俄罗斯为高发地区,而美国、澳大利亚、丹麦和新西兰发病最低。2/3的胃癌患者在发展中国家,其中中国占42%。在我国,西北地区和东南沿海地区发病率较高,广西、广东、贵州发病率低。

(一)病因

1.亚硝基化合物

亚硝酸盐主要来自食物中的硝酸盐,特别是在大量使用氮肥后的蔬菜中,硝酸盐的含量极高。硝酸盐进入胃中经硝酸盐还原酶阳性菌将其还原成亚硝酸盐。亚硝酸盐的含量与胃内硝盐还原酶阳性菌的数量呈正相关。据报道,低胃酸患者中胃癌的发生率比正常胃酸者高出4.7倍,这与胃内亚硝胺类化合物合成增多有关。

2.幽门螺杆菌

幽门螺杆菌为带有鞭毛的革兰阴性菌,在胃黏膜生长。幽门螺杆菌在发达国家人群中感染率低于发展中国家30%～40%,在儿童期即可受到感染,如我国广东1～5岁儿童中,最高感染率可达31%。幽门螺杆菌是胃黏膜肠上皮化生和异型性增生及癌变前期的主要危险因素。在正常胃黏膜中很少分离到幽门螺杆菌,而随胃黏膜病变加重,幽门螺杆菌感染率增高。

3.遗传因素

胃癌在少数家族中显示有聚集性。在胃癌患者调查中,一级亲属患胃癌比例明显高于二级、三级亲属。血型与胃癌存在一定关系,A型血人群患胃癌的比例高于一般人群。

4.饮食因素

高浓度食盐可使胃黏膜屏障损伤,造成黏膜细胞水肿,腺体丢失。摄入亚硝基化合物的同时摄入高盐可增加胃癌诱发率,诱发时间也较短,有促进胃癌发生的作用。新鲜蔬菜、水果有预防胃癌的保护性作用。含有巯基类的新鲜蔬菜,如大蒜、大葱、韭菜、洋葱和蒜苗等也具有降低胃癌危险的作用。

5.其他因素

吸烟为胃癌的危险因素,吸烟量越大,患胃癌的危险性越高。烟雾中含有多种致癌物质,可溶于口腔唾液进入胃内。此外,吸烟者口腔中硫氰酸含量增高,可使经血液进入口腔的硝酸盐还原成亚硝酸盐。

6.慢性疾患

慢性萎缩性胃炎以胃黏膜腺体萎缩、减少为主要特征,常伴有不同程度的肠上皮化生。

(二)病理分型

1.大体形态

胃癌因生长方式的不同,致使其大体形态各异。向胃腔内生长者,呈蕈伞样外观;有的沿胃壁向深层浸润很明显,呈弥漫性生长。Borrmann分类主要根据肿瘤的外生性和内生性部分的相对比例来划分类型,侵至固有层以下的进展期胃癌分为4个类型。

(1)Ⅰ型息肉样型:肿瘤主要向胃腔内生长,隆起明显,呈息肉状,基底较宽,境界较清楚,可有小的糜烂,在进展期胃癌中占3%～5%。

(2)Ⅱ型局限溃疡型:肿瘤有较大溃疡形成,边缘隆起明显,境界比较清楚,向周围浸润不明显。占30%～40%。

(3)Ⅲ型浸润溃疡型:肿瘤有较大溃疡形成,边缘部分隆起,部分被浸润破坏,境界不清,向周围浸润较明显,癌组织在黏膜下的浸润范围超过肉眼所见的肿瘤边界。约占半数左右。

(4)Ⅳ型弥漫浸润型:呈弥漫性浸润生长,触摸时难以界定肿瘤边界。由于癌细胞的弥漫浸润及纤维组织增生,可导致胃壁增厚、僵硬,形成"革袋胃"。

2.组织学分型

国内目前多采用世界卫生组织的国际分类法,分为腺癌(乳头状腺癌、管状腺癌、黏液腺癌、印戒细胞癌)及其他组织学类型(腺鳞癌、鳞癌、肝样腺癌、壁细胞样腺癌、绒毛膜上皮癌、未分化癌)。有研究显示,在全部胃癌中,高、中分化腺癌占47%,低分化腺癌及印戒细胞癌占56.3%。

3.活检组织的病理诊断

胃癌活检病理诊断的准确率不可能达到100%。肿瘤的生长浸润方式(如主要在黏膜下浸润生长),肿瘤所在部位(如穹隆部取材困难),标本取材不当(如主要取到变形坏死组织)及病理漏诊(将高分化腺癌诊断为重度异型增生或漏掉小的癌灶)都可能致假阴性。

胃癌的前体可分为两个类别:癌前状态和癌前病变。癌前状态是一种临床状态,由此可导致胃癌的发病率较正常人群增高;癌前病变是经过病理检查诊断的特定的组织学改变,在此基础上可逐渐演变发展成胃癌。

(三)临床表现

1.症状

早期胃癌无特异性症状,甚至毫无症状。随着肿瘤的进展,影响胃的功能时才出现较明显的症状,但这种症状也并非胃癌所特有,常与胃炎、溃疡病等慢性胃部疾患相似。常见症状如下。

(1)胃部疼痛:是胃癌最常见的症状,即使是早期胃癌患者,除了少部分无症状的患者外,大部分均有胃部疼痛的症状。起初仅感上腹部不适,或有胀痛、沉重感,常被认为是胃炎、胃溃疡等,给予相应的治疗,症状也可暂时缓解。胃窦部胃癌可引起十二指肠功能改变,出现节律性疼痛,易被忽视,直至疼痛加重甚至黑便才引起重视,此时往往已是疾病的中晚期,治疗效果不佳。

(2)食欲减退、消瘦、乏力:这也是一组常见又不特异的胃恶性肿瘤症状,有可能是胃癌的首发症状。很多患者在饱餐后出现饱胀、嗳气而自动限制饮食,体重逐渐减轻。

(3)恶心、呕吐:早期可仅有进食后饱胀和轻度恶心感,常因肿瘤引起梗阻或胃功能紊乱所致。贲门部肿瘤开始可出现进食不顺利感,以后随病情进展而发生吞咽困难及食物反流。胃窦部癌引起幽门梗阻时可呕吐有腐败气味的隔夜饮食。

(4)出血和黑便:早期胃癌有出血黑便者约为20%。小量出血时仅有大便隐血阳性,当出血量较大时可有呕血及黑便。凡无胃病史的老年人出现黑便时必须警惕有胃癌的可能。

(5)其他:患者可因为胃酸缺乏、胃排空加快而出现腹泻或便秘及下腹部不适。胃癌血行转移多发生于晚期,以转移至肝、肺最为多见。在腹腔种植转移中,女性患者易转移至卵巢,称为Krukenberg瘤。

2.体征

一般胃癌尤其是早期胃癌常无明显体征,可有上腹部深压痛,有时伴有轻度肌抵触感。上腹部肿块、直肠前触及肿物、脐部肿块、锁骨上淋巴结肿大等均是胃癌晚期或已出现转移的体征。

(四)诊断

胃癌的诊断和治疗需要多学科专家(肿瘤放射科专家、肿瘤外科专家、肿瘤内科专家、营养学专家及内镜专家)共同参与。

1.胃癌的X线检查法

X线检查法主要用于观察胃腔在钡剂充盈下的自然伸展状态,胃的大体形态与位置的变化,胃壁的柔软度及获得病变的隆起高度等,有充盈法、黏膜法、压迫法、双对比法和薄层法。

2.胃癌的 CT 诊断

(1)胃壁增厚:癌肿沿胃壁浸润造成胃壁增厚,增厚的胃壁可为局限性或弥漫性,根据癌肿浸润深度不同,浆膜面可光滑或不光滑,但黏膜面均显示不同程度的凹凸不平是胃癌的特点之一。

(2)腔内肿块:癌肿向胃腔内生长,形成突起在胃腔内的肿块。肿块可为孤立的隆起,也可为增厚胃壁胃腔内明显突出的一部分。肿块的表面不光滑,可呈分叶、结节或菜花状,表面可伴有溃疡。

(3)溃疡:CT 图像可以更好地显示胃癌腔内形成的溃疡。溃疡所形成的凹陷的边缘不规则,底部多不光滑,周边的胃壁增厚较明显,并向胃腔内突出。

(4)环堤:环堤表现为环绕癌性溃疡周围的堤状隆起。环堤的外缘可锐利或不清楚。

(5)胃腔狭窄:CT 表现为胃壁增厚基础上的胃腔狭窄,狭窄的胃腔边缘较为僵硬并不规则,多呈非对称性向心狭窄,伴环形周围非对称性胃壁增厚。

(6)黏膜皱襞改变:黏膜皱襞在 CT 横断面图像上,表现为类似小山嵴状的黏膜面突起,连续层面显示嵴状隆起间距和形态出现变化,间距的逐渐变窄、融合、消失标志着黏膜皱襞的集中、中断和破坏等改变。

(7)对于女性患者需要进行盆腔 CT 扫描。

3.胃癌的内镜诊断

(1)早期胃癌:癌组织浸润深度仅限于黏膜层或黏膜下层,而不论有无淋巴结转移,也不论癌灶面积。符合以上条件癌灶面积5.1～10 mm 为小胃癌;小于 5 mm 为微小胃癌。原位癌指癌灶仅限于腺管内,未突破腺管基底膜。

(2)进展期胃癌:癌组织已侵入胃壁肌层、浆膜层或浆膜外,不论癌灶大小或有无转移均称为进展期胃癌。

4.胃癌的超声诊断

水充盈胃腔法及超声显像液的应用,可显示胃壁蠕动状况。在 X 线及内镜的定位下,可以显示肿瘤的大小、形态、内部结构、生长方式、癌变范围。

5.实验室检查

对胃癌较早诊断有意义的检查是大便隐血试验。

(五)治疗

1.胃癌的治疗原则

经术前分期性检查,包括纤维内镜、腹部 CT、女性患者盆腔 CT 或 B 超、胸部 X 线等,根据检查结果,可考虑如下治疗原则:

(1)无远处转移的患者,临床评价为可手术切除的,首选手术治疗。对有高危因素如低分化腺癌、有脉管瘤栓、年轻(<35 岁)患者应行术后含 5-FU 方案的化疗或同步化放疗。任何有淋巴结转移及局部晚期的患者,均应在术后进行化放疗。

(2)无远处转移的患者,临床评价为不可手术切除的,可行放疗同时 5-FU 增敏。治疗结束后评价疗效,如肿瘤完全或大部分缓解,可观察,或合适的患者行手术切除;如肿瘤残存或出现远处转移,考虑全身化疗,不能耐受化疗的给予最好的支持治疗。

(3)有远处转移的患者,考虑全身化疗为主,或参加临床试验。不能耐受化疗的,给予最好的支持治疗。

2.外科手术

手术方式分为内镜下黏膜切除术、腹腔镜下胃改良切除术、胃癌的根治性切除术、联合脏器切除术、姑息性手术。

3.化学治疗

迄今为止,胃癌的治疗仍以手术治疗为主,但是多数患者仅通过手术难以治愈。化疗在胃癌的治疗中占有重要地位,分为以下三种。

(1)术后辅助化疗:由于单纯的手术治疗疗效欠佳,也由于不少有效的化疗药物或联合化疗方案对胃癌的有效率常可达40%以上,因此,希望应用术后辅助化疗处理根治术后可能存在的转移灶,以达到防止复发、提高疗效的目的。有效的化疗药物仍以5-FU(或卡培他滨)+甲酰四氢叶酸(LV)为主。

(2)术前新辅助化疗:一般用于局部分期较晚的病例,该类患者不论能否手术切除,都有较高的局部复发率。术前化疗的目的是降低期别,便于切除及减少术后复发。常用的联合化疗方案有FUP方案(顺铂+5-FU),紫杉醇+顺铂+5-FU方案,FOLFOX4方案(奥沙利铂+顺铂+亚叶酸钙)。

(3)晚期或转移性胃癌的化疗:晚期胃癌不可治愈,但是化疗对有症状的患者有姑息性治疗效果。有几种单药对晚期胃癌有肯定的疗效,这些药物包括5-FU、丝裂霉素、依托泊苷和顺铂。有几种新药及其联合方案对胃癌有治疗活性,包括紫杉醇、多西他赛、伊立替康、表柔比星、奥沙利铂、口服依托泊苷和优福定(尿嘧啶和替加氟的复合物)。近年来常用的化疗方案有:FAM(5-FU、多柔比星、氨甲蝶呤)、ECF(表柔比星、顺铂、5-FU)、DCF(多西他赛、顺铂、5-FU)等。

(4)腹腔内化疗:由于绝大多数胃癌手术失败的病例均因腹膜或区域淋巴结等的腹腔内复发,现已知在浆膜有浸润的胃癌常可在腹腔内找到游离的癌细胞,甚至报告浸润性胃癌的腹腔内游离的癌细胞阳性率可达75%。对病期较晚已切除的胃癌,在术中进行腹腔温热灌注化疗,有可能提高疗效。

4.放射治疗

放射治疗包括术前、术后或姑息性放疗,是胃癌治疗中的一部分。外照射与5-FU联合应用于局部无法切除的胃癌的姑息治疗时,可以提高生存率。使用三维适形放疗和非常规照射野照射可以精确地对高危靶区进行照射且剂量分布更加均匀。

5.最佳支持治疗

目的是预防、降低和减轻患者的痛苦并改善其生活质量,是晚期及转移性胃癌患者完整治疗中的一部分。缓解晚期胃癌患者症状的治疗包括内镜下放置自扩性金属支架(SEMS)缓解食管梗阻症状,手术或外照射或内镜治疗可能对出血患者有效。疼痛控制可使用放疗或镇痛剂。

胃癌的预后取决于诊断时的肿瘤分期情况。国内胃癌根治术后的5年生存率在30%。约有50%的患者在诊断时胃癌已经超过了局部范围,近70%~80%的胃癌切除标本中可以发现局部淋巴结转移。因此,晚期胃癌在临床更为常见。局部晚期和转移性胃食管癌的不良预后因素包括:体力状况(PS)评分不良(≥2),肝转移,腹腔转移和碱性磷酸酶≥100 U/L。

二、护理

(一)术前护理

1.心理支持

缓解患者的焦虑或恐惧,以增强患者对手术治疗的信心,使其积极配合治疗和护理。

2.营养支持护理

胃癌患者往往由于食欲减退、摄入不足、消耗增加和恶心呕吐等原因导致不同程度的营养不良。为了改善患者的营养状态,提高其对手术的耐受性,对能进食者应根据患者的饮食习惯给予高蛋白、高热量、高维生素、低脂肪、易消化的饮食;对不能进食者遵医嘱予以静脉输液、静脉营养支持。

3.特殊准备

胃癌伴有幽门梗阻者术前3天起每晚用300～500 mL温生理盐水洗胃,以减轻胃黏膜水肿和炎症,有利于术后吻合口愈合;如癌组织侵犯大肠则要做好肠道准备:术前3天口服肠道不易吸收的抗生素,清洁肠道。

(二)术后护理

1.病情观察

严密观察生命体征的变化,观察伤口情况、胃肠减压及腹腔引流情况等。准确记录24小时出入水量。

2.体位

全麻清醒前去枕平卧,头偏向一侧,以免呕吐时发生误吸。麻醉清醒后若血压平稳取低半卧位,有利于呼吸和循环;减少切口张力,减轻疼痛与不适;有利于腹腔渗出液集聚于盆腔,便于引流。

3.引流

维持有效的胃肠减压和腹腔引流,观察引流液颜色、性状及量的变化。

4.营养支持

(1)肠外营养支持:由于禁食、胃肠减压及手术的消耗,术后需及时输液补充水、电解质和营养素,必要时输清蛋白或全血,以改善患者的营养状况促进术后恢复。

(2)早期肠内营养支持:早期肠内营养支持可改善患者的营养状况,维护肠道屏障结构和功能,促进肠道功能恢复,增强机体的免疫功能,促进伤口和肠吻合口的愈合。一般经鼻肠管或空肠造瘘管输注实施。护理上应注意:根据患者的个体情况,制定合理的营养支持方案;保持喂养管的功能状态,妥善固定,保持通畅,每次输注营养液前后用生理盐水或温开水20～30 mL冲管,持续输注过程中每4～6小时冲管一次;控制营养液的温度、浓度、输注速度和输注量,逐步过渡;观察有无恶心、呕吐、腹痛、腹胀、腹泻及水、电解质失衡等并发症的发生。

5.活动

鼓励患者早期活动,定时做深呼吸,进行有效咳嗽和排痰。一般术后第1天即可协助患者坐起并做轻微的床上活动,第2天协助下床、床边活动,应根据患者的个体差异决定活动量。

6.并发症的观察和护理

(1)术后出血：胃手术后可有暗红色或咖啡色液体自胃管引出，一般 24 小时内不超过 300 mL，并且颜色逐渐转清。若短时内从胃管或腹腔引流管内引出大量鲜红色液体，持续不止，应警惕术后出血，应及时报告医师，遵医嘱给予止血、输血等处理，必要时做好紧急术前准备。

(2)感染：术前做好呼吸道准备，术后做好口腔护理，防止误吸，鼓励患者定时深呼吸，进行有效咳嗽和排痰等，以防止肺部感染；保持切口敷料干燥，注意无菌操作，保持尿管、腹腔引流管通畅，防止切口、腹腔及泌尿系等部位感染。

(3)吻合口漏或十二指肠残端破裂：密切观察生命体征和腹腔引流情况，如术后数日腹腔引流量不减、伴有黄绿色胆汁或呈脓性、带臭味，伴腹痛，体温再次上升，则应警惕其发生。及时报告医师，遵医嘱给予抗感染、纠正水电解质紊乱和酸碱平衡失调、肠内外营养支持等护理，保护好瘘口周围皮肤。

(4)消化道梗阻：如患者在术后短期内再次出现恶心、呕吐、腹胀，甚至腹痛和停止排便排气等症状，则应警惕是否有消化道梗阻的发生，遵医嘱予以禁食、胃肠减压、输液及营养支持等治疗。

(三)饮食护理

1.放疗期间的饮食护理

放射治疗后 1～2 小时，患者可能出现恶心、呕吐等不良反应，告知患者是由于射线致使胃黏膜充血水肿所致。指导患者放疗前避免进食，以减轻可能发生的消化道反应。鼓励患者进食富含维生素 B_{12} 和含铁、含钙丰富的食物。

2.化疗期间的饮食护理

常出现的不良反应表现有恶心、畏食、腹痛、腹泻等。食欲减退时，可选用易消化、新鲜、芳香的食品；消化不良时，可选择粥作为主食，也可以吃助消化、开胃的食品。化疗前0.5～1小时和化疗后 4～6 小时给予镇吐剂，会有助于减轻恶心、呕吐。

(四)倾倒综合征的护理

由于胃大部切除术后失去对胃排空的控制，导致胃排空过速所产生的一系列综合征。根据进食后症状出现的时间可分为早期与晚期两种。

1.早期倾倒综合征

多发生在进食后半小时内，患者以循环系统和胃肠道症状为主要表现。应指导患者通过饮食调整来缓解症状，避免过浓、过甜、过咸的流质食物，宜进低碳水化合物、高蛋白饮食，餐时限制饮水喝汤，进餐后平卧10～20 分钟。术后半年到 1 年内逐渐自愈，极少数症状严重而持久的患者需手术治疗。

2.晚期倾倒综合征

餐后 2～4 小时患者出现头晕、心慌、出冷汗、脉搏细弱甚至虚脱等表现。主要因进食后，胃排空过快，含糖食物迅速进入小肠而刺激胰岛素大量释放，继之发生反应性低血糖，故晚期倾倒综合征又被称为低血糖综合征。指导患者出现症状时稍进饮食，尤其糖类即可缓解。

(五)腹腔灌注热化疗的护理

腹腔化疗前常规检查血常规、肝肾功能、心电图;有腹水引流者充分补液,以防引流过程中或引流后发生低血容量性反应;指导患者排空膀胱,避免穿刺时误伤膀胱。灌注化疗药物前确认导管在腹腔内,防止化疗药物渗漏到皮下组织;灌注过程观察患者反应,每15～20分钟改变体位,使药物均匀的与腹腔组织和脏器接触。

(六)静脉化疗的护理

观察药物特殊不良反应。

1.氟尿嘧啶

观察有无心绞痛、心律失常,如有发生应立即停药,出现腹泻甚至血性腹泻时应立即停药,通知医师及时处理。静脉推注或静脉滴注可引起血栓性静脉炎,需经 PICC 或 CVC 输入。

2.紫杉醇

可出现变态反应,多数为Ⅰ型变态反应,表现为支气管痉挛性呼吸困难、荨麻疹和低血压。大多数发生在用药 10 分钟以内。为防止发生变态反应,应在静脉滴注紫杉醇之前 12 小时、6 小时给予地塞米松10～20 mg口服。紫杉醇可发生神经系统毒性,多数为周围神经病变,表现为轻度麻木及感觉异常,可发生闪光暗点为特征的视神经障碍。

3.奥沙利铂

有神经系统毒性,一般为蓄积的、可逆的周围神经毒性,停药后症状逐渐缓解。主要表现为手足末梢麻木感,甚至疼痛,影响到感觉、运动功能,遇冷加重。偶尔出现咽部异样感,甚至呼吸困难,可通过吸氧、地塞米松推注等缓解,必要时使用肾上腺素皮下注射;注射前应用还原型谷胱甘肽及每日口服 B 族维生素可能有减轻症状的作用。大约 3/4 患者的神经毒性在治疗结束 13 周后可逆转。在治疗期间应指导患者注意保暖。奥沙利铂只能用注射用水或 5% 葡萄糖稀释,不能用生理盐水或其他含氯的溶液稀释。每瓶 50 mg 加入稀释液 10～20 mL,在原包装内可于 2～8 ℃冰箱中保存 4～48 小时。加入 5% 葡萄糖 250～500 mL 稀释后的溶液应尽快滴注,在室温中只能保存 4～6 小时。禁止和碱性液体或碱性药物配伍输注,避免药物接触铝制品,否则会产生黑色沉淀和气体。

(七)胃癌患者放疗的护理

(1)告知患者在模拟定位和治疗前 3 小时不要饱食。可使用口服或静脉造影剂进行 CT 模拟定位。

(2)胃的周围有对射线敏感的肾、肝、脾、小肠等器官,放疗前,技术人员应精确摆位,最好使用固定装置,以保证摆位的可重复性。指导患者采用仰卧位进行模拟定位和治疗。

(3)放疗中使用定制的挡块来减少正常组织不必要的照射剂量,包括肝脏(60%肝脏＜30 Gy)、肾脏(至少一侧肾脏的 2/3 ＜20 Gy)、脊髓(＜45 Gy)、心脏(1/3 心脏＜50 Gy,尽量降低肺和左心室的剂量,并使左心室的剂量降到最低)。指导患者稳定体位,以避免射线对周围组织和器官的损伤。放疗中需要暴露受照部位,需注意为患者肩部及上肢保暖,防止受凉。

(4)放射性胃炎的护理:遵医嘱预防性使用止吐剂,预防性使用保护胃黏膜的药物。食欲减退、恶心、呕吐及腹痛常发生于放疗后数日,对症处理即可缓解,一般患者可以耐受不影响放疗进行。

(5)放射性小肠炎的护理:多发生于放疗中或放疗后,可表现为高位不完全性肠梗阻。由于肠黏膜细胞早期更新受到抑制,以后小动脉壁肿胀、闭塞,引起肠壁缺血,黏膜糜烂。晚期肠壁引起纤维化,肠腔狭窄或穿孔,腹腔内形成脓肿、瘘管和肠粘连等。主要护理措施为遵医嘱给予解痉剂及止痛剂,给予易消化、清淡饮食。

(6)其他并发症的护理:胃癌放疗还可出现穿孔、出血与放射性胰腺炎,放疗期间应注意观察有无剧烈腹痛、腹胀、恶心、呕吐、呕血等表现。

三、健康指导

(一)注意饮食习惯

长期不良的饮食习惯很容易引起慢性胃病、胃溃疡甚至发生胃癌。经常吃过热的食物可破坏口腔和食管的黏膜,可导致细胞癌变。吃饭快,食物咀嚼不细易对消化道黏膜产生机械性损伤,产生慢性炎症,吃团块的食物易对贲门产生较强的机械刺激,久之会损伤甚至癌变。养成定时定量、细嚼慢咽的饮食习惯,避免进食生硬、过冷、过烫、过辣及油腻食物,戒烟、酒。少食含纤维较多的蔬菜、水果(橘子)或黏聚成团的食物(如糖葫芦、黏糕、糯米饭、柿饼),易发生肠梗阻。避免过浓、过甜、过咸的流质食物。宜进低碳水化合物、高蛋白饮食,餐时限制饮水喝汤。进餐后平卧 10～20 分钟,以预防倾倒综合征。维生素 C 具有较强阻断亚硝基化合物的能力,β-胡萝卜素具有抗氧化能力,可以在小肠转化成维生素 A,维持细胞生长和分化。可鼓励患者进食富含维生素 C 和 β-胡萝卜素的食品。

(二)积极治疗胃病和幽门螺杆菌

长期慢性胃炎和长期不愈的溃疡均要考虑幽门螺杆菌的感染,要积极治疗。

(三)避免高盐饮食

食盐中的氯离子能损伤胃黏膜细胞,破坏胃黏膜和黏膜保护层,使胃黏膜易受到致癌物质攻击,要减少食物中盐的摄入量。

(四)避免进食污染食物

煎、烤、炸的食物含有大量致癌物质。我国胃癌高发区居民有食用储存的霉变食物的习惯,其胃液中真菌检出率明显高于低发区。

(五)多食牛奶、奶制品和富含蛋白质的食物

良好的饮食构成有助于减少胃癌发生的危险性。食物应多样化和避免偏食,在满足热量需要和丰富副食供应的基础上,增加蛋白质的摄入水平。

(六)经常食用富含维生素的新鲜蔬菜和水果

每天增加蔬菜和水果的摄入量可降低人类恶性肿瘤发生的危险性。蔬菜和水果含有防癌的抗氧化剂,食用黄绿色蔬菜可以明显降低胃癌的发生率。

(七)戒烟与戒酒

饮酒加吸烟,两者有致癌的协同作用,患胃癌的危险更大。

(八)告知患者用药禁忌

告知患者慎用阿司匹林、保泰松、肾上腺皮质激素类药物,因可引起胃黏膜损伤。

(九)密切监视血清

监视血清维生素 B_{12}、铁和钙水平,尤其是术后患者可口服补充铁剂,同时应用酸性饮料如橙汁,可以维持血清铁水平。

(十)如出现下列情况随时就诊

上腹部不适、疼痛、恶心、呕吐、呕血、黑便、体重减轻、疲乏无力、食欲减退等。

第十节 大肠癌

一、病因

大肠癌的流行病学研究显示,社会发展、生活方式改变及膳食结构与大肠癌有密切的关系。

(一)饮食因素

高脂、高蛋白、低纤维素饮食使患大肠癌的概率升高。大肠癌高发的美国人饮食中脂肪含量占总热量的 41.8%,以饱和脂肪酸为主;日本人大肠癌发病较美国人低一倍左右,其饮食中脂肪含量占总热量的12.2%,以不饱和脂肪酸为主。大量的流行病学分析表明,过多的摄入脂肪与能量可明显增加患大肠癌的危险性。油煎炸食品中可能含有作用于结肠的致癌物;腌渍食品在制作过程中产生的致癌物使患大肠癌的危险性增高。

(二)遗传因素

遗传性家族性息肉病和大肠癌的发病密切相关。有大肠癌家族史者,死于大肠癌的风险比正常人高 4 倍。

(三)疾病因素

患慢性溃疡性结肠炎超过 10 年者,发生大肠癌的危险性较一般人群高 4～20 倍。出血性溃疡性结直肠炎突变风险更大,病程超过 10 年者,有 50% 发展为癌。

(四)其他因素

胆囊切除后的患者,大肠癌特别是右半结肠癌发生率明显增加。输尿管乙状结肠吻合术后,患者大肠癌发生率比一般人群高 100～500 倍,多数发生于手术后 20 年左右,肿瘤多生长在吻合口附近。

二、病理分型

大肠癌发病部位的发病率依次为直肠、乙状结肠、盲肠、升结肠、降结肠及横结肠。

(一)大肠癌的大体类型

(1)隆起型:表现为肿瘤的主体向肠腔内突出。肿瘤可呈结节状、息肉状或菜花状隆起,境界清楚,有蒂或广基。

(2)溃疡型:是最常见的大体类型。肿瘤中央形成较深溃疡,溃疡底部深达或超过肌层。根据溃疡外形可分为 2 种亚型:局限溃疡型和浸润溃疡型。

(3)浸润型:此型肿瘤以向肠壁各层呈浸润性生长为特点。病灶处肠壁增厚,表面黏膜皱襞增粗、不规则或消失变平。

（4）胶样型：当肿瘤组织形成大量黏液时，肿瘤剖面可呈半透明之胶状，称胶样型。此类型见于黏液腺癌。

上述四种大体类型中，以溃疡型最为常见。大体类型与肿瘤发生的部位有一定关系。右半结肠癌以隆起型及局限溃疡型多见，左半结肠癌以浸润型多见，且常导致肠管的环形狭窄。

（二）组织学分型

大肠癌的组织学分型国内外较为统一。我国参照 WHO 的大肠癌分型原则并结合国内的经验提出以下分型原则。

1.来源于腺上皮的恶性肿瘤

（1）乳头状腺癌：肿瘤组织全部或大部分呈乳头状结构。在大肠癌的发生率为 $0.8\%\sim18.2\%$，平均为 6.7%。

（2）管状腺癌：是大肠癌中最常见的组织学类型，占全部大肠癌的 $66.9\%\sim82.1\%$。根据癌细胞及腺管结构的分化及异型程度又分为高分化腺癌、中分化腺癌、低分化腺癌。

（3）黏液腺癌：此型癌肿以癌细胞分泌大量黏液并形成"黏液湖"为特征。

（4）印戒细胞癌：肿瘤由弥漫成片的印戒细胞构成，不形成腺管状结构。

（5）未分化癌：癌细胞弥漫成片或呈团块状浸润性，未分化癌在大肠癌中约占 $2\%\sim3\%$。

（6）腺鳞癌：此类肿瘤细胞中的腺癌与鳞癌成分混杂存在。

（7）鳞状细胞癌：大肠癌中以鳞状细胞癌为主要成分者，非常罕见。腺鳞癌和鳞癌在大肠癌中所占的比例均少于 1%。

2.类癌

类癌起源于神经嵴来源的神经内分泌细胞，在大肠癌中所占比例小于 2%。

三、临床表现

（一）肿瘤出血引起的症状

1.便血

肿瘤表面与粪便摩擦后出血。低位大肠癌由于粪便干结，故便血较为常见。直肠癌便血最为多见，左半结肠癌其次，右半结肠的大便尚处于半流状态，故出血量相对较少，混于粪便后色泽改变，有时呈果酱状。

2.贫血

长期的失血超过机体代偿功能时可发生贫血。

（二）肿瘤阻塞引起的症状

肿瘤部位因肠蠕动增加而引起腹痛，肠管狭窄时可出现肠鸣、腹痛、腹胀、便秘、排便困难等。直肠病灶可引起大便变细、变形，进一步发展可导致部分甚至完全性肠梗阻。左半结肠肠腔相对较小，以肠梗阻症状多见；右半结肠癌临床特点是贫血、腹部包块、消瘦乏力，肠梗阻症状不明显。

（三）肿瘤继发炎症引起的症状

肿瘤本身可分泌黏液，当肿瘤继发炎症后，不仅使粪便中黏液增加，还可出现排便次数增多及腹痛，肿瘤部位越低，症状越明显。

(四)其他症状

40%结肠癌患者在确诊时已可触及肿块。当腹部肿块伴有腹痛时,尤其肿块压痛明显时,可能为肿瘤穿破肠壁全层引起肠周继发感染或穿孔后引起局限性脓肿或急腹症。直肠癌侵及肛管时可出现肛门疼痛,排便时加剧,易被误认为肛裂。

(五)肿瘤转移引起的症状

直肠癌盆腔有广泛浸润时,可引起腰骶部坠胀感、坐骨神经痛、阴道出血或血尿等症状。癌肿侵及浆膜层,癌细胞可脱落进入腹腔,种植于腹膜面、膀胱直肠窝等部位,直肠指诊可触及种植结节。左锁骨上淋巴结转移为肿瘤晚期表现。

(六)肿瘤穿孔

肿瘤穿孔后,肠腔与腹腔相通,引起弥漫性腹膜炎。癌肿穿透入邻近空腔脏器可形成肠瘘,如横结肠癌穿透入胃、小肠,引起高位小肠结肠瘘,呕吐物可出现粪便样物;直肠癌或乙状结肠癌穿透入膀胱,可引起直肠膀胱瘘、直肠阴道瘘。

四、诊断

(一)直肠指诊

直肠指诊是诊断直肠癌最主要和最直接的方法,简单易行,可发现距肛门7~8 cm之内的直肠肿物,如嘱患者屏气增加腹压,则可触及更高的部位。检查时先用示指按住肛门后壁,使肛门括约肌松弛,嘱患者做深呼吸同时缓慢推进示指,检查时了解肛门有无狭窄,有肿块时注意肿块部位、大小、活动度、硬度、黏膜是否光滑、有无溃疡、有无压痛、是否固定于骶骨或盆骨。了解肿块与肛门的距离有助于选择手术方式。

(二)内镜检查

凡有便血或大便习惯改变,经直肠指诊无异常者,应常规进行乙状结肠镜或纤维结肠镜检查。乙状结肠镜可检查距肛缘25 cm以内的全部直肠及部分乙状结肠。距离肛缘25 cm以上的结肠癌,纤维结肠镜为最可靠的检查方法。可观察病灶部位、大小、形态、肠腔狭窄的程度等,并可在直视下取活组织进行病理学检查。纤维结肠镜检查是对大肠内病变诊断最有效、最安全、最可靠的检查方法,绝大部分早期大肠癌可由内镜检查发现。

(三)实验室检查

(1)大便隐血试验可作为高危人群的初筛方法及普查手段,持续阳性者应进一步检查。

(2)癌胚抗原(CEA)测定:不具有特异性的诊断价值,具有一定的假阳性和假阴性,因此不适合作为普查或早期诊断,但对估计预后、监测疗效和复发有帮助。

(3)血红蛋白:凡原因不明的贫血,血红蛋白低于100 g/L者应建议做钡剂灌肠检查或纤维结肠镜检查。

(四)双重对比造影

相对传统钡剂灌肠X线检查,气钡双重对比造影技术大大提高了早期大肠癌和小腺瘤的发现率和诊断准确率。

(五)CT诊断

由于粪便的存在和大肠的不完全性扩张,CT对结肠黏膜表面异常和小于1 cm的病灶难以发现,因此不能作为早期诊断的方法。CT对诊断结肠癌的分期有重要意义。

(六)超声检查

相比常规超声,肠内超声能更正确的诊断出肿瘤所侵犯的部位及大小。

(七)磁共振检查

磁共振对结直肠癌术后发现盆腔肿块有很高的敏感性,但缺乏特异性。

五、治疗

手术切除是治疗大肠癌的主要方法,同时辅以化疗、放疗等综合治疗。

(一)放射治疗

1.直肠癌的放疗

主要用于直肠癌的综合治疗,按进行的先后顺序可分为术前、术中、术后放疗。

(1)直肠癌的术前放疗:对于局部晚期直肠癌,术前放疗能缩小肿瘤体积,减轻肠壁及周围组织的肿瘤浸润,使原来手术困难的直肠癌降期为可能切除,从而提高手术切除率;术前放疗既可杀灭已转移淋巴结内的癌灶,又可通过降低肿瘤细胞活性和闭塞癌组织周围脉管而达到降低淋巴结转移率、降低局部复发率的目的;术前放疗最重要的进展是低位直肠癌术前放疗＋保肛手术,可以提高患者生存质量。

(2)直肠癌的术中放疗:为了提高肿瘤组织的照射剂量和减少正常组织的照射不良反应,手术中暴露肿瘤及受累组织,保护小肠等敏感器官,根据照射组织的厚度选择适当能量的电子线,予一次性照射(10～25 Gy)肿瘤残留灶及瘤床。

(3)直肠癌的术后放疗:直肠癌的术后局部复发率取决于肠壁浸润深度、直肠周围组织及盆腔淋巴结受累程度等因素,术后放疗可减少直肠癌局部复发率。

2.结肠癌的放疗

(1)放射剂量为 45～50 Gy,分 25～28 次照射。

(2)对于距离切缘较近或切缘阳性者给予追加剂量。

(3)小肠的照射剂量应限制在 45 Gy 之内。

(4)以 5-FU 为基础的化疗与放疗同步给予可进一步提高疗效。

(二)化学治疗

化疗是大肠癌综合治疗的重要手段之一。可分为晚期大肠癌的化疗、新辅助化疗和术后辅助化疗。

1.晚期大肠癌的化疗

(1)单一用药:①卡培他滨,又称希罗达。卡培他滨作为一种高选择性的口服的氟尿嘧啶药物,无静脉注射带来的不便,又有较高的抗肿瘤活性和良好的耐受性,有可能逐渐取代 5-FU 用于单药或联合化疗之中。主要限制性毒性是腹泻和中性粒细胞减少以及手足综合征。②持续静脉输注 5-FU:5-FU 是治疗结直肠癌最主要的药物。过去 40 年来,5-FU 单独用药的有效率在 20%。5-FU 长时间的静脉输注可使毒性下降,药物剂量得以增加,持续5-FU输注的疗效要显著高于 5-FU 一次性推注。③5-FU 与亚叶酸钙(CF):CF 可以促进 5-FU 的活性代谢产物(5-氟尿嘧啶脱氧核苷酸)与胸苷酸合成酶共价形成三元复合物,从而加强5-FU 的抗癌作用。④伊立替康、奥沙利铂也是晚期大肠癌常用的单用化疗药物。

(2)联合化疗:尽管目前出现许多新的对结直肠癌有效的化疗药物,但是单药治疗的效果仍不尽人意,为了提高疗效,常采用多种细胞毒药物联合应用。5-FU＋CF＋伊立替康(CPT-11),此方案已被 FDA 批准用于晚期大肠癌的一线治疗;其他常用方案还有卡培他滨＋CPT-11,5-FU＋CF＋奥沙利铂(L-OHP)。

(3)化疗药物与单克隆抗体联合应用:①阿伐他汀:即贝伐单抗,是一种重组的人类单克隆抗体 IgG_1 抗体,通过抑制人类血管内皮生长因子 VEGF 的生物学活性而起作用。②西妥昔单抗:是针对 EGFR 的单克隆抗体,与其具有高度的亲和力。上述两种靶向治疗药物主要与化疗联合应用治疗晚期大肠癌,可明显提高化疗的效果。

2.奥沙利铂和伊立替康为主的新辅助化疗

可增加根治性肝转移切除患者的生存率,术前化疗有效可增加手术成功的机会。

3.大肠癌的术后辅助化疗

有 5-FU＋LV,FOLFOX 系列的双周方案,卡培他滨口服14 天、休 7 天的 3 周方案。

大肠癌患者术后总的 5 年生存率在 50％左右。病变限于黏膜下层,根治术后 5 年生存率可达 90％,如有淋巴结转移,则在 30％以下。术前 CEA 测定可提示患者预后,CEA 升高者复发率高,预后较 CEA 不升高者为差。术前 CEA 增高者,根治术后 1～4 个月内应恢复正常,仍持高不下者可能残存肿瘤。95％肝转移者 CEA 升高。

六、护理

(一)术前护理

(1)心理护理:指导患者及家属通过各种途径了解疾病的治疗护理进展,以提高战胜疾病的信心和勇气。对需行造口手术者可通过图片、模型、实物等向患者及家属介绍造口的目的、功能、术后可能出现的情况及应对方法,同时争取社会、家庭的积极配合,从多方面给患者以关怀和心理支持。

(2)营养支持:指导患者摄入高蛋白、高热量、高维生素、易消化的少渣饮食;遵医嘱纠正水电解质紊乱、酸碱失衡以及静脉营养支持,改善患者的营养状况,提高手术耐受力。

(3)充分的肠道准备:肠道准备的方法包括控制饮食、药物使用、清洁肠道三方面。具体措施为:术前 3 天进少渣半流质饮食,术前2 天起进流质饮食;术前 3 天口服肠道不易吸收抗生素;术前 2～3 天给予缓泻药物,术前晚及术晨行清洁灌肠。也可采用等渗电解质液口服行全肠道灌洗、口服甘露醇清洁肠道等方法。

(4)术前阴道冲洗:为减少女性患者术中污染、术后感染,尤其癌肿侵犯阴道后壁时,术前 3 天每晚行阴道冲洗。

(5)手术日晨留置尿管。

(二)术后护理

(1)病情观察:严密观察生命体征的变化,观察伤口情况、胃肠减压及腹腔引流情况等。准确记录24 小时出入水量。

(2)体位:全麻清醒前去枕平卧,头偏向一侧,以免呕吐时发生误吸。麻醉清醒后若血压平稳取半卧位,有利于呼吸和循环;减少切口张力,减轻疼痛与不适;有利于腹腔渗出液集聚于盆腔,便于引流。

(3)维持有效的胃肠减压和腹腔引流,观察引流液颜色、性状及量的变化。

（4）饮食护理：早期禁食、胃肠减压，经静脉输液及营养支持。非造口患者肛门排气、拔除胃管后开始进流质饮食，术后 1 周进少渣半流质饮食，2 周可进少渣软食；造口患者造口开放后进食易消化的饮食，注意饮食的清洁卫生，避免可产生刺激性气味或胀气的食物及可致便秘的食物。

（5）保持会阴部清洁：对会阴部切口，可于术后 4～7 天行 0.02％高锰酸钾液温水坐浴。

（6）做好留置尿管的护理。

（三）指导患者正确使用人工造口袋

（1）结肠造口开放时间一般于术后 2～3 天，根据患者情况及造口大小选择适宜的肛门袋。

（2）及时清洁造口分泌物、渗液和保护造口周围皮肤，敷料避免感染。观察造口周围皮肤有无湿疹、充血、水疱、破溃等。

（3）当造口袋内充满 1/3 的排泄物时，需及时更换清洗，涂氧化锌软膏保护局部皮肤，防止糜烂。更换时防止排泄物污染伤口。

（4）造口底盘与造口黏膜之间保持适当缝隙（1～2 mm），缝隙过大粪便刺激皮肤引起发炎，缝隙过小底盘边缘与黏膜摩擦将会导致不适甚至出血。

（5）如使用造口辅助产品应当在使用前认真阅读产品说明书，如使用防漏膏应当按压底盘 15～20 分钟。

（6）撕离造口袋时注意保护皮肤，由上向下撕离，粘贴造口袋时由下向上。

（四）泌尿系统损伤感染的预防及护理

直肠癌患者术后常有永久性或暂时性神经源性膀胱。可术前留置导尿，进行排尿训练。多数患者能在术后 4 周逐渐恢复正常排尿功能。

（五）预防造口狭窄

观察患者是否有腹痛、腹胀、恶心、呕吐、停止排气、排便等肠梗阻症状。永久性造口患者，造口术后 2～3 个月内每 1～2 周扩张造口 1 次。

（六）靶向治疗的护理

1.使用西妥昔单抗（爱必妥）的护理

西妥昔单抗注射液必须低温保存（2～8 ℃），禁止冷冻，物理和化学的稳定性在室温（20～25 ℃）为 8 小时，开启后立即使用。滴注前后使用无菌生理盐水冲洗输液管，给药期间必须使用 0.2 μm 或 0.22 μm 微孔径过滤器进行过滤，联合其他化疗时，必须在本品滴注结束 1 小时之后开始。开始滴注的前 10 分钟滴速应控制在 15 滴/分左右，观察患者无异常反应后再逐渐加快滴速，最大输液速率为 5 mL/min。使用前应进行过敏试验，静脉注射 20 mg 并观察 10 分钟以上，结果呈阳性的患者慎用，因部分变态反应发生于后续用药阶段，因此阴性结果并不能完全排除严重变态反应的发生，故应在心电监护下用药。严重变态反应发生率为 3％，致死率为 2％～3％。其中 90％发生于第 1 次使用时，以突发性气道梗阻、荨麻疹和低血压为特征。发生轻至中度输液反应时，可减慢输液速度或服用抗组胺药物；若发生严重的输液反应需立即停止输液，静脉注射肾上腺素、糖皮质激素、抗组胺药物并给予支气管扩张剂及输氧等处理。

2.使用贝伐单抗的护理

（1）贝伐单抗首次给药在约 90 分钟的时间中连续静脉滴注，若第一次无不良反应，那么第二次的输注时间可以减少到约 60 分钟,如果 60 分钟的输注也耐受良好,那么以后所有的输注时间都可以减少到约 30 分钟。如果患者在接受 60 分钟的输注时出现不良反应,那么以后输注都应该在约 90 分钟时间内完成;如果患者在接受 30 分钟的输注时出现不良反应,那么以后输注都应该在约 60 分钟时间内完成。滴完后用 0.9％氯化钠溶液冲洗输液管道。建议使用 PICC 输注。

(2)贝伐单抗与其他化疗药物联用可能增加肿瘤患者出现胃肠道穿孔的风险。这些在胃壁、小肠和大肠中出现的穿孔可能会致死。在贝伐单抗治疗过程中,护士应指导患者进易消化饮食,观察有无突发剧烈腹痛等表现。①出血:有两种情况的出血,一种为少量出血,以鼻出血常见;另一种为严重的致命性的肺出血。②高血压:半数的患者舒张压升高超过 110 mmHg (14.6 kPa)。③肾病综合征:表现为蛋白尿。④充血性心力衰竭。⑤其他:输液反应、衰弱、疼痛、腹泻、白细胞减少等。此外,至少术后 28 天才能开始贝伐单抗治疗,术前 28 天内不能应用贝伐单抗,有严重心血管和免疫性疾病的患者慎用。

(七)静脉化疗的护理

主要针对化疗药物的特殊不良反应进行护理。

(1)腹泻为伊立替康的限制性毒性。一旦患者出现第 1 次稀便,应积极补液并立即给予适当的抗腹泻治疗。用药前皮下注射阿托品 0.25～1 mg 能预防或减轻早期腹泻,晚期腹泻(用药 24 小时后可使用洛哌丁胺治疗)。出现严重腹泻者,应推迟至下周期给药并减量。

(2)奥沙利铂:迟发型外周神经毒性,此为奥沙利铂特征性毒性反应,表现为手足末梢麻木感,甚至疼痛,影响到感觉、运动功能。注射前应用还原型谷胱甘肽及每日口服 B 族维生素可能有减轻症状的作用,应避免冷刺激。建议患者戴手套,穿袜子;保持室温在22～24 ℃;减少金属物品的放置;床栏上铺床单;避免用冷水洗手洗脸;向患者不断强调保暖和避免冷刺激的重要性。

咽喉部异常感觉主要表现为呼吸困难、吞咽困难、喉痉挛。一旦出现症状,立即给氧;遵医嘱给予镇静剂、抗组胺药及支气管扩张剂;稳定患者情绪;保暖;化疗前指导患者避免进食冷食,温水刷牙、漱口,水果用热水加温后食用。

(3)卡培他滨:手足综合征分为Ⅲ度。Ⅰ度:麻木、瘙痒、无痛性红斑和肿胀;Ⅱ度:疼痛性红斑和肿胀;Ⅲ度:潮湿性蜕皮、溃疡、水疱和重度疼痛。发生手足综合征者遵医嘱给予维生素 B_6 静脉滴注,各级手足综合征的处理如下:

Ⅰ度手足综合征时指导患者保持受累皮肤湿润,防寒防冻,避免接触冷水;穿软暖合适的鞋袜、手套,鞋袜不宜过紧,以防摩擦伤;避免剧烈运动;避免接触洗衣粉、肥皂等化学洗涤剂。

Ⅱ度手足综合征时指导患者睡觉时用枕头适当垫高上、下肢体,促进肢体静脉回流。

Ⅲ度手足综合征时指导患者不要搔抓局部皮肤及撕去脱屑,给予柔软纱布保护;避免涂刺激性药物及酒精、碘酒;局部皮肤出现水疱后要避免水疱破裂,水疱已破裂者给予清洁换药处理,直至创面痊愈;指导患者外出时避免阳光照射。

(八)放疗的护理

(1)放射性直肠炎的护理:早期为放射性黏膜炎,表现为大便次数增加、腹痛、腹泻,严重者可有血便。遵医嘱给予止泻剂,指导患者进食无刺激性、易消化饮食。后期可有肠纤维化、肠粘连、肠营养吸收不良,较严重的会出现肠穿孔。

(2)放射性膀胱炎的护理:放射性膀胱炎表现为尿频、尿急、尿痛等膀胱刺激征,指导患者多饮水,并告诉患者膀胱功能在放疗结束后可以恢复正常。

(3)指导盆腔放疗后骨盆疼痛者遵医嘱检查骨质密度。如放疗后发生盆骨疼痛,指导患者活动时避免盆骨沉重,动作缓慢,以防止发生病理性骨折。

(4)盆腔放疗者可能出现勃起障碍和性交痛,应做好配偶的思想工作,如症状不能缓解则请泌尿科或妇产科医师会诊。

(九)健康指导

1.做好大肠癌的三级预防

在肿瘤发生之前,消除或减少大肠黏膜对致癌物质的暴露,抑制或阻断上皮细胞的癌变过程。积极预防和治疗各种结肠癌的癌前病变,如结直肠息肉、腺瘤、溃疡性结肠炎等;多食新鲜蔬菜、水果等高纤维饮食。对结肠癌的高危人群进行筛查,一发现无症状的癌前病变,实现早期诊断、早期治疗,提高生存率,降低人群死亡率的目的。

2.永久性结肠造口患者健康指导

(1)造口术后2~3个月内每1~2周扩张造口1次。若发现腹痛、腹胀、排便困难等造口狭窄表现及时就诊。

(2)有条件者参加造口患者协会,学习、交流经验和体会,使患者重拾信心。

(3)指导患者学会结肠造口自我护理方法:让患者观看护理全过程1~2次,之后让患者逐步参与到造口护理中,直至患者能够完全自我护理。指导患者选择自己不过敏的造口袋,使用前用生理盐水彻底清洁造口及周围皮肤。

(4)定时反复刺激以养成良好的排便习惯:应用定时结肠灌洗及造口栓,能定时排便、减少异味及降低对造口周围皮肤的刺激。待患者完全掌握后再独立操作。造口栓隐蔽性好,可提高患者在社交活动及性生活中的生活质量。

(5)适当掌握活动强度,6周内不要提举超过6 kg的重物,进行中等强度的锻炼(如散步),增加耐受力,避免过度增加腹压,防止人工肛门结肠黏膜脱出。

(6)气味的处理:气味较大时,可使用带有碳片的造口袋或在造口袋内放入适量清新剂。

3.大肠癌随诊

治疗结束后每3个月体检1次,共2年;然后每6个月1次,总共5年。监测CEA,每3~6个月1次,共2年;然后每6个月1次,总共5年。3年内每年行腹、盆腔CT检查。术后1年内行肠镜检查,以后根据需要进行。

第四章　肝胆外科护理

第一节　原发性肝癌

原发性肝癌是指由肝细胞或肝内胆管上皮细胞发生的恶性肿瘤,是我国常见的恶性肿瘤之一,死亡率较高,在恶性肿瘤死亡排位中占第二位。近年来发病率有上升趋势,肝癌的五年生存率很低,预后凶险。原发性肝癌的发病率有较高的地区分布性,本病多见于中年男性,男女性别之比在肝癌高发区中约3∶1～4∶1,低发区则为1∶1～2∶1。高发区的发病年龄高峰约为40～49岁。

一、病因及发病机制

病因及发病机制尚不清楚,根据高发区的流行病学调查结果表明,下列因素与肝癌的发病关系密切。

(一)病毒性肝炎

在我国,乙型肝炎是原发性肝癌发生的最重要病因,原发性肝癌患者中1/3曾有慢性肝炎病史。肝癌患者血清中乙型肝炎标志物高达90%以上,近年来丙型肝炎与肝癌关系也逐渐引起关注。

(二)肝硬化

原发性肝癌合并肝硬化者占50%～90%,乙肝病毒持续感染与肝细胞癌有密切关系。其过程可能是乙型肝炎病毒引起肝细胞损害继而发生增生或不典型增生,从而对致癌物质敏感。在多病因参与的发病过程中可能有多种基因发生改变,最后导致癌变。

(三)黄曲霉毒素

在肝癌高发区,尤其南方以玉米为主粮的地方调查提示,肝癌流行可能与黄曲霉毒素对粮食的污染有关,其代谢产物黄曲霉毒素 B_1 有强烈致癌作用。

(四)饮水污染

江苏启东的流行病学调查结果发现,饮用池塘水者与饮用井水者的肝癌发病率和死亡率有明显差异,可能与池塘水的蓝绿藻产生的微囊藻毒素污染饮用水源有关。

(五)遗传因素

在高发区肝癌有时出现家族聚集现象,尤以共同生活并有血缘关系者的肝癌罹患率高。可能与肝炎病毒垂直传播有关。

(六)其他

饮酒、亚硝胺、农药、某些微量元素含量异常如铜、锌、钼等、肝吸虫等因素也被认为与肝癌有关。吸烟和肝癌的关系还待进一步明确。

二、临床表现

(一)症状

肝癌起病隐匿,早期缺乏典型症状,多在肝病随访中或体检普查中,应用血清甲胎蛋白(AFP)及B超检查偶然发现肝癌,此时患者既无症状,体格检查亦缺乏肿瘤本身的体征,此期称之为亚临床肝癌。一旦出现症状而来就诊者其病程大多已进入中晚期。不同阶段的肝癌,其临床表现有明显差异。

1.肝区疼痛

最常见,半数以上患者呈间歇性或持续性的钝痛或胀痛,是由于肿块生长迅速、使肝包膜绷紧牵拉所致。当肿瘤侵犯膈肌时,疼痛可向右肩或右背部放射。向右后生长的肿瘤可致右腰疼痛。突然出现剧烈腹痛和腹膜刺激征提示癌结节包膜下出血或向腹腔破溃。

2.消化道症状

食欲不振、恶心、呕吐、腹泻、消化不良等,缺乏特异性。

3.全身症状

低热。发热与癌肿坏死物质吸收有关。此外还有乏力、消瘦、贫血、全身衰弱等,少数患者晚期呈恶病质。这是由于癌症所致的能量消耗和代谢障碍所致。

4.转移灶症状

如肺转移可出现咳嗽、咯血;胸膜转移可引起胸痛和血性胸腔积液;癌栓栓塞肺动脉,引起肺梗死,可突然出现严重呼吸困难和胸痛;癌栓栓塞下肢静脉,可出现下肢严重水肿;骨转移和脊柱转移,可引起局部压痛或神经受压症状;颅内转移可出现相应的神经定位症状和体征。

5.伴癌综合征

癌肿本身代谢异常,癌组织对机体发生影响而引起的内分泌或代谢异常的一组证候群称之为伴癌综合征。如自发性低血糖症、红细胞增多症,其他罕见的有高脂血症、高钙血症、类癌综合征等。

(二)体征

1.肝大

进行性肝大是常见的特征性体征之一。肝质地坚硬,表面及边缘不光滑,有大小不等结节,伴不同程度的压痛。如癌肿突出于右肋弓下或剑突下,上腹可出现局部隆起或饱满。

2.脾大

多见于合并肝硬化门静脉高压患者。因门静脉或脾静脉有癌栓或癌肿压迫门静脉引起。

3.腹水

因合并肝硬化门静脉高压、门静脉或肝静脉癌栓所致。当癌肿表面破溃时可引起血性腹水。

4.黄疸

当癌肿浸润、破坏肝细胞时,可引起肝细胞性黄疸;当癌肿侵犯肝内胆管或压迫胆管时,可出现阻塞性黄疸。

5.转移灶相应体征

锁骨上淋巴结肿大、胸腔积液的体征,截瘫、偏瘫等。

（三）并发症

肝性脑病；上消化道出血；肝癌结节破裂出血；血性胸腹水；继发感染。上述并发症可由肝癌本身或并存的肝硬化引起，常为致死的原因。

三、辅助检查

（一）血清甲胎蛋白（AFP）测定

AFP 是目前诊断肝细胞肝癌最特异性的标志物，是体检普查的项目之一。肝癌患者 AFP 阳性率 70%～90%，诊断标准为：①AFP 大于 500 $\mu g/L$ 持续 4 周。②AFP 在大于 200 $\mu g/L$ 的中等水平持续 8 周。③AFP 由低浓度升高后不下降。

（二）影像学检查

（1）超声显像是目前肝癌筛查的首选检查之一，有助于了解占位性病变的血供。

（2）CT 在反映肝癌的大小、形态、部位、数目等方面有突出的优点，被认为是补充超声显像检查的非侵入性诊断的首选方法。

（3）肝动脉造影是肝癌诊断的重要补充方法，对直径 2 cm 以下的小肝癌的诊断较有价值。

（4）MRI 优点是除显示如 CT 那样的横断面外，还能显示矢状位、冠状位以及任意切面。

（三）肝组织活检或细胞学检查

在超声或 CT 引导下活检或细针穿刺行组织学或细胞学检查，是目前确诊直径 2 cm 以下小肝癌的有效方法。缺点是易引起近边缘的肝癌破裂，有促进转移的危险。在非侵入性操作未能确诊时考虑使用。

四、诊断要点

有慢性肝炎病史，原因不明的肝区不适或疼痛，或原有肝病症状加重伴有全身不适、明显的食欲不振和消瘦、乏力、发热；肝进行性肿大、压痛、质地坚硬、表面和边缘不光滑。对高危人群血清 AFP 的检测及影像学检查。对既无症状也无体征的亚临床肝癌的诊断主要靠血清 AFP 的检测联合影像学检查。

五、治疗要点

早期治疗是改善肝癌预后的最主要的手段，而治疗方案的选择取决于肝癌的临床分期及患者的体质。

（一）手术治疗

首选的治疗方法，是影响肝癌预后的最主要因素，是提高生存率的关键。

（二）局部治疗

1.肝动脉化疗栓塞治疗（TACE）

TACE 为原发性肝癌非手术的首选方案，效果较好，应反复多次治疗。机制为：先栓塞肿瘤远端血供，再栓塞肿瘤近端肝动脉，使肿瘤难以建立侧支循环，最终引起病灶缺血性坏死，并在动脉内灌注化疗药物。常用栓塞剂有可吸收性明胶海绵和碘化油。

2.无水酒精注射疗法（PEI）

PEI 是肿瘤直径小于 3 cm，结节数在 3 个以内，伴肝硬化不能手术患者的首选治疗方法。在 B 超引导下经皮肝穿刺入肿瘤内注入无水酒精，促使肿瘤细胞脱水变性、凝固坏死。

3.物理疗法

局部高温疗法,如微波组织凝固技术、射频消融、高功率聚焦超声治疗、激光等。

(三)其他治疗方法

1.放射治疗

在肝癌治疗中仍有一定地位。适用于肿瘤较局限,但不能手术者,常与其他治疗方法组成综合治疗。

2.化学治疗

常用阿霉素(ADM)及其衍生物、顺铂(CDDP)、5-氟尿嘧啶(5-FU)、丝裂霉素(MMC)和甲氨喋呤(MTX)等。主张联合用药,单一用药疗效较差。

3.生物治疗

常用干扰素、白介素、LAK 细胞、TIL 细胞等,作为辅助治疗之一。

4.中医中药治疗

用于晚期肝癌患者和肝功能严重失代偿无法耐受其他治疗者,可作为辅助治疗之一。

5.综合治疗

根据患者的具体情况,选择一种或多种治疗方法联合使用,为中晚期患者的主要治疗方法。

六、常用护理诊断

(一)疼痛:肝区痛

其与肿瘤迅速增大、牵拉肝包膜有关。

(二)预感性悲哀

其与获知疾病预后有关。

(三)营养失调:低于机体需要量

其与肝功能严重损害、摄入量不足有关。

七、护理措施

(一)一般护理

1.休息与体位

给患者创造安静舒适的休息环境,减少各种不良刺激。协助并指导患者取舒适卧位。为患者创造安静、舒适环境,提高患者对疼痛的耐受性。

2.饮食护理

鼓励进食,给予高蛋白、适量热量、高维生素、易消化饮食,如出现肝性昏迷,禁食蛋白质。伴腹水患者,限制水钠摄入。如出现恶心、呕吐现象,做好口腔护理。在化疗过程中患者往往胃肠道反应明显,可根据其口味适当调整饮食。

3.皮肤护理

晚期肝癌患者极度消瘦,严重营养不良,因为疼痛影响,常拒绝体位变动。因此要加强翻身,皮肤按摩,如出现压疮,做好相应处理。

(二)病情观察

监测生命体征,观察有无肝区疼痛、发热、腹水、黄疸、呕血、便血、24 小时尿量等,以及实验室各项血液生化和免疫学指标。观察有无转移征象。

(三)疼痛护理

晚期癌症患者大部分有中度至重度的疼痛,多为顽固性的剧痛,严重影响生存质量。通过询问病史、观察或运用评估工具来判断疼痛的部位、性质、程度。

1.三阶梯疗法

目前临床普遍推行 WTO 推荐的三阶梯疗法,其原则为:①按阶梯给药:依药效的强弱顺序递增使用。②无创性给药:可选择口服给药,直肠栓剂或透皮贴剂给药等方式。③按时给药,而不是按需给药。④剂量个体化。按此疗法多数患者能满意止痛。

(1)第一阶梯:轻度癌痛可用非阿片类镇痛药,如阿司匹林等。

(2)第二阶梯:中度癌痛及第一阶梯治疗效果不理想时,可选用弱阿片类药,如可卡因。

(3)第三阶梯:重度癌痛及第二阶梯治疗效果不理想者,选用强阿片类药,如吗啡。多采用口服缓释或控释剂型。

癌痛的治疗中提倡联合用药的方法,加用一些辅助药以协同主药的疗效,减少其用量与不良反应,常用辅助药物有:①弱安定药,如地西泮和艾司唑仑等。②强安定药,如氯丙嗪和氟哌利多等。③抗抑郁药,如阿米替林。

向患者说明接受治疗的效果及帮助患者正确用药,对于已掌握的规律性疼痛,在疼痛发生前使用镇痛剂。疼痛减轻或停止时应及时停药。观察止痛疗效及不良反应。

2.其他方法

(1)放松止痛法:通过全身松弛可以阻断或减轻疼痛反应。

(2)心理暗示疗法:可结合各种癌症的治疗方法,暗示患者进行自身调节,告诉患者配合治疗就一定能战胜疾病。

(3)物理止痛法:可通过刺激疼痛周围皮肤或相对应的健侧达到止痛目的。

(4)转移止痛法:让患者取舒适体位,通过回忆、冥想、听音乐、看书报等方法转移注意力,减轻疼痛反应。

(四)肝动脉栓塞化疗护理

肝动脉栓塞化疗护理是肝癌非手术治疗的首选方法,已在临床上广泛应用,是一种创伤性的非手术治疗。

1.术前护理

(1)向患者和家属解释治疗的必要性、方法、效果。

(2)评估患者的身体状况,必要时先给予支持治疗。

(3)做好各种检查,如血常规、出凝血时间、肝肾功能、心电图、影像学检查等;检查股动脉和足背动脉搏动的强度。

(4)做好碘过敏试验和普鲁卡因过敏试验,如碘过敏试验阳性可用非离子型造影剂。

(5)术前 6 小时禁食禁饮。

(6)术前 0.5 小时可给予镇静剂,并测量血压。

2.术中护理

(1)准备好各种抢救用品和药物。

（2）护士应尽量陪伴在患者的身边，安慰及观察患者。

（3）注射造影剂时，应严格控制注射速度，注射完毕后应密切观察患者有无恶心、心悸、胸闷、皮疹等过敏症状，观察血压的变化。

（4）注射化疗药物后应观察患者有无恶心、呕吐，一旦出现应帮助患者头偏向一侧，备污物盘，指导患者做深呼吸，如使用的化疗药物胃肠道反应很明显，可在注入化疗药物前给予止吐药。

（5）观察患者有无腹痛，如出现轻微腹痛，可向患者解释腹痛的原因，安慰患者，转移注意力；如疼痛较剧，患者不能耐受，可给予止痛药。

3.术后护理

（1）预防穿刺部位出血：拔管后应压迫股动脉穿刺点15分钟，绷带包扎后，用砂袋（1～2 kg）压迫6～8小时；保持穿刺侧肢体平伸24小时；术后8小时内，应每隔1小时观察穿刺部位有无出血和渗血，保持敷料的清洁干燥；一旦发现出血，应立即压迫止血，重新包扎，沙袋压迫；如为穿刺点大血肿，可用无菌注射器抽吸，24小时后可热敷，促进其吸收。

（2）观察有无血栓形成：应检查两侧足背动脉的搏动是否对称，患者有无肢体麻木、胀痛、皮肤温度降低等，出现上述症状与体征，应立即报告医师及时采取溶栓措施。

（3）观察有无栓塞后综合征：发热、恶心、呕吐、腹痛。如体温超过39 ℃，可物理降温，必要时用退热药。术中或术后用止吐药，可有效地预防和减轻恶心、呕吐的症状，鼓励患者进食，尽可能满足患者对食物的要求。腹痛是因肿瘤组织坏死、局部组织水肿而引起的，可逐渐缓解，如疼痛剧烈，可使用药物止痛。

（4）密切观察化疗后反应，及时检查肝、肾功能和血常规，及时治疗和抢救。补充足够的液体，鼓励患者多饮水、多排尿，必要时应用利尿剂。

（五）心理护理

肝癌患者的五个阶段的心理反应往往比其他癌症患者更为明显。要充分认识患者的心理反应，对部分出现过激行为，如绝望甚至自杀的患者，要给予正确的心理疏导；同时建立良好的护患关系，减轻患者恐惧。对于晚期患者，特别要维护其尊严，并做好临终护理。

（六）健康教育

1.疾病知识指导

原发性肝癌应以预防为主。临床证明，肝炎-肝硬化-肝癌的关系密切。因此，患病毒性肝炎的患者应及时正确治疗，防止转变为肝硬化，非乙型肝炎病毒携带者应注射乙型肝炎疫苗。加强锻炼，增强体质，注意保暖。

2.生活指导

禁食含有黄曲霉素的霉变食物，特别是发霉的花生和玉米，禁饮酒。肝癌伴有肝硬化者，特别是伴食管-胃底静脉曲张的患者，应避免粗糙饮食。

3.用药指导

在化疗过程中，应向患者做好解释工作，消除紧张心理，并介绍药物性质、毒副反应，使患者心中有数。

（1）药物反应较重者，宜安排在睡前或饭后用药，以免影响进食。呕吐严重者应少食多餐，辅以针刺足三里、合谷、曲池等穴,对减轻胃肠道反应有一定作用。

(2)注意防止皮肤破损,观察皮肤有无瘀斑、出血点,有无牙龈出血、鼻出血、血尿及便血等症状。

(3)鼓励患者多饮水或强迫排尿,使尿液稀释。遵医嘱适量地服用碳酸氢钠以碱化尿液。

(4)常选用1:5000高锰酸钾溶液坐浴,预防会阴部感染。

4.自我监测指导

出现右上腹不适、疼痛或包块者应尽早到医院检查。肝癌的疗效取决于早发现、早治疗,一旦确诊应尽早治疗,以手术为主的综合治疗可明显延长患者生命。观察肿瘤有无并发症和有无远处转移的表现,应警惕肝癌结节破裂、肝性脑病、消化道出血和感染等。手术后的癌肿患者应观察有无复发,定期复诊。化疗患者应定期检查肝肾功能、心电图、血象、血浆药物浓度等,及时了解脏器功能和有无药物蓄积。

第二节　肝脓肿

一、细菌性肝脓肿患者的护理

当全身性细菌感染,特别是腹腔内感染时,细菌侵入肝脏,如果患者抵抗力弱,可发生细菌性肝脓肿。

细菌可以从下列途径进入肝脏:①胆管。细菌沿着胆管上行,是引起细菌性肝脓肿的主要原因。包括胆石、胆囊炎、胆管蛔虫、其他原因所致胆管狭窄与阻塞等。②肝动脉。体内任何部位的化脓性病变,细菌可经肝动脉进入肝脏。如:败血症、化脓性骨髓炎、痈、疔等。③门静脉。已较少见,如坏疽性阑尾炎、细菌性痢疾等,细菌可经门静脉入肝。④肝开放性损伤。细菌可直接经伤口进入肝,引起感染而形成脓肿。

细菌性肝脓肿的致病菌多为大肠埃希菌、金黄色葡萄球菌、厌氧链球菌等。肝脓肿可以是单个脓肿,也可以是多个小脓肿,数个小脓肿可以融合成为一个大脓肿。

(一)护理评估

1.健康史

注意询问有无胆管感染和胆管疾病、全身其他部位的化脓性感染特别是肠道的化脓性感染、肝脏外伤病史。是否有肝脓肿病史,是否进行过系统治疗。

2.身体状况

通常继发于某种感染性先驱疾病,起病急,主要症状为骤起寒战、高热、肝区疼痛和肝大。体温可高达39～40℃,多表现为弛张热,伴有大汗、恶心、呕吐、食欲不振。肝区疼痛多为持续性钝痛或胀痛,有时可伴有右肩牵涉痛,右下胸及肝区叩击痛,增大的肝有压痛。肝前下缘比较表浅的脓肿,可有右上腹肌紧张和局部明显触痛。巨大的肝脓肿可使右季肋区呈饱满状态,甚至可见局限性隆起,局部皮肤可出现凹陷性水肿。严重时或并发胆管梗阻者,可出现黄疸。

3.心理-社会状况

细菌性肝脓肿起病急剧,症状重,如果治疗不彻底容易反复发作转为慢性,并且细菌性肝脓肿极易引起严重的全身性感染,导致感染性休克,患者产生焦虑。

4.辅助检查

(1)血液检查:化验检查白细胞计数及中性粒细胞增多,有时出现贫血。肝功能检查可出现不同程度的损害和低蛋白血症。

(2)X线胸腹部检查:右叶脓肿可见右膈肌升高,运动受限;肝影增大或局限性隆起;有时伴有反应性胸膜炎或胸腔积液。

(3)B超:在肝内可显示液平段,可明确其部位和大小,阳性诊断率在96%以上,为首选的检查方法。必要时可作CT检查。

(4)诊断性穿刺:抽出脓液即可证实本病。

(5)细菌培养:脓液细菌培养有助于明确致病菌,选择敏感的抗生素,并与阿米巴性肝脓肿相鉴别。

5.治疗要点

(1)全身支持疗法:给予充分营养,纠正水和电解质及酸碱平衡失调,必要时少量多次输血和血浆以纠正低蛋白血症,增强机体抵抗力。

(2)抗生素治疗:应使用大剂量抗生素。由于肝脓肿的致病菌以大肠杆菌、金黄色葡萄球菌和厌氧性细菌最为常见,在未确定病原菌之前,可首选对此类细菌有效的抗生素,然后根据细菌培养和抗生素敏感试验结果选用有效的抗生素。

(3)经皮肝穿刺脓肿置管引流术:适用于单个较大的脓肿。在B型超声引导下进行穿刺。

(4)手术治疗:对于较大的单个脓肿,估计有穿破可能,或已经穿破胸腹腔;胆源性肝脓肿;位于肝左外叶脓肿,穿刺易污染腹腔;慢性肝脓肿,应施行经腹切开引流。病程长的慢性局限性厚壁脓肿,也可行肝叶切除或部分肝切除术。多发性小脓肿不宜行手术治疗,但对其中较大的脓肿,也可行切开引流。

(二)护理诊断及合作性问题

1.营养失调

低于机体需要量,与高代谢消耗或慢性消耗病程有关。

2.体温过高

其与感染有关。

3.急性疼痛

其与感染及脓肿内压力过高有关。

4.潜在并发症

急性腹膜炎、上消化道出血、感染性休克。

(三)护理目标

患者能维持适当营养,维持体温正常,疼痛减轻;无急性腹膜炎休克等并发症发生。

(四)护理措施

1.术前护理

(1)病情观察,配合抢救中毒性休克。

(2)高热护理:保持病室空气新鲜、通风、温湿度合适,物理降温。衣着适量,及时更换汗湿衣。

(3)维持适当营养:对于非手术治疗和术前的患者,给予高蛋白、高热量饮食,纠正水、电解质平衡失调和低蛋白血症。

（4）遵医嘱正确应用抗生素。

2.术后护理

（1）经皮肝穿刺脓肿置管引流术的护理：术前做术区皮肤准备，协助医师进行穿刺部位的准确定位。术后向医师询问术中情况及术后有无特殊观察和护理要求。患者返回病房后，观察引流管固定是否牢固，引流液性状，引流管道是否密闭。术后第二天或数天开始进行脓腔冲洗，冲洗液选用等渗盐水（或遵医嘱加用抗生素）。冲洗时速度缓慢，压力不宜过高，估算注入液与引出液的量。每次冲洗结束后，可遵医嘱向脓腔内注入抗生素。待到引流出或冲洗出的液体变清澈，B型超声检查脓腔直径小于 2 cm 即可拔管。

（2）切开引流术的护理：切开引流术术后护理遵循腹部手术术后护理的一般要求。除此之外，每日用生理盐水冲洗脓腔，记录引流液量，少于 10 mL 或脓腔容积小于 15 mL，即考虑拔除引流管，改凡士林纱布引流，致脓腔闭合。

3.健康指导

为了预防肝脓肿疾病的发生，应教育人们积极预防和治疗胆管疾病，及时处理身体其他部位的化脓性感染。告知患者应用抗生素和放置引流管的目的和注意事项，取得患者的信任和配合。术后患者应加强营养和提高抵抗力，定期复查。

（五）护理评价

患者是否能维持适当营养，体温是否正常；疼痛是否减轻，有无急性腹膜炎、上消化道出血、感染性休克等并发症发生。

二、阿米巴性肝脓肿患者的护理

阿米巴性肝脓肿是阿米巴肠病的并发症，阿米巴原虫从结肠溃疡处经门静脉血液或淋巴管侵入肝内并发脓肿。常见于肝右叶顶部，多数为单发性。原虫产生溶组织酶，导致肝细胞坏死、液化组织和血液、渗液组成脓肿。

（一）护理评估

1.健康史

注意询问有无阿米巴痢疾病史。

2.身体状况

阿米巴性肝脓肿有着跟细菌性肝脓肿相似的表现，两者的区别详见表4-1。

表 4-1　细菌性肝脓肿与阿米巴性肝脓肿的鉴别

鉴别要点	细菌性肝脓肿	阿米巴性肝脓肿
病史	继发于胆管感染或其他化脓性疾病	继发于阿米巴痢疾后
症状	病情急骤严重，全身中毒症状明显，有寒战、高热	起病较缓慢，病程较长，可有高热，或不规则发热、盗汗
血液化验	白细胞计数及中性粒细胞可明显增加。血液细菌培养可阳性	白细胞计数可增加，如无继发细菌感染液细菌培养阴性。血清学阿米巴抗体检查阳性

粪便检查	无特殊表现	部分患者可找到阿米巴滋养体或结肠溃面(乙状结肠镜检)黏液或刮取涂片可找阿米巴滋养体或包囊
脓液	多为黄白色脓液,涂片和培养可发现细菌	大多为棕褐色脓液,无臭味,镜检有时可到阿米巴滋养体。若无混合感染,涂片和培养无细菌
诊断性治疗	抗阿米巴药物治疗无效	抗阿米巴药物治疗有好转
脓肿	较小,常为多发性	较大,多为单发,多见于肝右叶

3.心理-社会状况

由于病程长,忍受较重的痛苦,担忧预后或经济拮据等原因,患者常有焦虑、悲伤或恐惧反应。

4.辅助检查

基本同细菌性肝脓肿。

5.治疗要点

阿米巴性肝脓肿以非手术治疗为主。应用抗阿米巴药物,加强支持疗法纠正低蛋白、贫血等,无效者穿刺置管闭式引流或手术切开引流,多可获得良好的疗效。

(二)护理诊断及合作性问题

(1)营养失调:低于机体需要量,与高代谢消耗或慢性消耗病程有关。

(2)急性疼痛:与脓肿内压力过高有关。

(3)潜在并发症:合并细菌感染。

(三)护理措施

1.非手术疗法和术前护理

(1)加强支持疗法:给予高蛋白、高热量和高维生素饮食必要时少量多次输新鲜血、补充丙种球蛋白,增强抵抗力。

(2)正确使用抗阿米巴药物,注意观察药物的不良反应。

2.术后护理

除继续做好非手术疗法护理外,重点做好引流的护理。宜用无菌水封瓶闭式引流,每日更换消毒瓶,接口处保持无菌,防止继发细菌感染。如继发细菌感染需使用抗生素。

第三节　胆石症

胆石症是指胆管系统任何部位发生的结石,包括发生在胆囊和胆管内的结石,是胆管系统的最普遍疾病。其发病率随年龄增长而增高。在我国,胆石症已由以胆管的胆色素结石为主转变为胆囊的胆固醇结石为主,胆石症的患病率为 $0.9\%\sim10.1\%$,平均 5.6%;男女比例为 $1:2.57$。近二十余年来,随着影像学(B 型超声、CT 及 MRI 等)检查的普及,在自然人群中,胆石症的发病率达 10％左右,国内尸检结果报告,胆石症的发生率为 7％。随着生活水平的提高及饮食习惯的改变,胆石症的发生率有逐年增高的趋势,我国的胆结石以胆管的胆色素结石为主逐渐转变为以胆囊的胆固醇结石为主。

一、相关病理生理

多年来的研究已证明,胆石是在多种因素影响下,经过一系列病理生理过程而形成的。这些因素包括胆汁成分的改变、过饱和胆汁或胆固醇呈过饱和状态、胆汁囊泡及胆固醇单水晶体的沉淀、促成核因子与抗成核因子的失调、胆囊功能异常、氧自由基的参与及胆管细菌、寄生虫感染等。部分胆管结石并不引起后果。一般胆石引起胆囊炎、结石嵌顿或阻塞胆管是重要和常见的后果。小的胆囊结石可移动到胆囊管、胆总管而使其发生堵塞,还可到达十二指肠内胆总管的末端。

二、胆石的成因

胆石的成因非常复杂,迄今仍未完全明确,可能是多种因素综合作用的结果。有大量的研究探讨并从不同的侧面阐述了胆石的成因,提出了诸如胆固醇过饱和学说、β-葡萄糖醛酸苷酶学说、胆红素钙沉淀-溶解平衡学说等。随着生物医学的不断发展,人们对胆石形成诱因的认识也在不断深入。主要归纳为以下几个方面。

(一)胆管感染

各种原因所致胆汁滞留,细菌或寄生虫侵入胆管而致感染。细菌产生的 β-葡萄糖醛酸酶和磷脂酶能水解胆汁中的脂质,使可溶性的结合胆红素水解为游离胆红素,后者与钙结合形成胆红素钙,促使胆色素结石形成。

(二)胆管异物

胆汁中的脱落上皮、炎症细胞、寄生虫残体和虫卵可构成胆红素钙结石的核心。胆管手术后的手术线结或 Oddi 括约肌功能紊乱时,食物残渣随肠内容物反流入胆管成为结石形成的核心。

(三)胆管梗阻

胆管梗阻引起胆汁淤滞,胆汁排出受阻,为胆红素钙的析出、沉淀、成核、聚积成石做了时间上的准备。其中的胆色素在细菌的作用下分解为非结合性胆红素,形成胆色素结石。

(四)代谢因素

胆汁内的主要成分为胆盐、磷脂酰胆碱和胆固醇。正常情况下,保持相对高的浓度而又成溶解状态,三种成分按一定比例组成。胆固醇一旦代谢失调,如回肠切除术后,胆盐的肝肠循环被破坏,三种成分聚合点落在 ABC 曲线范围外,即可使胆固醇呈过饱和状态并析出、沉淀、结晶,从而形成胆固醇结石。此外,胆汁中的某些成核因子(如糖蛋白、黏蛋白和钙离子等)有明显的促成核作用,缩短了成核时间,促进结石的生长。

(五)胆囊功能异常

胆囊排空障碍,淤胆是胆囊结石形成的动力学机制,为结石生长提供了充足的时间和空间。

(六)其他

雌激素会影响肝内葡萄糖醛酸胆红素的形成,使非结合胆红素增高,而雌激素又影响胆囊排空,引起胆汁淤滞,促发结石形成。绝经后用雌激素者,胆结石发病率明显增高;遗传因素与胆结石的成因有关。

三、胆石的分类

从胆石含有的化学成分的种类来看,所有的胆石都大致相同:有胆固醇、胆红素、糖蛋白、脂肪酸、胆汁酸、磷脂等有机物,碳酸盐、磷酸盐等无机盐,以及钙、镁、铜、铁等十余种金属元素。但不同的结石中,各种化学成分的含量却差别甚大。

(1)根据结石的主要成分将常见的结石分为三大类:胆固醇结石、胆色素结石和混合性结石。其中以胆固醇结石最为多见。其他少见的结石有以脂肪酸盐为主要成分的脂肪酸盐结石、以蛋白质为主要成分的蛋白结石。①胆固醇结石:主要成分是胆固醇。成石诱因为脂类代谢紊乱。结石质坚,色白或浅黄。80%胆固醇结石位于胆囊内。小结石可通过胆囊管降入胆总管成为继发性胆总管结石;肝内胆管结石中虽然也有胆固醇结石,但极罕见。②胆色素结石:分为棕色胆色素结石和黑色胆色素结石两个亚类,主要成分都是胆红素的化合物,包括胆红素酸与钙等金属离子形成的盐和螯合型高分子聚合物。③混合型结石。

(2)根据胆石在胆管中的位置分类,可分为:①胆囊结石,指位于胆囊内的结石。其中70%以上是胆固醇结石。②肝外胆管结石。③肝内胆管结石。其中胆囊结石约占结石总数的50%。

四、胆囊结石

(一)概念

胆囊结石是指发生在胆囊内的结石,常与急性胆囊炎并存。是胆管系统的常见病、多发病。在我国,其患病率约为7%~10%,其中70%~80%的胆囊结石为胆固醇结石,约25%为胆色素结石。多见于女性,男女比例约为1:(2~3)。40岁以后发病率随着年龄增长呈增高的趋势,随着年龄增长性别差异逐渐缩小,老年男女发病比例基本相等。

(二)病因

对胆囊结石,尤其是胆固醇结石成因的研究一度成为胆管外科的热点。研究表明,胆囊结石的形成不仅有多种生物学因素的影响,遗传因素和环境因素也是不可忽视的条件。胆囊结石是综合性因素作用的结果,主要与胆汁中胆固醇过饱和、胆固醇成核过程异常及胆囊功能异常有关。这些因素引起胆汁的成分和理化性质发生变化,使胆汁中的胆固醇呈过饱和状态,沉淀析出、结晶而形成结石。胆囊结石有明显的"4F征",即 female(女性)、forty(40岁)、fat(肥胖)、fertile(多产次)。此外,相关疾病也与胆石症的发生有关,如肝硬化患者的胆石症患病率高于非肝硬化患者;糖尿病患者的胆石症患病率也明显增高;多数胆囊结石含有胆固醇部分,而胆固醇饱和指数与血脂有关,故胆囊结石与血清总胆固醇水平呈正相关;胃切除术后,患者容易并发胆石症。

(三)病理生理

饱餐、进食油腻食物后胆囊收缩,或睡眠时体位改变致结石移位并嵌顿于胆囊颈部,导致胆汁排出受阻,胆囊强烈收缩而发生胆绞痛。结石长时间持续嵌顿和压迫胆囊颈部,或排入并嵌顿于胆总管,临床可出现胆囊炎、胆管炎或梗阻性黄疸,称为 Mirizzi 综合征。较小的结石可经过胆囊管排入胆总管,形成继发性胆管结石。进入胆总管的结石在通过胆总管下端时可损伤 Oddi 括约肌或嵌顿于壶腹部引起胆源性胰腺炎;较大结石可经胆囊十二指肠瘘进入小肠引起个别患者发生胆石性肠梗阻。此外,结石及炎症反复刺激胆囊黏膜可诱发胆囊癌。若胆囊结石长期嵌顿而未合并感染时,积聚于胆囊胆汁中的胆色素被胆囊膜吸收,加上胆囊分泌的黏性物质而形成胆囊积液,积液呈无色透明,称为白色胆汁。

（四）临床表现

部分单发或多发的胆囊结石,在胆囊内自由存在,不易发生嵌顿,很少产生症状,被称为无症状胆囊结石。约 30% 的胆囊结石患者可终身无临床症状。仅于体检或手术时发现的结石称为静止性结石。单纯性胆囊结石,未合并梗阻或感染时,在早期常无临床症状,大多数是在常规体检、手术或尸体解剖中偶然发现,或仅有轻微的消化系统症状被误认为是胃病而没有及时就诊。当结石嵌顿时,则可出现明显症状和体征。

1.症状

（1）胆绞痛:为典型的首发症状,表现为突发的右上腹、阵发性剧烈绞痛。临床症状也可在几小时后自行缓解。常发生于饱餐、进食油腻食物后或睡眠时,是由于油腻饮食后胆囊素大量分泌,胆囊平滑肌痉挛,收缩功能增强,引起胆囊内压力增高;加之胆汁酸刺激胆囊黏膜,胆囊壁充血、水肿、炎性物质渗出,导致急性胆囊炎发生;或由于睡眠时体位改变,导致结石移位并嵌顿于胆囊颈部,胆汁不能通过胆囊颈和胆囊管排出,导致胆囊内压力增高,胆囊强烈收缩所致。有部分患者可以在几小时后临床症状自行缓解。如果胆囊结石嵌顿持续不缓解,胆囊继续增大、积液,甚至合并感染,从而进展为急性胆囊炎。如果治疗不及时,少部分患者可以进展为急性化脓性胆囊炎或胆囊坏疽,严重时可发生胆囊穿孔,临床后果严重。多数患者有右肩部、肩胛部或背部放射性疼痛,常伴有恶心、呕吐、厌油、腹胀等消化不良症状。

（2）消化道症状:主要表现为上腹部或右上腹部闷胀不适、饱胀、嗳气、恶心、呕吐、厌食、呃逆等非特异性的消化道症状。大多数患者仅在进食后,特别是进食油腻食物后,胃肠道症状更明显,服用治"胃病"药物多可缓解,易被误诊。

2.体征

（1）腹部体征:有时可在右上腹部触及肿大的胆囊。可有右上腹胆囊区压痛,若继发感染,右上腹部可有明显压痛、肌紧张或反跳痛。检查者将左手平放于患者右肋部,拇指置于右腹直肌外缘于肋弓交界处,嘱患者缓慢深吸气,使肝脏下移,若患者因拇指触及肿大的胆囊引起疼痛而突然屏气,称为 Murphy 征阳性。

（2）黄疸:胆囊结石形成 Mirizzi 综合征时黄疸明显。黄疸时常有尿色变深、粪色变浅。

（五）辅助检查

1.腹部超声

是胆囊结石病首选的诊断方法,特异性高、诊断准确率高达 96% 以上。

2.口服胆囊造影

胆囊显影率很高,可达 80% 以上,故可发现胆囊内,甚至肝外胆管内有无结石存在。但由于显影受到较多因素的影响,故诊断胆囊结石的准确率仅为 50%～60%。

3.CT 或 MRI 检查

经 B 型超声波检查未能发现病变时,可进一步作 CT 或 MRI 检查。CT 对含钙的结石敏感性很高,常可显示直径为 2 mm 的小结石,CT 诊断胆石的准确率可达 80%～90%。平扫即可显示肝内胆管总肝管、胆总管及胆囊内的含钙量高的结石;经口服或静脉注射造影剂后,CT 可显示胆色素性结石和混合性结石,亦能显示胆囊内的泥沙样结石。CT 对单纯胆固醇性结石有时易发生漏诊。近年来 MRI 诊断技术已逐渐应用于临床,其对胆石的诊断正确率也很高。由于 CT 或 MRI 检查的费用较昂贵,所以一般不作为首选的检查方法。

(六)主要处理原则

胆囊结石治疗的历史较长、方法较多,但仍以外科手术治疗为主。胆石症的治疗目的在于缓解症状、消除结石、减少复发、避免并发症的发生。急性发作期宜先行非手术治疗,待症状控制后,进一步检查,明确诊断;如病情严重,非手术治疗无效,应在初步诊断的基础上及时进行手术治疗。

1.非手术治疗

(1)适应证:初次发作的青年患者;经非手术治疗症状迅速缓解者;临床症状不典型者;发病已逾 3 天,无紧急手术指征且在非手术治疗下症状有消退者。合并严重心血管疾病不能耐受手术的老年患者。

(2)常用的非手术疗法:主要包括卧床休息、禁饮食、低脂饮食或胃肠减压、输液、纠正水电解质和酸碱平衡紊乱、合理使用抗生素、解痉止痛和支持对症处理。有休克应加强抗休克的治疗,如吸氧、维持血容量、及时使用升压药物等。还可采用溶石疗法、排石疗法、体外冲击波碎石治疗等。

2.手术治疗

(1)适应证:胆囊造影时胆囊不显影;结石直径超过 2 cm;胆囊萎缩或瓷样胆囊;B 超提示胆囊局限性增厚;病程超过 5 年,年龄在 50 岁以上的女性患者;结石嵌顿于颈部或胆囊管;慢性胆囊炎,结石反复发作引起临床症状;无症状,但结石已充满整个胆囊。

(2)手术方式:胆囊切除术是胆囊结石治疗的首选方法。但对无症状的胆囊结石,一般无须立即手术切除胆囊,只需观察和随诊。根据病情选择经腹或腹腔镜作胆囊切除术。继发胆管感染的患者,最好是待控制急性感染发作和缓解症状后再择期手术治疗。

五、胆管结石

(一)概念

胆管结石为发生在肝内、外胆管的结石。又分为原发性和继发性胆管结石。原发于胆囊的结石迁徙到肝外胆管,称继发性胆管结石;不是来自胆囊,而是直接在肝外胆管生成的结石,称原发性胆管结石。因此,凡是不伴有胆囊结石者可确认为原发性胆管结石。但伴有胆囊结石的胆管结石是原发性还是继发性,要具体分析。肝内胆管结石无论是否合并胆囊结石,均为原发性胆管结石。

(二)病因

胆管结石的主要原因包括胆汁淤滞、细菌感染和脂类代谢异常。肝外胆管结石的形成除上述原因外,胆管内异物,如虫卵和蛔虫的尸体亦可成为结石的核心;胆囊内结石或肝内胆管结石在某些因素作用下进入肝外胆管(左右肝管汇合部以下)引起肝外胆管结石。

(三)病理生理

胆管结石所致的病理生理改变与结石的部位、大小及病史的长短有关。胆管结石可引起胆管不同程度的梗阻,梗阻可使近端胆管呈现不同程度的扩张、管壁增厚、胆汁滞留在胆管内;胆管壁的充血、水肿进一步加重梗阻,使之从不完全梗阻变为完全性梗阻而出现梗阻性黄疸。胆管的完全性梗阻可激发化脓性感染,引起急性梗阻性化脓性胆管炎;脓液在胆管内积聚,使胆管内压力继续升高,当胆管内压力超过 1.96 kPa(20 cmH$_2$O)时,细菌和毒素可随胆汁逆流入血,引起脓毒血症;当感染致胆管壁坏死、破溃,甚至形成胆管与肝动脉或门静脉瘘时,可并发胆管大出血。胆管的梗阻和化脓性感染可造成肝细胞损害,甚至肝细胞坏死或形成肝源性肝脓肿;长期梗阻和(或)反复发作可引起胆汁性肝硬化和门脉高压症。当结石嵌顿于胆总管壶腹部时,可造成胰液排出受阻甚至发生逆流而引起胆源性急、慢性胰腺炎。

肝内胆管结石可局限于一叶或一段肝内,也可弥漫分布于所有肝内胆管,临床以左叶及右叶肝内胆管结石多见。其基本病理生理改变为结石导致的肝内胆管狭窄或扩张、胆管炎及肝纤维组织增生、肝硬化、萎缩,甚至癌变。

(四)分类

根据胆管结石发病的病因,胆管结石可分为原发性胆管结石和继发性胆管结石。在胆管内形成的结石称为原发性胆管结石,以胆色素结石和混合性结石多见。胆管内结石来自于胆囊结石者,称为继发性胆管结石,以胆固醇结石多见。根据结石所在的部位,胆管结石可分为肝外胆管结石和肝内胆管结石。肝管分叉部以下的胆管结石为肝外胆管结石,肝管分叉部以上的胆管结石为肝内胆管结石。

(五)临床表现

取决于胆管有无梗阻、感染及其程度。当结石阻塞胆管并继发感染时,典型的表现是反复发作的腹痛、寒战高热和黄疸,称为查科三联征。

1.肝外胆管结石

(1)腹痛:多为剑突下或右上腹部阵发性绞痛,或持续性疼痛、阵发性加剧,呈阵发性刀割样,疼痛常向右肩背部放射。这是由于结石下移嵌顿于胆总管下端或壶腹部,刺激胆管平滑肌,引起 Oddi 括约肌痉挛收缩和胆管高压所致。

(2)寒战、高热:是结石阻塞胆管并继发感染后引起的全身性中毒症状。由于胆管梗阻,胆管内压升高,感染随胆管逆行扩散,细菌和毒素通过肝窦入肝静脉进入体循环,引起菌血症或毒血症。多发生于剧烈腹痛后,体温可高达 39～40 ℃,呈弛张热热型,伴有寒战。

(3)黄疸:是胆管梗阻后胆红素逆流入血所致。胆管结石嵌于 Vater 壶腹部不缓解,1～2日后即可出现黄疸。患者首先表现为尿黄,接着出现巩膜黄染,然后出现皮肤黄染伴瘙痒。黄疸的程度取决于梗阻的程度及是否继发感染,若梗阻不完全或结石有松动,则黄疸程度轻,且呈波动性;若为完全性梗阻,则黄疸呈进行性加深。若梗阻性黄疸长期未得到解决,将会导致严重的肝功能损害。部分患者结石嵌顿不重,阻塞的胆管近端扩张,胆石可漂移上浮,或小结石通过壶腹部排入十二指肠,使上述症状缓解。间歇性黄疸是肝外胆管结石的特点。

(4)消化道症状:多数患者有恶心、腹胀、嗳气、厌食油腻食物等。

2.肝内胆管结石

肝内胆管结石常与肝外胆管结石并存,其临床表现与肝外胆管结石相似。一般没有肝外胆管结石那样典型和严重。位于周围胆管的小结石平时可无症状。当胆管梗阻和感染仅发生在部分肝叶、段胆管时,患者可无症状或仅有轻微的肝区和患侧背部胀痛。位于Ⅱ、Ⅲ级胆管的结石平时只有肝区不适或轻微疼痛。结石位于Ⅰ、Ⅱ级胆管或整个肝内胆管充满结石,患者会有肝区胀痛,常无胆绞痛,一般无黄疸。若一侧肝内胆管结石合并感染而未能及时治疗,并发展为叶、段胆管积脓或肝脓肿时,则出现寒战、高热、轻度黄疸,甚至休克,称为急性梗阻性化脓性胆管炎(AOSC)。我国胆管外科学组建议将原"AOSC"改称为"急性重症胆管炎(ACST)",因为,胆管梗阻引起的急性化脓性胆管炎并非全部表现为 AOSC,还有一部分表现为没有休克的轻型急性化脓性胆管炎,而且后者为多数。因此,目前在我国,AOST 一词已逐渐被废弃,被更能反映实际病因、病例特点的 ACST 替代。患者可由于长时间发热、消耗而出现消瘦、体弱等表现。部分患者可有肝大、肝区压痛和叩痛等体征。

(六)辅助检查

1.实验室检查

血常规检查可见血白细胞计数和中性粒细胞比例明显升高;血清胆红素、转氨酶和碱性磷酸酶升高。尿液检查示尿胆红素升高,尿胆原降低甚至消失,粪便检查示粪中尿胆原减少。高热时血细菌培养阳性,以大肠杆菌最多见,厌氧菌感染也属常见。

2.影像学检查

B超诊断肝内胆管结石的准确率可达 100%。检查可显示胆管内结石影,提示胆石存在的部位、胆管有无扩张、有无肝萎缩。同时可提供是否合并肝硬化、脾大、门脉高压及肝外胆管结石等信息。PTC、ERCP 或 MRCP 等检查可显示梗阻部位、程度、结石大小和数量等。

(七)处理原则

以手术治疗为主。原则为解除胆管梗阻或狭窄,取净结石,去除感染灶。肝内胆管结石的治疗难度明显高于肝外胆管结石。胆管术后常放置 T 引流管。主要目的是:①引流胆汁和减压,防止因胆汁排出受阻导致胆总管内压力增高、胆汁外漏而引起胆汁性腹膜炎。②引流残余结石,使胆管内残余结石,尤其是泥沙样结石通过 T 管排出体外。③支撑胆管,防止胆总管切口瘢痕狭窄、管腔变小、粘连狭窄等。④经 T 管溶石或造影等。

此外,术后注意调整水、电解质及酸碱失衡,合理应用抗生素,注意保护肝功能。

六、护理评估

(一)一般评估

1.生命体征(T、P、R、BP)

胆石症患者如与细菌感染并存,可出现体温偏高,疼痛刺激可能会导致心率加快、呼吸频率加快、血压上升,应监测生命体征的变化。还要注意评估患者的神志、皮肤色泽、肢端循环、尿量等,以判断有无休克的发生。

2.患者主诉

腹痛、腹胀、恶心等不适症状,发病及诊治经过等。

3.相关记录

体重、体位、饮食、面容与表情、皮肤、出入量等。

(二)身体评估

1.视诊

面部表情、皮肤黏膜颜色(黄疸、贫血)、体态、体位、腹部外形等。

2.触诊

(1)腹部触诊:腹壁紧张度、压痛与反跳痛、腹腔内包块。

(2)胆囊触诊:胆囊肿大、Murphy征等。

3.叩诊

胆囊叩击痛(胆囊炎的重要体征)。

4.听诊

一般无特殊。

(三)心理-社会评估

患者在疾病治疗过程中的心理反应与需求,家庭及社会支持情况,引导患者正确配合疾病的治疗与护理。

(四)辅助检查阳性结果评估

1.实验室检查

胆管结石血常规检查可见血白细胞计数和中性粒细胞比例明显升高;血清胆红素、转氨酶和碱性磷酸酶升高,凝血酶原时间延长。尿液检查示尿胆红素升高,尿胆原降低甚至消失,粪便检查示粪中尿胆原减少。

2.影像学检查

胆囊结石B超检查可显示胆囊内结石影;胆管结石可显示胆管内结石影,近端胆管扩张。PTC、ERCP或MRCP等检查可显示梗阻部位、程度、结石大小和数量等。

(五)治疗效果的评估

1.非手术治疗评估要点

生命体征平稳、疼痛缓解。

2.手术治疗评估要点

(1)患者自觉症状:有无腹痛、恶心、呕吐的情况。

(2)生命体征稳定,无腹部疼痛(术后伤口疼痛除外)。

(3)腹部及全身体征:腹部无阳性体征、肠鸣音恢复正常、皮肤无黄染及瘙痒等不适。

(4)伤口愈合情况:一期愈合。

(5)T管引流的评估:引流液色泽正常、引流量逐渐减少。

(6)结合辅助检查:如胆管造影无结石残留或结合B超检查判断。

七、护理诊断(问题)

(一)疼痛

与胆囊结石突然嵌顿、胆汁排空受阻致胆囊强烈收缩及手术后伤口疼痛有关。

（二）体温过高

与细菌感染致急性胆囊炎或胆管结石梗阻导致急性胆管炎有关。

（三）知识缺乏

与缺乏胆石症和腹腔镜手术相关知识、引流管及饮食保健知识有关。

（四）有体液不足的危险

与恶心、呕吐及感染性休克有关。

（五）营养失调

低于机体需要量：与胆汁流动途径受阻有关。

（六）焦虑

与手术及不适有关。

（七）潜在并发症

1.术后出血

与术中结扎血管线脱落、肝断面渗血及凝血功能障碍有关。

2.胆瘘

与胆管损伤、胆总管下端梗阻、T管引流不畅等有关。

3.胆管感染

与腹部切口及多种置管（引流管、尿管、输液管）有关。

4.胆管梗阻

与手术及引流不畅有关。

5.水、电解质平衡紊乱

与患者恶心、呕吐、体液补充不足有关。

6.皮肤受损

与胆管梗阻、胆盐沉积致皮肤黄疸、瘙痒及术后胆汁渗漏有关。

八、护理措施

（一）减轻或控制疼痛

根据疼痛的程度，采取非药物或药物方法止痛。

1.加强观察

观察疼痛的程度、性质；发作的时间、诱因及缓解的相关因素；与饮食、体位、睡眠的关系；腹膜刺激征及 Murphy 征是否阳性等，为进一步治疗和护理提供依据。

2.卧床休息

协助患者采取舒适体位，指导其有节律的深呼吸，达到放松和减轻疼痛的效果。

3.合理饮食

根据病情指导患者进食清淡饮食，忌食油腻食物；病情严重者予以禁食、胃肠减压，以减轻腹胀和腹痛。

4.药物止痛

对诊断明确的剧烈疼痛者，可遵医嘱通过口服、注射等方式给予消炎利胆、解痉或止痛药，以缓解疼痛。

(二)降低体温

根据患者的体温情况,采取物理降温和(或)药物降温的方法尽快降低患者的体温。遵医嘱应用足量有效的抗菌药,以有效控制感染,恢复患者正常体温。

(三)营养支持

对于梗阻未解除的禁食患者,通过胃肠外途径补充足够的热量、氨基酸、维生素、水、电解质等,以维持良好的营养状态。对梗阻已解除、进食量不足者,指导和鼓励患者进食高蛋白、高碳水化合物、高维生素和低脂饮食。

(四)皮肤护理

1.提供相关知识

胆管结石患者常因胆管梗阻致胆汁淤滞、胆盐沉积而引起皮肤瘙痒等,应告知患者相关知识,不可用手抓挠,防止抓破皮肤。

2.保持皮肤清洁

可用温水擦洗皮肤,减轻瘙痒。瘙痒剧烈者,遵医嘱使用外用药物和(或)其他药物治疗。

3.注意引流管周围皮肤的护理

若术后放置引流管,应注意其周围皮肤的护理。若引流管周围见胆汁样渗出物,应及时更换被胆汁浸湿的敷料,局部皮肤涂氧化锌软膏,防止胆汁刺激和损伤皮肤。

(五)心理护理

关心体贴患者,使患者保持良好情绪,减轻焦虑,安心接受治疗与护理。

(六)并发症的预防与护理

1.出血的预防和护理

术后早期出血的原因多由于术中结扎血管线脱落、肝断面渗血及凝血功能障碍所致,应加强预防和观察。

(1)卧床休息:对于肝部分切除术后的患者,术后应卧床3~5天,以防过早活动致肝断面出血。

(2)改善和纠正凝血功能:遵医嘱予以维生素 $K_1$10 mg 肌内注射,每日 2 次,以纠正凝血机制障碍。

(3)加强观察:术后早期若患者腹腔引流管内引流出血性液增多,每小时 100 mL,持续 3 小时以上,或患者出现腹胀、腹围增大,伴面色苍白、脉搏细速、血压下降等表现时,提示患者可能有腹腔内出血,应立即报告医师,并配合医师进行相应的急救和护理。治疗上如经积极的保守治疗效果不佳,则应及时采用介入治疗或手术探查止血。

2.胆瘘的预防和护理

胆管损伤、胆总管下端梗阻、T 管引流不畅等均可引起胆瘘。

(1)加强观察:术后患者若出现发热、腹胀、腹痛等腹膜炎的表现,或患者腹腔引流液呈黄绿色胆汁样,常提示患者发生胆瘘。应及时与医师联系,并配合进行相应处理。

(2)妥善固定引流管:无论是腹腔引流管还是 T 管,均应用缝线或胶布将其妥善固定于腹壁,避免将管道固定在床上,以防患者在翻身或活动时被牵拉而脱出,T 管引流袋挂于床旁应低于引流口平面。对躁动及不合作的患者,应采取相应的防护措施,防止脱出。

(3)保持引流通畅：避免腹腔引流管或 T 管扭曲、折叠及受压，定期从引流管的近端向远端挤捏，以保持引流通畅，术后5～7 天内，禁止加压冲洗引流管。

(4)观察引流情况：定期观察并记录引流管引出胆汁的量、颜色及性质。正常成人每日分泌胆汁的量为 800～1200 mL，呈黄绿色、清亮、无沉渣、有一定黏性。术后 24 小时内引流量约为300～500 mL，恢复进食后，每日可有 600～700 mL，以后逐渐减少至每日 200 mL 左右。术后 1～2 天胆汁的颜色可呈淡黄色、混浊状，以后逐渐加深、清亮。若胆汁突然减少甚至无胆汁引出，提示引流管阻塞、受压、扭曲、折叠或脱出，应及时查找原因和处理；若引出胆汁量较多，常提示胆管下端梗阻，应进一步检查，并采取相应的处理措施。

3.感染的预防和护理

(1)采取合适体位：病情允许时应采取半坐或斜坡卧位，以利于引流和防止腹腔内渗液积聚于膈下而发生感染；平卧时引流管的远端不可高于腋中线，坐位、站立或行走时不可高于腹部手术切口，以防止引流液和(或)胆汁逆流而引起感染。

(2)加强皮肤护理：每日清洁、消毒腹壁引流管口周围皮肤，并覆盖无菌纱布，保持局部干燥，防止胆汁浸润皮肤而引起炎症反应。

(3)加强引流管护理：定期更换引流袋，并严格执行无菌技术操作。

(4)保持引流通畅：避免腹腔引流管或 T 管扭曲、折叠和滑脱，以免胆汁引流不畅、胆管内压力升高而致胆汁渗漏和腹腔内感染。

(七)T 管拔管的护理

若 T 管引流出的胆汁色泽正常，且引流量逐渐减少，可在术后 10 日左右，试行夹管 1～2 日，夹管期间应注意观察病情，患者若无发热、腹痛、黄疸等症状，可经 T 管做胆管造影，如造影无异常发现，在持续开放 T 管 24 小时充分引流造影剂后，再次夹管 2～3 日，患者仍无不适时即可拔管。拔管后残留窦道可用凡士林纱布填塞，1～2 日可自行闭合。若胆管造影发现有结石残留，则需保留 T 管6 周以上，再做取石或其他处理。

五、护理效果评估

(1)患者自觉症状好转(腹痛等不适消失)，食欲增加。

(2)疾病愈合良好，无并发症发生。

(3)患者对疾病的心理压力得到及时的调适与干预。

(4)患者依从性较好，并对疾病的治疗和预防有一定的了解。

第四节　胆囊炎

胆囊炎是指发生在胆囊的细菌性和(或)化学性炎症。根据发病的缓急和病程的长短分为急性胆囊炎、慢性胆囊炎和慢性胆囊炎急性发作三类。约95％的急性胆囊炎患者合并胆囊结石，称为急性胆石性胆囊炎；未合并胆囊结石者，称为急性非结石性胆囊炎。胆囊炎的发病率很高，仅次于阑尾炎。年龄多见于 35 岁以后，以 40～60 岁为高峰。女性发病率约为男性的 4 倍，肥胖者多于其他体型者。

一、病因

(一)急性胆囊炎

急性胆囊炎是外科常见急腹症,其发病率居于炎性急腹症的第二位,仅次于急性阑尾炎,女性居多。急性胆囊炎的病因复杂,胆囊结石和细菌感染是引发急性胆囊炎的两大重要因素,主要包括以下情况。

(1)胆管阻塞:由于结石阻塞或嵌顿于胆囊管或胆囊颈,导致胆汁排出受阻,胆汁潴留,其中水分吸收而胆汁浓缩,胆汁中的胆汁酸刺激胆囊黏膜而引起水肿、炎症,甚至坏死。大约90%～95%的急性胆囊炎与胆石有关,在少数情况下,胰液从胰管和胆总管共同的腔道中反流,也可进入胆囊产生化学性刺激。结石亦可直接损伤受压部位的胆囊黏膜引起炎症。此外,胆囊颈或胆囊管腔的狭窄,或受到管外肿块的压迫也可以导致阻塞。胆管和胆囊颈结石嵌塞是引起急性胆囊炎重要的诱因。

(2)细菌入侵:急性胆囊炎时胆囊胆汁的细菌培养阳性率可高达80%～90%,包括需氧菌与厌氧菌感染,其中大肠埃希菌最为常见。细菌多来源于胃肠道,致病菌通过胆管逆行、直接蔓延或经血液循环和淋巴途径入侵胆囊。结石压迫局部囊壁的静脉,使静脉回流受阻而淤血、出血,以至坏死而引起炎症。

(3)化学性刺激:胆汁酸、逆流的胰液和溶血卵磷脂,对细胞膜有毒性作用和损伤作用。

(4)病毒感染:乙肝病毒可以侵犯许多组织和器官,可以在胆管上皮中复制,对胆管系统有直接的侵害作用。

(5)胆囊的血流灌注量不足,如休克和动脉硬化等,可引起胆囊黏膜的局灶性坏死。

(6)其他:严重创伤、烧伤后、严重过敏、长期禁食或与胆囊无关的大手术等导致的内脏神经功能紊乱时发生急性胆囊炎。

(二)慢性胆囊炎

大多继发于急性胆囊炎,是急性胆囊炎反复发作的结果。有较多的病例直接由化学刺激引起。胆囊结石或有阻塞常伴有慢性胆囊炎,这些原因不去除,浓缩胆汁长期刺激可造成慢性炎症。结石和慢性胆囊炎的关系尤为密切,约95%的慢性胆囊炎有胆石存在和反复急性发作的病史。

二、病理生理

(一)急性胆囊炎

1.急性结石性胆囊炎

当结石致胆囊管梗阻时,胆汁淤积,胆囊内压力升高,胆囊肿大、黏膜充血、水肿,渗出增多;镜下可见血管扩张和炎性细胞浸润,称为急性单纯性胆囊炎。若梗阻未解除或炎症未控制,病情继续发展,病变可累及胆囊壁的全层,胆囊壁充血、水肿加重,出现瘀斑或脓苔,部分黏膜坏死脱落,甚至浆膜液有纤维素和脓性渗出物;镜下可见组织中有广泛的中性粒细胞浸润,黏膜上皮脱落,即为急性化脓性胆囊炎;还可引起胆囊积脓。若梗阻仍未解除,胆囊内压力继续升高,胆囊壁张力增高,导致血液循环障碍时,胆囊组织除上述炎性改变外,整个胆囊呈片状缺血坏死;镜下见胆囊黏膜结构消失,血管内外充满红细胞,即为急性坏疽性胆囊炎。若胆囊炎症继续加重,积脓增多,胆囊内压力增高,在胆囊壁的缺血、坏死或溃疡处极易造成穿孔,会引起胆汁性腹膜炎,穿孔部位常在颈部和底部,如胆囊坏疽穿孔发生过程较慢,周围粘连包裹,则形成胆囊周围脓肿。

2.急性非结石性胆囊炎

病理过程与急性结石性胆囊炎基本相同,但急性非结石性胆囊炎更容易发生胆囊坏疽和穿孔,约75%的患者发生胆囊坏疽,15%的患者出现胆囊穿孔。

(二)慢性胆囊炎

慢性胆囊炎是胆囊炎症和结石的反复刺激,胆囊壁炎性细胞浸润和纤维组织增生,胆囊壁增厚,可与周围组织粘连,甚至出现胆囊萎缩,失去收缩和浓缩胆汁的功能。可分为慢性结石性胆囊炎和慢性非结石性胆囊炎两大类,前者占本病的70%~80%,后者占20%~30%。

三、临床表现

(一)急性胆囊炎

1.症状

(1)腹痛:多数患者有上腹部疼痛史,表现为右上腹阵发性绞痛,常在饱餐、进食油腻食物后或夜间发作,疼痛可放射至右肩及右肩胛下。

(2)消化道症状:患者腹痛发作时常伴恶心、呕吐、厌食等消化道症状。

(3)发热或中毒症状:根据胆囊炎症反应程度的不同,患者可出现不同程度的体温升高和脉搏加速。

2.体征

(1)腹部压痛:早期可有右上腹压痛或叩痛。胆囊化脓坏疽时可扪及肿大的胆囊,可有不同程度和不同范围的右上腹压痛,或右季肋部叩痛,墨菲(Murphy)征常为阳性,伴有不同程度的肌紧张,如胆囊张力大时更加明显。腹式呼吸可因疼痛而减弱,常显吸气性抑制。

(2)黄疸:10%~25%的患者可出现轻度黄疸,多见于胆囊炎症反复发作合并Mirizzi综合征的患者。

(二)慢性胆囊炎

临床症状常不典型,主要表现为上腹部饱胀不适、厌食油腻和嗳气等消化不良的症状以及右上腹和肩背部隐痛。多数患者曾有典型的胆绞痛病史。体检可发现右上腹胆囊区压痛或不适感,Murphy征可呈弱阳性,如胆囊肿大,右上腹肋下可及光滑圆性肿块。在并发胆管急性感染时可有寒战、发热等。

四、辅助检查

(一)急性胆囊炎

(1)实验室检查:血常规检查可见血白细胞计数和中性粒细胞比例升高;部分患者可有血清胆红素、转氨酶、AKP(碱性磷酸酶)和淀粉酶升高。

(2)影像学检查:B超检查可显示胆囊肿大,胆囊壁增厚,大部分患者可见胆囊内有结石光团。^{99m}Tc-EHIDA检查,急性胆囊炎时胆囊常不显影,但不作为常规检查。

(二)慢性胆囊炎

B超检查是慢性胆囊炎首选的辅助检查方法,可显示胆囊增大,胆囊壁增厚,胆囊腔缩小或萎缩,排空功能减退或消失,并可探知有无结石。此外,CT、MRI、口服胆囊造影、腹部X线平片等也是重要的检查手段。

五、主要处理原则

主要为手术治疗,手术时机和手术方式取决于患者的病情。

(一)非手术治疗

1.适应证

诊断明确、病情较轻的急性胆囊炎患者;老年人或伴有严重心血管疾病不能耐受手术的患者。在非手术治疗的基础上积极治疗各种并发症,待患者一般情况好转后再考虑择期手术治疗。作为手术前准备的一部分。

2.常用的非手术治疗措施

主要包括禁饮食(和)或胃肠减压、纠正水电解质和酸碱平衡紊乱、控制感染、使用消炎利胆及解痉止痛药物、全身支持、对症处理,还可以使用中药、针刺疗法等。在非手术治疗期间,若病情加重或出现胆囊坏疽、穿孔等并发症应及时进行手术治疗。

(二)手术治疗

1.急诊手术适应证

发病在48～72小时以内者;经非手术治疗无效且病情加重者;合并胆囊穿孔、弥漫性腹膜炎、急性梗阻性化脓性胆管炎、急性坏死性胰腺炎等严重并发症者;其余患者可根据具体情况择期手术。

2.手术方式

(1)胆囊切除术:根据病情选择开腹或腹腔镜行胆囊切除术。手术过程中遇到下列情况应同时作胆总管切开探查加T管引流术:①患者有黄疸史。②胆总管内扪及结石或术前B超提示肝总管、胆总管结石。③胆总管扩张,直径大于1 cm者。④胆总管内抽出脓性胆汁或有胆色素沉淀者。⑤患者合并有慢性复发性胰腺炎者。

(2)胆囊造口术:目的是减压和引流胆汁。主要用于年老体弱,合并严重心、肺、肾等内脏器官功能障碍不能耐受手术的患者,或局部炎症水肿、粘连严重导致局部解剖不清者。待病情稳定、局部炎症消退后再根据患者情况决定是否行择期手术治疗。

六、护理评估

(一)术前评估

1.健康史及相关因素

(1)一般情况:患者的年龄、性别、职业、居住地及饮食习惯等。

(2)发病的病因和诱因:腹痛的病因和诱因,腹痛发生的时间,是否与饱餐、进食油腻食物及夜间睡眠改变体位有关。

(3)腹痛的性质:是否为突发性腹痛,疼痛的性质是绞痛、隐痛、阵发性或持续性疼痛,有无放射至右肩背部或右肩胛下等。

(4)既往史:有无胆石症、胆囊炎、胆管蛔虫病史;有无胆管手术史;有无消化性溃疡及类似疼痛发作史;有无用药史、过敏史及腹部手术史。

2.身体评估

(1)全身:患者有无寒战、发热、恶心、呕吐;有无面色苍白等贫血现象;有无黏膜和皮肤黄染等;有无体重减轻;有无意识及神经系统的其他改变等。

(2)局部:腹痛的部位是位于右上腹还是剑突下,有无全腹疼痛;有无压痛、肌紧张及反跳痛;能否触及胆囊及胆囊肿大的程度,Murphy 征是否阳性等。

(3)辅助检查:血常规检查中白细胞计数及中性粒细胞比例是否升高;血清胆红素、转氨酶、AKP 及淀粉酶有无升高;B 超是否观察到胆囊增大或结石影;^{99m}Tc-EHIDA 检查胆囊是否显影;心、肺、肾等器官功能有无异常。

3.心理-社会评估

了解患者及其家属在疾病治疗过程中的心理反应与需求,家庭及社会支持情况,心理承受程度及对治疗的期望等,引导患者正确配合疾病的治疗与护理。

(二)术后评估

1.手术中情况

了解手术的方式和手术范围,如是胆囊切除还是胆囊造口术,是开腹还是腹腔镜;术中有无行胆总管探查,术中出血量及输血、补液情况;有无留置引流管及其位置和目的。

2.术后病情

术后生命体征及手术切口愈合情况;T 管及其他引流管引流情况,包括引流液的量、颜色、性质等;对老年患者尤其要评估其呼吸及循环功能等状况。

3.心理-社会评估

患者及其家属对术后和术后康复的认知和期望。

七、护理诊断(问题)

(一)疼痛

与胆囊结石突然嵌顿、胆汁排空受阻致胆囊强烈收缩或继发胆囊感染、术后伤口疼痛有关。

(二)有体液不足的危险

与恶心、呕吐、不能进食和手术前后需要禁食有关。

(三)潜在并发症

胆囊穿孔、感染等。

八、护理措施

(一)减轻或控制疼痛

根据疼痛的程度,采取非药物或药物方法止痛。

1.卧床休息

协助患者采取舒适体位,指导其有节律的深呼吸,达到放松和减轻疼痛的效果。

2.合理饮食

病情较轻且决定采取非手术治疗的急性胆囊炎患者,指导其清淡饮食,忌食油腻食物;病情严重需急诊手术的患者予以禁食和胃肠减压,以减轻腹胀和腹痛。

3.药物止痛

对诊断明确的剧烈疼痛者,可遵医嘱通过口服、注射等方式给予消炎利胆、解痉或止痛药,以缓解疼痛。

4.控制感染

遵医嘱及时合理应用抗生素。通过控制胆囊炎症,减轻胆囊肿胀和胆囊压力达到减轻疼痛的效果。

(二)维持体液平衡

对于禁食患者,根据医嘱经静脉补充足够的热量、氨基酸、维生素、水、电解质等,以维持水、电解质及酸碱平衡。对能进食、进食量不足者,指导和鼓励其进食高蛋白、高碳水化合物、高维生素和低脂饮食,以保持良好的营养状态。

(三)并发症的预防和护理

1.加强观察

严密观察患者的生命体征变化,了解腹痛的程度、性质、发作的时间、诱因及缓解的相关因素和腹部体征的变化。若腹痛进行性加重,且范围扩大,出现压痛、反跳痛、肌紧张等,同时伴有寒战、高热的症状,提示胆囊穿孔或病情加重。

2.减轻胆囊内压力

遵医嘱应用敏感抗菌药,以有效控制感染,减轻炎性渗出,达到减少胆囊内压力、预防胆囊穿孔的目的。

3.及时处理胆囊穿孔

一旦发生胆囊穿孔,应及时报告医师,并配合做好紧急手术的准备。

九、护理效果评估

(1)患者腹痛得到缓解,能叙述自我缓解疼痛的方法。

(2)患者在禁食期间得到相应的体液补充。

(3)患者没有发生胆囊穿孔或能及时发现和处理已发生的胆囊穿孔。

(4)疾病愈合良好,无并发症发生。

(5)患者对疾病的心理压力得到及时的调适与干预。依从性较好,并对疾病的治疗和预防有一定的了解。

第五节　急性重症胆管炎

急性梗阻性化脓性胆管炎(AOSC)又称急性重症胆管炎(ACST),是在胆管梗阻基础上并发的急性化脓性细菌感染,急性胆管炎和急性梗阻性化脓性胆管炎是同一疾病的不同发展阶段。

一、病因

(一)胆管梗阻

最常见的原因为胆管结石性梗阻。此外,胆管蛔虫、胆管狭窄、吻合口狭窄、胆管及壶腹部肿瘤等亦可引起胆管梗阻而导致急性化脓性炎症。胆管发生梗阻时,胆盐不能进入肠道,易造成细菌移位。

(二)细菌感染

胆管内细菌多来源于胃肠道,其感染途径可经十二指肠逆行进入胆管,或小肠炎症时,细菌经门静脉系统入肝到达胆管引起感染。可以是单一菌种感染,也可是两种以上的菌种感染。以大肠杆菌、变形杆菌、克雷伯菌、绿脓杆菌等革兰阴性杆菌多见。近年来,厌氧菌及革兰阳性球菌在胆管感染中的比例有增高的趋势。

二、病理生理

急性梗阻性化脓性胆管炎的基本病理改变是胆管梗阻、肝实质及胆管系统胆汁淤滞和胆管内化脓性感染。胆管梗阻及随之而来的胆管感染造成梗阻以上胆管扩张、胆管壁黏膜肿胀,使梗阻进一步加重并趋向完全性;胆管内压力升高,胆管壁充血、水肿、炎性细胞浸润及溃疡形成,管腔内逐渐充满脓性胆汁或脓液,使胆管内压力继续升高,当胆管内压力超过 3.92 kPa(40 cmH$_2$O)时,肝细胞停止分泌胆汁,胆管内脓性胆汁及细菌逆流,引起肝内胆管及肝细胞化脓性感染;若感染进一步加重,可使肝细胞发生大片坏死;胆小管破溃后形成胆小管与肝动脉或门静脉瘘,可在肝内形成多发性脓肿及胆管出血;大量细菌和毒素还可经肝静脉进入人体循环引起全身化脓性感染和多器官功能损害,甚至引起全身脓毒血症或感染性休克,严重者可导致多器官功能障碍综合征(MODS)或多器官功能衰竭(MOF)。

三、临床表现

多数患者有胆管疾病史,部分患者有胆管手术史。本病发病急骤,病情进展迅速,除了具有急性胆管炎的 Charcot 三联症(腹痛、寒战高热、黄疸)外,还有休克及中枢神经系统受抑制的表现,即 Reynolds 五联征。

(一)症状

1.腹痛

患者常表现为突发的剑突下或右上腹持续性疼痛,可阵发性加重,并向右肩胛下及腰背部放射。腹痛及其程度可因梗阻的部位不同而有差异。肝内梗阻者疼痛较轻,肝外梗阻时症状明显。

2.寒战、高热

体温持续升高达 39～40 ℃或更高,呈弛张热热型。

3.胃肠道症状

多数患者伴恶心、呕吐,黄疸。

(二)体征

1.腹部压痛或腹膜刺激征

剑突下或右上腹部可有不同程度和不同范围的压痛或腹膜刺激征,可有肝大及肝区叩痛,可扪及肿大的胆囊。

2.黄疸

多数患者可出现不同程度的黄疸,若仅为一侧胆管梗阻可不出现黄疸。

3.神志改变

主要表现为神志淡漠、烦躁、谵妄或嗜睡、神志不清,甚至昏迷,病情严重者可在短期内出现感染性休克表现。

4.休克表现

呼吸急促、出冷汗、脉搏细速,可达 120 次/分以上,血压在短时间内迅速下降,可出现全身发绀或皮下瘀斑。

四、辅助检查

(一)实验室检查

血常规检查可见白细胞计数升高,可超过 $20×10^9/L$;中性粒细胞比例明显升高;细胞质内可出现中毒颗粒;凝血酶原时间延长;血生化检查可见肝功能损害、电解质紊乱和尿素氮增高等;血气分析检查可提示血氧分压降低和代谢性酸中毒的表现。尿常规检查可发现蛋白及颗粒管型。寒战时做血培养,多有细菌生长。

(二)影像学检查

B 超是主要的辅助检查方法。B 超检查可显示肝和胆囊肿大,胆囊壁增厚。肝、内外胆管扩张及胆管内结石光团伴声影。必要时可行 CT、ERCP、MRCP、PTC 等检查,以了解梗阻部位、程度、结石大小和数量等。

五、主要处理原则

紧急手术解除胆管梗阻并引流,尽早而有效降低胆管内压力,积极控制感染和抢救患者生命。

(一)非手术治疗

既是治疗手段又是手术前准备。在严密观察下进行,若非手术治疗期间症状不能缓解或病情进一步加重,则应紧急手术治疗。主要措施包括以下几种。

(1)禁食、持续胃肠减压及解痉止痛。

(2)抗休克治疗:建立通畅的静脉输液通道,加快补液扩容,恢复有效循环血量;及时应用肾上腺皮质激素,必要时使用血管活性药物;纠正水电解质酸碱平衡紊乱。

(3)抗感染治疗:联合应用足量、有效、广谱、并对肝肾毒性小的抗菌药物。

(4)其他:包括吸氧、降温、支持治疗等,以保护重要内脏器官功能。

(5)引流:非手术方法进行胆管减压引流,如 PTCD、经内镜鼻胆管引流术(ENAD)等。

(二)手术治疗

主要目的是解除梗阻、胆管减压,挽救患者生命。手术力求简单而有效。多采用胆总管切开减压加 T 管引流术。术中注意肝内胆管是否引流通畅,以防形成多发性肝脓肿。若病情无改善,应及时手术治疗。

六、护理评估

(一)术前评估

1.健康史及相关因素

(1)发病情况:是否为突然发病,有无表现为起病急、症状重、进展快的特点。

(2)发病的病因和诱因:此次发病与饮食、活动的关系,有无肝内、外胆管结石或胆囊炎反复发作史,有无类似疼痛史等。

(3)病情及其程度:是否表现为急性病容,有无神经精神症状,是否为短期内即出现感染性休克的表现。

（4）既往史：有无胆管手术史；有无用药史、过敏史及腹部手术史。

2.身体状况

（1）全身：①生命体征（T、P、R、BP）：患者是否在发病初期即出现畏寒发热，体温持续升高至 39～40 ℃ 或更高。有无伴呼吸急促、出冷汗、脉搏细速及血压在短时间内迅速下降等。②黄疸：患者有无巩膜及皮肤黄染及黄染的程度。③神志：有无神志改变的表现，如神志淡漠、谵妄或嗜睡、神志不清甚至昏迷等。④感染：有无感染、中毒的表现，如全身皮肤湿冷、发绀和皮下瘀斑等。

（2）局部：腹痛的部位、性质、程度及有无放射痛等；肝区有无压痛、叩击痛；腹膜刺激征是否为阳性；腹部有无不对称性肿大等。

（3）辅助检查：血常规检查白细胞计数升高及中性粒细胞比例是否明显升高；细胞质内是否出现中毒颗粒；尿常规检查有无异常；凝血酶原时间有无延长；血生化检查是否提示肝功能损害、电解质紊乱、代谢性酸中毒及尿素氮增高等；血气分析检查是否提示血氧分压降低。B 超及其他影像学检查是否提示肝和胆囊肿大，肝、内外胆管扩张和结石。心、肺、肾等器官功能有无异常。

3.心理和社会支持状况

了解患者和家属对疾病的认知、家庭经济状况、心理承受程度及对治疗的期望。

（二）术后评估

1.手术中情况

了解术中胆总管探查及解除梗阻、胆管减压、胆汁引流情况；术中患者生命体征是否平稳；肝内、外胆管结石清除及引流情况；有无多发性肝脓肿及处理情况；各种引流管放置位置和目的等。

2.术后病情

术后生命体征及手术切口愈合情况；T 管及其他引流管引流情况等。

3.心理-社会评估

患者及其家属对术后康复的认知和期望程度。

七、护理诊断（问题）

（一）疼痛

与胆管梗阻、胆管扩张及手术后伤口疼痛有关。

（二）体液不足

与呕吐、禁食、胃肠减压及感染性休克有关。

（三）体温过高

与胆管梗阻并继发感染有关。

（四）低效性呼吸困难

与感染中毒有关。

（五）潜在并发症

胆管出血、胆瘘、多器官功能障碍或衰竭。

八、护理措施

(一)减轻或控制疼痛

根据疼痛的程度,采取非药物或药物方法止痛。

1.卧床休息

协助患者采取舒适体位,指导其有节律的深呼吸,达到放松和减轻疼痛的效果。

2.合理饮食

病情较轻且决定采取非手术治疗的急性胆囊炎患者,指导其清淡饮食,忌食油腻食物;病情严重需急诊手术的患者予以禁食和胃肠减压,以减轻腹胀和腹痛。

3.解痉镇痛

对诊断明确的剧烈疼痛者,可遵医嘱通过口服、注射等方式给予消炎利胆、解痉或止痛药,以缓解疼痛。

4.控制感染

遵医嘱及时合理应用抗生素。通过控制胆囊炎症,减轻胆囊肿胀和胆囊压力达到减轻疼痛的效果。

(二)维持体液平衡

1.加强观察

严密观察患者的生命体征和循环功能,如脉搏、血压、CVP 和每小时尿量等,及时准确记录出入水量,为补液提供可靠依据。

2.补液扩容

对于休克患者应迅速建立静脉输液通路,补液扩容,尽快恢复血容量。遵医嘱及时给予肾上腺皮质激素,必要时应用血管活性药物,以改善和保证组织器官的血流灌注及供氧。

3.纠正水、电解质、酸碱平衡紊乱

根据病情、CVP、胃肠减压及每小时尿量等情况,确定补液的种类和输液量,合理安排输液的顺序和速度,维持水、电解质及酸碱平衡。

(三)降低体温

1.物理降温

温水擦浴、冰敷等物理方法。

2.药物降温

在物理降温的基础上,根据病情遵医嘱通过口服、注射或其他途径给予药物降温。

3.控制感染

遵医嘱联合应用足量有效的广谱抗生素,以有效控制感染,使体温恢复正常。

(四)维持有效呼吸

1.加强观察

密切观察患者的呼吸频率、节律和深浅度;动态监测血氧饱和度的变化,定期进行动脉血气分析检查,以了解患者的呼吸功能状况。若患者呼吸急促、血氧饱和度下降、氧分压降低,提示患者呼吸功能受损。

2.采取合适体位

协助患者卧床休息,减少耗氧量。非休克患者取半卧位,使腹肌放松、膈肌下降,有助于改善呼吸和减轻疼痛。半卧位还可促使腹腔内炎性渗出物局限于盆腔,减轻中毒症状。休克患者应取头低足高位。

3.禁食和胃肠减压

禁食可减少消化液的分泌,减轻腹部胀痛。通过胃肠减压,可吸出胃内容物,减少胃内积气和积液,从而达到减轻腹胀、避免膈肌抬高和改善呼吸功能的效果。

4.解痉镇痛

对诊断明确的剧烈疼痛患者,可遵医嘱给予消炎利胆、解痉或止痛药,以缓解疼痛,利于平稳呼吸,尤其是腹式呼吸。

5.吸入氧气

根据患者呼吸的频率、节律、深浅度及血气分析情况选择给氧的方式和确定氧气流量和浓度,如可通过鼻导管、面罩、呼吸机辅助等方法给氧,以维持患者正常的血氧饱和度及动脉血氧分压,改善缺氧症状,保证组织器官的氧气供给。

(五)营养支持

1.术前

不能进食或禁食及胃肠减压的患者,可从静脉补充能量、氨基酸、维生素、水、电解质等,以维持和改善营养状况。对凝血机制障碍的患者,遵医嘱给予维生素 K_1 肌内注射。

2.术后

在患者恢复进食前或进食量不足时,仍需从胃肠外途径补充营养素;当患者恢复进食后,应鼓励患者从清流饮食逐步转为进食高蛋白、高碳水化合物、高维生素和低脂饮食。

(六)并发症的预防和护理

(1)加强观察:包括神志、生命体征、每小时尿量、腹部体征及引流液的量、颜色、性质,同时注意血常规、电解质、血气分析和心电图等检查结果的变化。若 T 管引流液呈血性,伴腹痛、发热等症状,应考虑胆管出血;若腹腔引流液呈黄绿色胆汁样,应警惕胆瘘的可能;若患者出现神志淡漠、黄疸加深、每小时尿量减少或无尿、肝肾功能异常、血氧分压降低或代谢性酸中毒以及凝血酶原时间延长等,提示多器官功能障碍或衰竭,应及时报告医师,并协助处理。

(2)加强腹壁切口、引流管和 T 管护理。

(3)加强支持治疗:患者发生胆瘘时,在观察并准确记录引流液的量、颜色的基础上,遵医嘱补充水、电解质及维生素,以维持水、电解质平衡;鼓励患者进食高蛋白、高碳水化合物、高维生素和低脂易消化饮食,防止因胆汁丢失影响消化吸收而造成营养障碍。

(4)维护器官功能:一旦出现多器官功能障碍或衰竭的征象,应立即与医师联系,并配合医师采取相应的急救措施。

九、护理效果评估

(1)患者及时得到补液,体液代谢维持平衡。

(2)患者感染得到有效控制,体温恢复正常。

(3)患者能维持有效呼吸,没有发生低氧血症或发生后得到及时发现和纠正。

（4）患者的营养状况得到改善或维持。

（5）患者没有发生胆管出血、胆瘘及多器官功能障碍或衰竭等并发症,或发生后得到及时发现和处理。

第六节　胆道肿瘤

一、概念

胆道肿瘤包括胆囊和胆管的肿瘤。胆管良性肿瘤不常见。胆管癌发病率存在地区、性别和人群差异。在世界上大部分地区,胆管癌的发病率是比较低的。

(一)胆囊息肉样病变

胆囊息肉样病变是指来源于胆囊壁,并向胆囊腔内突出或隆起的局限性息肉样病变的总称。良性多见。形态多样,有球形或半球形,带蒂或基底较宽。

(二)胆囊癌

胆囊癌是指发生在胆囊的癌性病变,以胆囊体和底部多见。发病率不高。但在胆管系统恶性肿瘤中却是较常见的一种,约占肝外胆管癌的25%。发病年龄在50岁以上者占82%,其中女性发病率为男性的3～4倍。胆囊癌是为数很少的女性发病率高于男性的一种恶性肿瘤。我国胆囊癌的发生率在消化系统肿瘤中占第6位。

(三)胆管癌

包括肝内胆管细胞癌、肝门胆管癌和胆总管癌三种。肝门胆管癌和胆总管癌属肝外胆管癌,男女发病率无差异,50岁以上多见。肝外胆管癌发病率低于胆囊癌。我国是胆管癌发病率低的国家。由于胆管癌的预后甚差,故是一个值得重视的问题。女性胆管癌发病率增长速度在所有恶性肿瘤中名列前茅,而男性的增长速度仅次于前列腺癌和肾癌,位居第三。

二、相关病理生理

(一)胆囊息肉样病变

在病理上分为肿瘤性息肉和非肿瘤性息肉。肿瘤性息肉包括腺瘤、腺癌、血管瘤、脂肪瘤、平滑肌瘤、神经纤维瘤等;非肿瘤性息肉包括胆固醇息肉、炎性息肉、腺肌性增生等。由于术前难以确诊病变性质,故统称为胆囊息肉样病变。

(二)胆囊癌

约有40%以上的胆囊癌患者合并有胆囊结石,同时胆囊结石患者中有1.5%～6.3%发生胆囊癌。多发生在胆囊体部和底部。癌细胞浸润可使胆囊壁呈弥漫性增厚,乳头状癌突出于囊腔可阻塞胆囊颈和胆囊管而引起胆囊积液。以腺癌多见,约占胆囊癌的85%,其次是未分化癌、鳞状细胞癌、腺鳞癌等。病理上分为肿块型和浸润型,前者表现为胆囊腔内大小不等的息肉样病变,后者表现为胆囊壁增厚与肝牢固粘连。转移方式主要为直接浸润肝实质及邻近组织器官,如十二指肠、胰腺、肝总管和肝门胆管。也可通过淋巴结转移,通常先累及胆囊周围和门静脉及胆总管淋巴结,然后转移至胰头部、肠系膜上动脉、肝动脉周围淋巴结以及腹主动脉旁淋巴结。血行转移少见。

(三)胆管癌

胆管癌较少见。国外资料报道尸检发现率为 0.012%～0.85%，在胆管手术中的发现率为 0.03%～1.8%。男性略多于女性(男：女=1.3∶1)，发病年龄在 17～90 岁之间，平均发病年龄约60 岁。大多数胆管癌为腺癌，约占 95%，分化好；少数为低分化癌、未分化癌、乳头状癌或鳞癌。胆管癌生长缓慢，主要沿胆管壁向上、下浸润生长。肿瘤多为小病灶，呈扁平纤维样硬化、同心圆生长，引起胆管梗阻，并直接浸润相邻组织。沿肝内、外胆管及其淋巴分布和流向转移，并沿肝十二指肠韧带内神经鞘浸润是其转移的特点。亦可经腹腔种植或血行转移。

三、危险因素

胆管肿瘤的病因尚不十分明确，但与下列因素密切相关。

(一)胆石

胆石是迄今所知与胆管癌尤其是胆囊癌关系最密切的危险因素。在胆囊未切除的胆石症患者随访的队列研究中发现，随访20 年后胆囊癌的累计发病率约为 1%；与非胆石症者比较，胆石症者胆囊癌的相对危险度为 3，有 20 年以上胆囊症状者的相对危险度更高达 6 倍。约85%的胆囊癌患者合并有胆囊结石，可能与胆囊黏膜受结石长期物理性刺激、慢性炎症及细菌代谢产物中的致癌物质等因素的作用而导致细胞异常增生有关。

(二)炎症与感染

胆管癌患者常有慢性胆囊炎病史，尤其是萎缩性胆囊炎患者患癌的危险性很高。手术史、先天畸形，如胰管和胆管的异常联合与胆囊癌和肝外胆管癌有关，患癌的危险性增高 20 倍。

(三)遗传因素

研究中发现，一级亲属中有胆石症史者不仅胆石症危险性增高，胆囊癌和肝外胆管癌的危险性也升高。

(四)其他危险因素

测定肥胖程度的身体质量指数(BMI)与胆囊癌危险性之间有紧密的联系性，尤其是女性胆囊癌。肥胖也与男、女性肝外胆管癌危险性升高有关。有些研究发现妊娠次数与胆石症及胆囊癌间有正相关，也曾报道月经生育史与胆管癌有联系。吸烟、饮酒与胆管癌的关系尚不明确，有待进一步研究。

近年的流行病学调查显示胆囊癌发病与萎缩性胆囊炎、胆囊息肉样病变有一定的关系，胆囊空肠吻合术后、完全钙化的瓷化胆囊和溃疡性结肠炎等亦可能成为致癌因素。胆管癌与胆管结石、原发性硬化性胆管炎、先天性胆管扩张症、慢性炎性肠病、胆管空肠吻合术后及肝吸虫等有关。近年的研究提示，胆管癌的发生还与乙型肝炎、丙型肝炎病毒感染有关。

四、临床表现

(一)胆囊息肉样病变

常无特殊临床表现，部分患者有右上腹部疼痛或不适，偶尔有恶心呕吐、食欲减退、消化不良等轻微的症状。体格检查可有右上腹部深压痛。若胆囊管梗阻，可扪及肿大的胆囊。

(二)胆囊癌

发病隐匿，早期无特异性症状，但并非无规律可循。按出现频率由高至低临床表现依次为腹痛、恶心呕吐、黄疸和体重减轻等。部分患者可因胆囊结石切除时意外发现。合并胆囊结石或慢性胆囊炎者,早期表现类似胆囊结石或胆囊炎的症状,如上腹部持续性隐痛、食欲减退、恶心、呕吐等。当肿瘤侵犯浆膜层或胆囊床时,出现右上腹痛,可放射至肩背部,胆囊管梗阻时可触及肿大的胆囊。胆囊癌晚期,可在右上腹触及肿块,并出现腹胀、体重减轻或消瘦、贫血、黄疸、腹水及全身衰竭等。少数肿瘤可穿透浆膜,导致胆囊急性穿孔、急性腹膜炎、胆管出血等。

(三)胆管癌

1.症状

(1)腹痛:少数无黄疸者有上腹部隐痛、胀痛或绞痛,可向腰背部放射。

(2)寒战、高热:合并胆管炎时,体温呈持续升高达 39～40 ℃或更高,呈弛张热热型。

(3)消化道症状:许多患者在黄疸出现之前,感上腹部不适、饱胀、食欲下降、厌油、易乏等症状。但这些并非特异性症状,常常被患者忽视。

2.体征

(1)黄疸:临床上,90%的患者出现无痛性黄疸。包括巩膜黄染、尿色深黄、无胆汁大便(呈灰白色或陶土样)、皮肤黄染及全身皮肤瘙痒等;肝外胆管癌常常在相对早期时出现梗阻性黄疸,其程度可迅速进展或起伏。黄疸常在肿瘤相对小、未广泛转移时出现。

(2)胆囊肿大:肿瘤发生在胆囊以下胆管时,常可触及肿大的胆囊,Murphy 征可呈阴性;当肿瘤发生在胆囊以上胆管和肝门部胆管时,如发生在近端胆管癌(左右肝管、肝总管),患者的肝内胆管常常扩张,胆囊不能触及,胆总管常常萎陷。

(3)肝大:部分患者出现肝大、质硬,有触痛或叩痛;晚期可在上腹部触及肿块,可伴有腹水和下肢水肿。

五、辅助检查

(一)实验室检查

1.胆囊癌

患者的血清癌胚抗原(CEA)或肿瘤标记物、CA125 等均可升高,但无特异性。

2.胆管癌

患者的血清总胆红素、直接胆红素、AKP、ALP 显著升高,肿瘤标记物 CA19-9 也可能升高。

(二)影像学检查

1.胆囊息肉样病变

B 超是诊断本病的首选方法,但很难分辨其良、恶性;CT 增强扫描、常规 B 超加彩色多普勒超声、内镜超声及超声引导下经皮细针穿刺活检等可帮助明确诊断。

2.胆囊癌

B 超、CT 检查可见胆囊壁呈不同程度增厚或显示胆囊内新生物,亦可发现肝转移或淋巴结肿大;增强 CT 或 MRI 可显示肿瘤的血供情况;B 超引导下细针穿刺抽吸活检,可帮助明确诊断。经皮肝穿刺胆管造影(PTC)在肝外胆管梗阻时操作容易,诊断价值高,对早期胆囊癌诊断帮助不大。

3.胆管癌

B 超可见肝内、外胆管扩张或查见胆管肿瘤,作为首选检查,其诊断胆管癌的定位和定性准确性分别为 96% 和 60%～80%。CT 扫描对胆管癌的诊断负荷率优于 B 超，其定位和定性准确性分别约为 72% 和 60%。磁共振胰胆管成像（MRCP）目前已成为了解胆系解剖和病理情况的一种理想的检查方法，其总体诊断精度已达 97% 以上，能清楚显示肝内、外胆管的影像，显示病变的部位效果优于 B 超、PTC、CT 和 MRI。

六、治疗原则

（一）胆囊息肉样病变

有明显症状者，排除精神因素、胃十二指肠和其他胆管疾病后，宜行手术治疗。无症状者，有以下情况需考虑手术治疗：胆囊多发息肉样变；单发息肉，直径超过 1 cm；胆囊颈部息肉；胆囊息肉伴胆囊结石；年龄超过 50 岁者，短期内病变迅速增大者，若发生恶变，则按胆囊癌处理。暂不手术的患者，应每 6 个月 B 超复查一次。

（二）胆囊癌

首选手术治疗。化疗及放疗效果均不理想。手术方法有单纯胆囊切除术、胆囊癌根治性切除术或扩大的胆囊切除术、姑息性手术。

（三）胆管癌

手术切除是本病的主要治疗手段。化疗和放疗效果均不肯定。手术方法有肝门胆管癌可行肝门胆管癌根治切除术；中、上段胆管癌在切除肿瘤后行胆总管-空肠吻合术；下段胆管癌多需行十二指肠切除术。肿瘤晚期无法手术切除者，为解除梗阻，可选择胆总管-空肠吻合术、U 形管引流术、PTBD 或放置支架引流等。

七、护理评估

（一）术前评估

1.健康史及相关因素

（1）病因与发病：发病与饮食、活动的关系，有无明显诱因，有无肝内、外胆管结石或胆囊炎反复发作史，有无类似疼痛史等，以及发病的特点、病情及其程度。

（2）既往史：有无胆管手术史、有无用药史、过敏史及腹部手术史。

2.身体状况

（1）全身：生命体征（T、P、R、BP）患者在发病过程中体温变化情况。有无伴呼吸急促、出冷汗、脉搏细速及血压升高或下降等。有无神志改变，有无巩膜及皮肤黄染及黄染的程度等。

（2）局部：腹痛的部位、性质、程度及有无放射痛等；肝区有无压痛、叩击痛；腹膜刺激征是否为阳性；腹部有无不对称性肿大等。

（3）辅助检查：①实验室检查：检测患者的血清癌胚抗原（CEA）或肿瘤标记物 CA125、血清总胆红素、直接胆红素、AKP、ALP、肿瘤标记物 CA19-9 水平。②影像学检查：B 超检查是胆囊息肉样病变首选的检查方法，胆囊癌患者 B 超、CT 检查可见胆囊壁呈不同程度增厚或显示胆囊内新生物，亦可发现肝转移或淋巴结肿大；增强 CT 或 MRI 可显示肿瘤的血供情况；B 超引导下细针穿刺抽吸活检，可帮助明确诊断。胆管癌患者 B 超可见肝内、外胆管扩张或查见胆管肿瘤，作为首选检查。MRCP 能清楚显示肝内、外胆管的影像，显示病变的部位效果优于 B 超、PTC、CT 和 MRI。

3.心理和社会支持状况

了解患者和家属对疾病的认知、家庭经济状况、心理承受程度及对治疗的期望。

(二)术后评估

1.手术中情况

了解手术方案、术中探查、减压及引流情况；术中生命体征是否平稳；肿瘤清除及引流情况；各种引流管放置位置和目的等。

2.术后病情

术后生命体征及手术切口愈合情况；T 管及其他引流管引流情况等。

3.心理-社会评估

患者及其家属对术后康复的认知和期望程度。

八、护理诊断(问题)

(一)焦虑

与担心肿瘤预后及病后家庭、社会地位改变有关。

(二)疼痛

与肿瘤浸润、局部压迫及手术创伤有关。

(三)营养失调

低于机体需要量与肿瘤所致的高代谢状态、摄入减少及吸收障碍有关。

九、护理措施

(一)减轻焦虑

根据患者的心理特点及心理承受能力提供相应的护理措施和心理支持。

(1)积极主动关心患者,鼓励患者表达内心的感受,让患者产生信赖感。

(2)说明手术的意义、重要性及手术方案,使患者积极配合检查、手术和护理。

(3)及时为患者提供有利于治疗和康复的信息,增强战胜疾病的信心。

(二)缓解疼痛

根据疼痛的程度,采取非药物和药物法止痛。

(三)营养支持

营造良好的进食环境,提供清淡饮食;对于因疼痛、恶心、呕吐而影响食欲者,餐前可适当用药控制症状,鼓励患者尽可能经口进食;不能经口进食或摄入不足者,根据其营养状况,给予肠内、外营养支持,以改善患者的营养状况,提高对手术及其他治疗的耐受性,促进康复。

十、护理效果评估

(1)患者对疾病的心理压力得到及时的调适与干预。依从性较好,并对疾病的诊治有一定的了解。

(2)患者自觉症状好转,腹痛得到有效缓解,能叙述自我缓解疼痛的方法。

(3)患者的营养状况保持良好。

(4)有效预防、处理并发症的发生。

第五章 泌尿外科护理

第一节 尿潴留

尿潴留是指尿液潴留在膀胱内不能排出,常常由排尿困难发展到一定程度引起。尿潴留分为急性与慢性两种。急性尿潴留发病突然,十分痛苦,是一种常见急症,需及时处理;慢性尿潴留起病缓慢,病程较长,下腹部可触及充满尿液的膀胱,但患者却无明显痛苦。

一、病因

引起尿潴留的病因很多,可分为机械性梗阻和动力性梗阻两类,其中以机械性梗阻病变最多见。

(一)机械性梗阻

任何导致膀胱颈部及尿路梗阻的病变,例如良性前列腺增生、前列腺肿瘤、膀胱颈挛缩、膀胱颈部肿瘤;先天性后尿道瓣膜及各种原因引起的尿道损伤、尿道狭窄、异物、肿瘤和尿道结石均可引起尿潴留;此外,处女膜闭锁的阴道积血、盆腔肿瘤、妊娠的子宫等也可引起尿潴留。

(二)动力性梗阻

动力性梗阻是指膀胱、尿道无器质性梗阻病变,尿潴留是排尿动力障碍所致。中枢和周围神经系统病变是最常见的病因,如脊髓或马尾损伤、肿瘤、糖尿病等造成神经源性膀胱功能障碍继而引起尿潴留。妇科盆腔根治性手术损伤副交感神经分支、肛管直肠手术及腰椎麻醉术后均可能出现排尿困难,引起尿潴留。此外,各种松弛平滑肌的药物如阿托品、山莨菪碱等,偶尔也可导致排尿困难引起尿潴留;高热、昏迷、低血钾后不习惯卧床排尿者也会出现尿潴留。

二、临床表现

尿潴留患者体检时耻骨上区常可见到半球形膨隆,用手按压有明显尿意,叩诊为浊音。

(一)急性尿潴留

发病突然,膀胱胀满但滴不出尿,胀痛难忍,辗转不安,有时从尿道溢出部分尿液,但不能减轻下腹疼痛。

(二)慢性尿潴留

起病缓慢,膀胱内尿液长期不能完全排空,有残余尿存留,多表现为排尿不畅、尿频,常有排尿不尽感,有时出现尿失禁现象,因此慢性尿潴留患者多以充盈性尿失禁就诊。

三、诊断

根据病史及典型的临床表现,尿潴留诊断并不困难。超声检查可以明确诊断。

尿潴留应与无尿鉴别,无尿是指肾衰竭或上尿路完全梗阻,膀胱内空虚无尿,两者含义不同,不能混淆。

四、治疗

(一)急性尿潴留

1.非手术治疗

(1)病因处理:及时解除病因,对症处理,恢复排尿。

(2)诱导、药物或导尿:对术后动力性梗阻引起的尿潴留可采用诱导排尿、针灸、穴位注射新斯的明或病情允许下改变排尿姿势。如病因不明或梗阻一时难以解除,急诊处理可行导尿术,然后做进一步检查明确病因并进行治疗。

2.手术治疗

梗阻病因不能解除时,可行膀胱造瘘术,长期引流尿液。

急性尿潴留放置导尿管或膀胱穿刺造瘘引流尿液时,应间歇缓慢地放出尿液,避免快速排空膀胱,一次放尿量不可超过 1 000 mL,以免内压骤然降低而引起膀胱内大量出血。

(二)慢性尿潴留

若为机械性梗阻引起的尿潴留,有上尿路扩张肾积水、肾功能损害者,应先引出膀胱内尿液,待肾积水缓解、肾功能改善后,针对病因择期手术或采取其他方法治疗。若为动力性梗阻引起的尿潴留,多数患者需间歇清洁自我导尿,如自我导尿困难或上尿路积水严重者,可做耻骨上膀胱造瘘术或者其他尿流改道术。

五、临床护理

(一)护理诊断/问题

1.焦虑

与患者对手术的惧怕、担心预后及住院费用高有关。

2.睡眠形态紊乱

与尿潴留、尿路梗阻有关。

3.排尿形态改变

与留置尿管有关。

4.舒适的改变

与手术后卧床、留置尿管及手术创伤有关。

5.活动无耐力

与手术创伤所致乏力有关。

6.疼痛

与尿路梗阻、手术创伤有关。

7.营养失调

与术后食欲下降、机体摄入不足或丢失过多有关。

8.有皮肤完整性受损的危险

与年龄及卧床有关。

9.部分自理能力缺陷

与留置尿管有关。

10.知识缺乏

缺乏疾病、手术及麻醉相关知识。

11.潜在并发症

潜在并发症有膀胱出血。

(二)护理目标

(1)患者情绪平稳、心理状态稳定、焦虑程度减轻,配合各项检查、治疗及护理。

(2)患者安静入睡,保证充足的睡眠时间。

(3)患者可以适应留置尿管,并且留置尿管能保持有效引流。

(4)患者主诉不适感减轻或消失,得到较好休息。

(5)患者能改善自身的活动状况,活动耐力增加,可以逐步增加活动量达到特定的活动水平。

(6)患者主诉疼痛症状减轻或消失。

(7)患者食欲恢复,无明显体重下降,营养摄入量能满足日常活动和机体代谢的需要。

(8)患者受压部位皮肤完整无压红及压疮,四肢末梢温暖。

(9)患者合理的生活需要得到协助或完成。

(10)患者对疾病和治疗的认识提高,充分了解疾病的相关知识及相关治疗配合要点。

(11)术后未发生相关并发症,或并发症发生后能得到及时治疗与处理,术后恢复顺利。

(三)护理措施

1.术前护理措施

(1)心理护理:充分了解患者的心理及身体情况,针对产生焦虑、恐惧及情绪不稳等心理反应的原因,给予正确的引导,向患者及其家属详细讲解手术的必要性,消除其恐惧情绪,并积极配合治疗。选用盐酸坦索罗辛、非那雄胺等药物治疗时,向患者说明药物的用法、用量及用药注意事项。

(2)观察患者排尿情况:有尿潴留时及时留置尿管或耻骨上膀胱造瘘。观察患者尿液颜色、性状及排尿量,如有血尿必要时可行持续膀胱冲洗,并及时通知医生。

2.术前常规准备

(1)协助完善相关术前检查:如心电图检查、X线检查、B超检查、CT检查、MRI检查、出凝血试验等。

(2)预防尿潴留:忌辛辣刺激性饮食,如烟酒及咖啡,预防感冒和便秘。

(3)抗生素的选择:术前行抗生素皮试,术晨遵医嘱带入术中用药。

(4)饮食指导:术前进食易消化、高营养的食物,维持体液平衡和内环境稳定,有效改善患者的营养状况,提高对手术的耐受力。术前禁食8小时,禁饮4小时。

(5)术前健康教育:指导患者提前练习床上排尿排便,自行调整卧位和床上翻身的方法。督促患者活动与休息相结合,减少明显的体力消耗,术前睡眠不佳者可遵医嘱适当给予安眠药,术晨需取下活动义齿、金属饰品及其他贵重物品。

(6)术前协助患者沐浴或清洁会阴部,做好手术区域皮肤准备,术晨更换清洁病员服。

(7)术晨与手术室人员进行患者相关信息的核对后,做好交接将患者送入手术室。

3.术后护理措施

(1)外科术后护理常规。①全麻术后护理常规：了解手术和麻醉方式、术中情况，了解切口部位及敷料包扎情况，了解皮肤及末梢循环情况，了解感知觉的恢复情况和四肢活动度，判断手术创伤对机体的影响，持续低流量氧疗，严密监测生命体征，加床档保护防坠床。②管道观察及护理：留置针妥善固定且输液通畅，注意观察穿刺部位皮肤情况，常规留置尿管护理，如拔管应注意关注患者排尿情况。③基础护理：做好口腔护理、会阴护理、皮肤护理，定时翻身，协助患者清洁、取舒适卧位等工作。

(2)饮食护理。术后6小时内禁食水；6小时排气后可开始饮水，饮水后无恶心、呕吐等不适症状，则可改为普食。

(3)体位与活动。①全麻清醒前：去枕平卧位，头偏向一侧。②全麻清醒后手术当日：低半卧位，可床上轻微活动。③术后第1日：床上自由体位，半卧位为主。

(4)缓解疼痛护理。了解患者疼痛的部位、程度、诱因等，遵医嘱给予止痛药物。

(5)并发症预防。避免膀胱出血，注意一次放尿量不可超过1 000 mL，以免引起膀胱出血。

(四)健康教育

(1)患者应注意不可一次摄入水分过多，防止诱发尿潴留；但也不可摄入水分过少，否则可能加重尿路结石、尿路感染等并发症。

(2)教会患者明确并注意避免尿潴留的诱因，对于药物引起的尿潴留，告知患者今后应禁用或慎用相关药物；对于前列腺增生引起的尿潴留者，戒烟、戒酒，不可久坐不可过劳，防止便秘和憋尿等。

(3)教会患者及其家属诱导排尿的方法，如听流水声、热敷下腹部，但嘱患者诱导排尿无效时应立即导尿，不可憋尿过久。

(4)长期留置尿管者应定期更换尿管，更换时注意避免污染。教会患者观察尿液的颜色及性质，如发现尿液浑浊、有异味或发热等全身症状时应及时就诊。

(5)定期随访，积极治疗引起尿潴留的原发病，避免疾病进展引起的肾功能损害等严重后果。

第二节　肾积水

尿液由肾排出受阻，蓄积后肾内压力增高，造成肾盂肾盏扩张和肾实质压迫性萎缩，功能减退，致尿液积聚在肾内称为肾积水。肾积水容量超过1 000 mL或小儿超过24小时尿液总量时，称为巨大肾积水。各种原因导致的尿路任何部位的梗阻最终都可引起肾积水，上至肾盂，下至尿道外口。正常妊娠所导致的肾积水是一种可复性生理改变。

一、病因及发病机制

由于泌尿系统发生梗阻的部位及程度不同，尿路中各个器官的病理改变也各有异，但基本的病理改变是发生梗阻的部位以上压力增高，尿路扩张积水，长时间未能解除梗阻将导致肾积水和肾功能损害。

上尿路慢性梗阻时,梗阻部位以上压力增高,输尿管收缩力增加、蠕动增强,管壁因平滑肌增生而增厚。当尿路内压力增高到一定程度时,可使肾小球滤过压降低,滤过率减少,但肾内的血液循环仍可保持正常,肾的泌尿功能仍能持续一段时间,此时肾内尿液可通过肾盂静脉、集合管、淋巴逆流,使肾盂和肾小管的压力有所下降,肾小球泌尿功能得以维持,起到暂时平衡作用。如尿路梗阻不能及时解除,尿液的回流无法缓冲不断分泌的尿液时,梗阻进一步加重,肾盂内压力持续升高,压迫肾小球、肾小管及附近的血管,造成肾脏缺血缺氧,尿路平滑肌逐渐萎缩,张力减退,管壁变薄,蠕动减弱乃至消失,失去代偿能力,导致肾内积水逐渐增多,肾功能受损,最后肾脏成为一个无功能的巨大水囊。

二、临床表现

肾积水由于原发病因,梗阻部位、程度、时间长短及病情发展快慢不同,肾积水的临床表现各不相同,甚至可全无症状。

(一)导致梗阻的原发病

因泌尿系统肿瘤多为肉眼血尿,泌尿系结石引起的梗阻常表现为镜下血尿,前列腺增生或尿道狭窄导致膀胱出口梗阻时可有排尿困难、炎症或结核所引起的继发性肾积水,多以原发病因的症状和体征为主要表现,很少显现出肾积水的征象。

(二)肿块

因肾下极异位血管或纤维束压迫输尿管、先天性肾盂输尿管连接处狭窄等引起的肾积水,由于病情发展常较缓慢,临床症状常不明显或仅有腰部隐痛不适,但当肾积水达较严重程度时,可出现腹部肿块,有些患者特别是小儿以腹部肿块就诊时,体检时腹部可触及肿大的肾脏,表面光滑且多有囊性感,也是大多数此类患者就诊的最初原因。

(三)疼痛

疼痛是肾积水较常见的症状,多表现为间歇性腰部和(或)腹部胀痛。引起疼痛的主要原因是大量饮水,积水的肾脏增大,肾包膜受牵拉。

(四)感染

肾积水易引发感染,合并感染时可出现尿频、尿急、尿痛及脓尿,严重时可以出现全身中毒症状,但是老年、免疫功能下降、营养不良患者的临床表现可不明显,甚至不出现任何症状。

(五)肾衰竭

尿路梗阻引起的肾积水,如梗阻长时间不能解除,可导致肾功能损害严重,出现程度不同的食欲缺乏、恶心呕吐、乏力、水肿等肾衰竭表现。双侧或孤立肾发生急性梗阻时可出现少尿或无尿等急性肾衰竭表现。

三、辅助检查

根据临床表现和相关检查结果判断肾积水的存在及程度,还应同时明确引起肾积水的病因、梗阻的部位及有无感染,评估患侧肾脏的损害程度及对侧肾脏的功能状况。

(一)实验室检查

1.血液检查

了解有无感染、氮质血症、酸中毒、电解质紊乱及总肾功能。

2.尿液检查

除尿常规检查和尿细菌培养外,必要时需进行结核杆菌和脱落细胞的检查。发生慢性梗阻时,尿液检查可发现尿钠浓度升高、尿液渗透压降低、尿/血浆肌酐比率降。

（二）影像学检查

1.X线检查

对肾积水的诊断有重要价值。如肾积水是结石所致,尿路平片可见到尿路结石影及积水增大的肾轮廓。

2.B超检查

超声可以明确判定增大的肾是实性肿块还是肾积水,清晰地显示肾实质、肾盂及输尿管扩张情况,并可确定肾积水的程度和肾皮质萎缩情况,也可能显示梗阻的部位及病因,简便易行无创伤,尤其是对造影剂过敏者、妊娠妇女、婴儿及胎儿更为适宜,是诊断肾积水的首选检查方法。

3.静脉尿路造影检查

早期可见肾盏、肾盂扩张,肾盏杯口消失或呈囊状显影,了解肾积水的梗阻部位、原因、程度及患肾的功能状况,也可反映对侧肾功能及整个尿路状况。

4.肾图检查

尤其是利尿性肾图,对判定上尿路有无机械性梗阻及梗阻的程度有一定帮助,利尿性肾图还可检查肾功能损害程度,对判定肾积水的治疗是否需要手术也有帮助,还可作为肾盂成形术后肾功能恢复的监测手段。

5.CT检查

CT尿路成像可清晰显示肾、输尿管、膀胱的形态,可清楚显示肾积水程度和肾实质萎缩情况,判断肾积水的原因和程度,有助于腹腔、腹膜后和盆腔病变的鉴别诊断。

6.MRI检查

主要了解肾积水的尿路形态学改变,对肾积水的诊断有独到之处。肾积水导致肾功能损害严重时,排泄性尿路造影患肾多不显影,磁共振水成像则可以清晰显示梗阻部位及其以上的尿路形态,可代替逆行性尿路造影。

7.内镜和尿动力学检查

膀胱尿道镜检查可了解下尿路梗阻情况,经膀胱镜将输尿管导管插至梗阻部位以上时,可见尿液快速滴出。输尿管镜检查则可了解上尿路梗阻的原因和部位。输尿管镜及膀胱镜可用于部分尿路梗阻患者的检查,对腔内病变引起的梗阻可明确诊断,而且可以同时进行治疗。尿动力学检查可用来鉴别下尿路梗阻的原因,区别膀胱逼尿肌收缩功能障碍或膀胱出口梗阻。

四、治疗

尿路发生急性完全性梗阻24小时就可以导致肾单位损害,如梗阻未能及时解除,梗阻持续10天则肾功能下降30％,梗阻持续30～40天造成的肾功能损害则难以恢复。慢性尿路梗阻病因解除后肾功能可得到改善。因此,争取时间尽早解除梗阻,去除病因,控制感染,最大限度地保护肾功能,预防并发症的发生是治疗肾积水的主要原则。

(一)非手术治疗

非手术治疗适用于可自行缓解的梗阻病变如炎症、水肿、输尿管小结石、早期的肾盂输尿管连接部梗阻、间歇性发生肾积水的肾下垂等,但是对于此类患者必须进行严密随访观察。如果患者病情较危重,不能承受较大的手术或梗阻暂时不能解除时,可先在超声引导进行造瘘,引流出尿液,有利于感染的控制和肾功能的改善。对于肾积水合并继发感染的患者,应定期检查尿常规和进行尿培养,及时应用敏感抗生素控制感染,避免感染加重。

(二)手术治疗

对于全身情况许可,并且能够通过手术治疗解除梗阻的患者,均应尽早施行手术,去除病因,恢复肾功能。如遇输尿管周围严重病变导致梗阻需长期引流者,可经膀胱镜放置输尿管双J管。如患侧肾已无功能或严重受损,预测及时解除梗阻也无恢复的可能,则考虑肾切除术。

1.肾造瘘术

若肾功能损害较为严重,病情危重,病因暂不能处理时,应先在梗阻以上部位进行引流,待感染控制、肾功能改善后,再针对病因治疗。如梗阻病因不能去除,肾造瘘则作为永久性治疗措施。

2.肾切除术

严重肾积水导致肾实质显著破坏、萎缩,剩余的肾实质过少且功能受损严重,引起肾性高血压,或伴有严重感染致肾积脓时,在确保健侧肾功能良好的情况下,可根据情况切除患肾。

五、临床护理

(一)护理诊断/问题

1.焦虑

与患者对手术的惧怕、担心预后及住院费用高有关。

2.排尿形态改变

与留置尿管有关。

3.舒适的改变

与手术后卧床、留置尿管及手术创伤有关。

4.活动无耐力

与手术创伤所致乏力有关。

5.疼痛

与尿路梗阻、手术创伤有关。

6.营养失调

与术后食欲下降、机体摄入不足或丢失过多有关。

7.有皮肤完整性受损的危险

与年龄及卧床有关。

8.部分自理能力缺陷

与留置尿管有关。

9.知识缺乏

缺乏疾病、手术及麻醉相关知识。

10.潜在并发症

潜在并发症有肾脓肿、肾衰竭。

(二)护理目标

(1)患者情绪平稳、心理状态稳定、焦虑程度减轻,配合各项检查、治疗及护理。

(2)患者可以适应留置尿管,并且留置尿管能保持有效引流。

(3)患主诉不适感减轻或消失,得到较好休息。

(4)患者能改善自身的活动状况,活动耐力增加,可以逐步增加活动量达到特定的活动水平。

(5)患者主诉疼痛症状减轻或消失。

(6)患者食欲恢复,无明显体重下降,营养摄入量能满足日常活动和机体代谢的需要。

(7)患者受压部位皮肤完整,无压红及压疮,四肢末梢温暖。

(8)患者合理的生活需要得到协助或完成。

(9)患者对疾病和治疗的认识提高,充分了解疾病的相关知识及相关治疗配合要点。

(10)术后未发生相关并发症,或并发症发生后能得到及时治疗与处理,术后恢复顺利。

(三)护理措施

1.术前护理措施

(1)心理护理:充分了解患者的心理及身体情况,针对产生焦虑、恐惧及情绪不稳等心理反应的原因,给予正确的引导,向患者及其家属详细讲解手术的必要性,消除其恐惧情绪,并积极配合治疗。

(2)用药指导:向患者说明药物的用法、用量及用药注意事项。

(3)观察患者排尿情况:观察患者尿液颜色、性状及排尿量,并及时通知医生。

2.术前常规准备

(1)协助完善相关术前检查:如心电图检查、X线检查、B超检查、CT检查、MRI检查、出凝血试验等。

(2)预防尿潴留:忌辛辣刺激性饮食,如烟酒及咖啡,预防感冒和便秘。

(3)抗生素的选择:术前行抗生素皮试,术晨遵医嘱带入术中用药。

(4)饮食指导:术前进食易消化、高营养的食物,维持体液平衡和内环境稳定,有效改善患者的营养状况,提高对手术的耐受力。术前禁食8小时,禁饮4小时。

(5)术前健康教育:指导患者提前练习床上排尿排便,自行调整卧位和床上翻身的方法。督促患者活动与休息相结合,减少明显的体力消耗,术前睡眠不佳者可遵医嘱适当给予安眠药物,术晨需取下活动义齿、金属饰品及其他贵重物品。

(6)术前协助患者沐浴或清洁会阴部,做好手术区域皮肤准备,术晨更换清洁病员服。

(7)术晨与手术室人员进行患者相关信息的核对后,做好交接将患者送入手术室。

3.术后护理措施

(1)外科术后护理常规。

1)全麻术后护理常规:了解手术和麻醉方式、术中情况,了解切口部位及敷料包扎情况,了解皮肤及末梢循环情况,了解患者感知觉的恢复情况和四肢活动度,判断手术创伤对机体的影响,持续低流量氧疗,严密监测生命体征,加床档保护防坠床。

2)管道观察及护理:留置针妥善固定且输液通畅,注意观察穿刺部位皮肤情况,常规留置尿管护理,如拔管应注意关注患者排尿情况。

3)基础护理:做好口腔护理、会阴护理、皮肤护理,定时翻身,协助患者清洁,取舒适卧位等工作。

(2)饮食护理:术后 6 小时内禁食水;6 小时排气后可开始饮水,饮水后无恶心、呕吐等不适症状,则可改为普食。

(3)体位与活动。

1)全麻清醒前:去枕平卧位,头偏向一侧。

2)全麻清醒后手术当日:低半卧位,可床上轻微活动。

3)术后第 1 日:床上自由体位,半卧位为主。活动能力应当根据患者个体化情况,循序渐进,对于年老体弱患者应减慢活动进度。术后适度活动对于预防肺不张、肺感染、静脉血栓,促进疾病康复等有重要意义,但不能活动过度,否则容易造成创面出血的增加。

(4)缓解疼痛护理:了解患者疼痛的部位、程度、诱因等,遵医嘱给予止痛药物。

(5)并发症的观察、预防和护理。

1)观察和预防感染:注意患者的排尿情况、腹部肿块大小和体温变化。肾盂成形术后保持各引流管通畅及切口清洁,若无漏尿,肾周引流管可于术后 3~4 天拔除。若切口处或肾周引流管内流出较多的淡黄色液体,常提示有吻合口漏的发生,应及时与医生联系,予以相应处理。体温过高的患者应给予物理降温,注意末梢保暖,必要时遵医嘱用药,对并发感染者合理使用抗菌药。

2)观察和预防肾衰竭:给予低盐、低蛋白质、高热量饮食,严格限制入量,记录 24 小时出入量。如发生肾衰竭,应及时通知医生并协助处理,尽早恢复肾功能。

(四)健康育教

(1)多饮水以冲洗尿路,防止尿路感染。

(2)保持造瘘口周围皮肤清洁、干燥,防止感染。

(3)放置双 J 管的患者,告知术后 1~3 个月经膀胱镜拔除。

(4)长期留置尿管者应定期更换尿管,更换时注意避免污染。教会患者观察尿液的颜色及性质,如发现尿液浑浊、有异味或发热等全身症状时应及时就诊。

(5)恢复期患者均衡饮食,合理摄入营养,注意休息,劳逸结合,活动量从小到大。

(6)定期复诊,了解肾积水程度是否减轻及肾功能恢复情况。

第三节　肾损伤

一、概述

肾脏隐藏于腹膜后,一般受损伤机会很少,但肾脏为一实质性器官,结构比较脆弱,外力强度稍大即可造成肾脏的创伤。肾损伤大多为闭合性损伤,占 60%~70%,可由直接暴力,如腰、腹部受硬物撞击或车辆撞击,肾受到沉重打击或被推向肋缘而发生损伤;肋骨和腰椎骨折时,骨折片可刺伤肾,间接暴力,如从高处落下、足跟或臀部着地时发生对冲力,可引起肾或肾蒂伤。开放性损伤多见于战时和意外事故,常伴有胸腹部创伤,在临床上按其损伤的严重程度可分为肾挫伤、肾部分裂伤、肾全层裂伤、肾蒂损伤、病理性肾破裂等类型。

二、诊断

(一)症状

1.血尿

损伤后血尿是肾损伤的重要表现,多为肉眼血尿,血尿的轻重程度与肾脏损伤严重程度不一定一致。

2.疼痛

局限于上腹部及腰部,若血块阻塞输尿管,则可引起绞痛。

3.肿块

因出血和尿外渗引起腰部不规则的弥散性胀大的肿块,常伴肌强直。

4.休克

面色苍白,心率加快,血压降低,烦躁不安等。

5.高热

由血、尿外渗后的肾周感染所致。

(二)体征

1.一般情况

患者可有腰痛或上腹部疼痛、发热。大出血时可有血流动力学不稳定的表现,如面色苍白、四肢发凉等。

2.专科检查

上腹部及腰部压痛,腹部包块。刀伤或穿透伤累及肾脏时,伤口可流出大量鲜血。出血量与肾脏损伤程度以及是否伴有其他脏器或血管损伤有关。

(三)检查

1.实验室检查

尿中含多量红细胞。血红蛋白与血细胞比容持续降低提示有活动性出血。血白细胞计数升高应注意是否存在感染灶。

2.特殊检查

早期积极的影像学检查可以发现肾损伤部位、程度,有无尿外渗或肾血管损伤及对侧肾情况。根据病情轻重,除需紧急手术外,有选择地应用以下检查。

(1)B超检查:能提示肾损害的程度,包膜下和肾周血肿及尿外渗情况。为无创检查,病情重时更有实用意义,并有助于了解对侧肾情况。

(2)CT扫描:可清晰显示肾皮质裂伤、尿外渗和血肿范围,显示无活力的肾组织,并可了解与周围组织和腹腔内其他脏器的关系,为首选检查。

(3)排泄性尿路造影:使用大剂量造影剂行静脉推注造影,可发现造影剂排泄减少,肾、腰大肌影消失,脊柱侧突及造影剂外渗等。可评价肾损伤的范围和程度。

(4)动脉造影:适宜于尿路造影未能提供肾损伤的部位和程度,尤其是伤侧肾未显影,选择性肾动脉造影可显示肾动脉和肾实质损伤情况。若伤侧肾动脉完全梗阻,提示为创伤性血栓形成,宜紧急施行手术。有持久性血尿者,动脉造影可以了解有无肾动静脉瘘或创伤性肾动脉瘤,但系有创检查,已少用。

(5)逆行肾盂造影:易招致感染,不宜应用。

(四)诊断要点

一般都有创伤史,可有腰痛、血尿、腰部肿块等症状、体征,出血严重时出现休克。定时查血、尿常规,根据血尿增减、血红蛋白变化评估伤情。检查首选肾脏超声,快速并且无创伤,对于评价肾脏损伤程度有意义,CT检查可以进一步显示肾实质损伤、肾脏出血及肾蒂损伤情况。条件允许时行静脉肾盂造影检查。

(五)鉴别诊断

1.腹腔脏器损伤

腹腔脏器损伤主要为肝、脾损伤,有时可与肾损伤同时发生。表现为出血、休克等危急症状,有明显的腹膜刺激症状。腹腔穿刺可抽出血性液体。尿液检查无红细胞;超声检查肾脏无异常发现;静脉尿路造影(IVU)示肾盂、肾盏形态正常,无造影剂外溢情况。

2.肾梗死

肾梗死表现为突发性腰痛、血尿、血压升高;IVU示肾显影迟缓或不显影。逆行肾盂造影可发现肾被膜下血肿征象。肾梗死患者往往有心血管疾患或肾动脉硬化病史,血清乳酸脱氢酶及碱性磷酸酶升高。

3.自发性肾破裂

突然出现腰痛及血尿病状。体检示腰腹部有明显压痛及肌紧张,可触及边缘不清的囊性肿块。IVU检查示肾盂、肾盏变形和造影剂外溢。B超检查示肾集合系统紊乱,肾周围有液性暗区。一般无明显的创伤史,既往多有肾肿瘤、肾结核、肾积水等病史。

三、治疗

肾损伤的处理与损伤程度直接相关。轻微肾挫伤经短期休息可以康复,多数肾挫裂伤可用保守治疗,仅少数需手术治疗。

(一)紧急治疗

有大出血、休克的患者需迅速采取抢救措施,观察生命体征,进行输血、复苏,同时明确有无并发其他器官损伤,做好手术探查的准备。

(二)保守治疗

(1)绝对卧床休息2~4周,病情稳定、血尿消失后才可以允许患者离床活动。通常损伤后4~6周肾挫裂伤才趋于愈合,过早过多离床活动,有可能再度出血。恢复后2~3个月不宜参加体力劳动或竞技运动。

(2)密切观察,定时测量血压、脉搏、呼吸、体温,注意腰、腹部肿块范围有无增大。观察每次排出的尿液颜色深浅的变化。定期检测血红蛋白和血细胞比容。

(3)及时补充血容量和热量,维持水、电解质平衡,保持足够尿量。必要时输血。

(4)应用广谱抗生素以预防感染。

(5)使用止痛剂、镇静剂和止血药物。

(三)手术治疗

1.开放性肾损伤

几乎所有这类损伤的患者都要施行手术探查,特别是枪伤或从前面腹壁进入的锐器伤,需经腹部切口进行手术,清创、缝合及引流并探查腹部脏器有无损伤。

2.闭合性肾损伤

一旦确定为严重肾裂伤、肾碎裂及肾蒂损伤需尽早经腹入路施行手术。若肾损伤患者在保守治疗期间发生以下情况,需施行手术治疗:①经积极抗休克后生命体征仍未见改善,提示有内出血;②血尿逐渐加重,血红蛋白和血细胞比容继续降低;③腰、腹部肿块明显增大;④有腹腔脏器损伤可能。

手术方法:经腹部切口施行手术,先探查并处理腹腔损伤脏器,再切开后腹膜,显露肾静脉、肾动脉,并阻断之,而后切开肾周围筋膜和肾脂肪囊,探查患肾。先阻断肾蒂血管,并切开肾周围筋膜,快速清除血肿,依具体情况决定做肾修补、部分肾切除术或肾切除。必须注意,在未控制肾动脉之前切开肾周围筋膜,往往难以控制出血,而被迫施行肾切除。只有在肾严重碎裂或肾血管撕裂,无法修复,而对侧肾良好时,才施行肾切除。肾实质破损不大时,可在清创与止血后,用脂肪或网膜组织填入肾包膜缝合处,完成一期缝合,既消除了无效腔,又减少了血肿引起继发性感染的机会。肾动脉损伤性血栓形成一旦被确诊即应手术取栓,并可行血管置换术,以挽救肾功能。

(四)并发症及其处理

常由血或尿外渗及继发性感染等引起。腹膜后囊肿或肾周脓肿可切开引流。输尿管狭窄、肾积水需施行成形术或肾切除术。恶性高血压要做血管修复或肾切除术。动静脉瘘和假性肾动脉瘤应予以修补,如在肾实质内则可行部分肾切除术。持久性血尿可施行选择性肾动脉造影及栓塞术。

四、病情观察

(1)观察生命体征,如体温、血压、脉搏、呼吸,神志反应。

(2)专科变化,注意腹部或腰腹部有无肿块及大小变化,血尿程度。

(3)重要生命脏器,如心、肺、肝、脾等脏器及骨骼系统有无合并伤。

五、注意事项

(一)医患沟通

(1)如拟保守治疗,应告知患者及其家属仍有做手术的可能性及肾损伤后的远期并发症。

(2)做开放手术,应告知可能切肾的方案,如做保肾手术,则有继续出血、尿外渗的可能。

(3)手术探查决定做肾切除时,应再一次告知患者家属,并告知术后肾功能失代偿或需做肾代替治疗的可能。如合并腹腔或其他部位脏器损伤,手术时要一起处理,也应告知家属并签字。

(4)交代病情时要立足于当前患者病情,对于病情变化不做肯定与否定的预测。

(二)经验指导

(1)对于肾损伤的患者应留院观察或住院 1 天,必须每 0.5～1 小时检测 1 次血压、心率、呼吸,记录每小时尿量。并做好血型分析及备血。

（2）对于肾损伤病情明确者，生命体征不稳时，可重复做腹腔穿刺及 CT、B 超等影像学检查。

（3）手术后要观察腹部情况，注意伤口有无渗血，敷料有无潮湿，为防止切口裂开，可使用腹带保护。

（4）肾切除患者要计算每日出入量，了解肾功能变化。

（5）确保引流管无扭曲，密切观察引流量、颜色的变化。

（6）腹部创伤合并肾损伤的比例不是很高，临床工作中易忽视。血尿是肾创伤的重要表现，但与病情严重程度不成比例；输尿管有血块堵塞、肾蒂损伤或低血压休克时可无血尿出现。

六、护理

(一)护理评估

1.健康史

详细了解受伤的原因、部位，受伤的经过，以往的健康状况等。

2.身体状况

（1）血尿：肾损伤的主要症状。肾挫伤时血尿轻微，肾部分裂伤或肾全层裂伤时，可出现大量肉眼血尿。当血块堵塞输尿管、肾盂或输尿管断裂、肾蒂血管断裂时，血尿可不明显，甚至无血尿。

（2）疼痛：肾包膜张力增加、肾周围软组织损伤，可引起患侧腰、腹部疼痛；血液、尿液渗入腹腔或伴有腹部器官损伤时，可出现全腹痛和腹膜刺激征；血块通过输尿管时，可发生肾绞痛。

（3）腰、腹部包块：血液、尿液渗入肾周围组织，可使局部肿胀形成包块，可有触痛。

（4）休克：严重的肾损伤，尤其是合并其他器官损伤时，易引起休克。

（5）发热：肾损伤后，由于创伤性炎症反应，伤区血液、渗出液及其他组织的分解产物吸收引起发热，多为低热；由血肿、尿外渗继发感染引起的发热多为高热。

3.心理状况

当有突发的暴力致伤，或因损伤出现大量肉眼血尿、疼痛、腰腹部包块等表现时，患者常有恐惧、焦虑等心理状态的改变。

4.辅助检查

（1）尿常规检查：了解尿中有无大量红细胞。

（2）B 超检查：能提示肾损害的程度，包膜下和肾周血肿及尿外渗情况。

（3）X 线检查：肾区阴影增大，提示有肾周围血肿的可能。

（4）CT 检查：可清晰显示肾皮质裂伤、尿外渗和血肿范围。

（5）排泄性尿路造影：可评价肾损伤的范围和程度。

（6）肾动脉造影：可显示肾动脉和肾实质损伤的情况。

(二)护理诊断及相关合作性问题

1.不舒适

与疼痛等有关。

2.恐惧/焦虑

与损伤后出现血尿等有关。

3.有感染的危险

与损伤后免疫力降低有关。

4.体温过高

与损伤后的组织产物吸收和血肿、尿外渗继发感染等有关。

(三)护理目标

(1)疼痛不适感减轻或消失。

(2)情绪稳定,能安静休息。

(3)患者发生感染和休克的危险性降低,未发生感染和休克。

(4)体温正常。

(四)护理措施

1.非手术治疗及手术前患者的护理

(1)嘱患者绝对卧床休息2～4周,待伤情稳定、血尿消失1周后方可离床活动,以防再出血。

(2)迅速建立静脉输液通路,及时输血、输液,维持水、电解质及酸碱平衡,防治休克。

(3)急救护理:有大出血、休克的患者需配合医生迅速进行抢救及护理。

(4)心理护理:对恐惧不安的患者,给予心理疏导、安慰、体贴和关怀。

(5)伤情观察:患者的生命体征;血尿的变化;腰、腹部包块大小的变化;腹膜刺激征的变化。

(6)配合医生做好影像学检查前的准备工作。

(7)做好必要的术前常规准备,以便随时中转手术。

2.手术后患者的护理

(1)卧床休息:肾切除术后需卧床休息2～3天,肾修补术、肾部分切除术或肾周引流术后需卧床休息2～4周。

(2)饮食:禁食24小时,适当补液,肠功能恢复后进流食,并逐渐过渡到普食,但要注意少食易胀气的食物,以减轻腹胀。鼓励患者适当多饮水。

(3)伤口护理:保持伤口清洁干燥,注意无菌操作,注意观察有无渗血、渗尿,应用抗菌药物,预防感染。

3.健康教育

(1)向患者介绍康复的基本知识,卧床的意义,以及观察血尿、腰腹部包块的意义。

(2)告诉患者恢复后3个月内不宜参加重体力劳动或竞技运动;肾切除术后患者应注意保护对侧肾,尽量不要应用对肾有损害的药物。

(3)定期到医院复诊。

第四节　输尿管损伤

一、概述

输尿管位于腹膜后间隙,位置隐蔽,一般由外伤直接引起输尿管损伤不常见,多见于医源性损伤,如手术损伤或器械损伤及放射性损伤。凡腹腔、盆腔手术后患者发生无尿、漏尿,腹腔或盆腔有刺激症状时均应想到输尿管损伤的可能。对怀疑输尿管损伤的患者,应进行系统的泌尿系检查。妇科手术特别是宫外孕破裂、剖宫产等急诊手术或妇科肿瘤根治术中,输尿管被钳夹或误扎等医源性损伤最为常见。

二、护理评估

采集患者外伤史,盆腔、腹腔、腹膜后手术史,妇科手术史及泌尿系手术史,如出现相应的症状应警惕输尿管损伤的可能。

(一)临床表现

手术损伤输尿管引起临床表现需根据输尿管损伤程度而定,术中发现输尿管损伤,立即处理可不留后遗症。倘未被发现,多在 3～5 天起病。尿液起初渗在组织间隙里,临床上表现为高热、寒战、恶心、呕吐、损伤侧腰痛、肾肿大、下腹或盆腔内肿物、压痛及肌紧张等。

1.腹痛及感染症状

表现为腰部胀痛、寒战、局部触痛、叩击痛。若输尿管被误扎,多数病例数天内患侧腰部出现胀痛,并可出现寒战、发热,局部触痛、叩击痛并可扪及肿大的肾脏。若采用输尿管镜套石或碎石操作,不慎造成输尿管穿孔破损者,由于漏尿或尿液外渗可引起患侧腰痛及腹胀,继发感染后则出现寒战、发热,肾区压痛并可触及尿液积聚而形成的肿块。

2.尿瘘

分急性尿瘘与慢性尿瘘两种。前者在输尿管损伤后当日或数日内出现伤口漏尿,腹腔积尿或阴道漏尿。后者以盆腔手术所致输尿管阴道瘘最常见。尿瘘形成前,多有尿外渗引起感染症状,常见伤后2～3周内形成尿瘘。

3.无尿

双侧输尿管发生断裂,伤后即可无尿,应注意与创伤性休克所致急性肾衰竭的无尿鉴别。

4.血尿

输尿管损伤后可以出现肉眼或镜下血尿,但也可以尿液检查正常,一旦出现血尿,应高度怀疑有输尿管损伤。

(二)辅助检查

1.静脉肾盂造影

可显示患肾积水,损伤以上输尿管扩张、扭曲、成角、狭窄及对比剂外溢。

2.膀胱镜及逆行造影

可观察瘘口部位并与膀胱损伤鉴别,逆行造影对明确损伤部位、损伤程度有价值。

3.B超

可显示患肾积水和输尿管扩张。

4.CT

对输尿管外伤性损伤部位、尿外渗及合并肾损伤或其他脏器损伤有一定的诊断意义。

5.阴道检查

有时可直接观察到瘘口的部位。

6.体格检查

膀胱腹膜外破裂后尿外渗,下腹耻骨上区有明显触痛,有时可触及包块。膀胱腹膜内破裂后,若有大量尿液进入腹腔,检查有腹壁紧张、压痛、反跳痛及移动性浊音。

(三)护理问题

首先对患者进行心理评估,了解患者的身体和心理状态,患者主要存在以下护理问题:

1.疼痛

与尿外渗及手术有关。

2.舒适的改变

与术后放置支架管、造瘘管有关。

3.恐惧、焦虑

与尿瘘、担心预后不良有关。

4.有感染的危险

有感染的危险与尿外渗及各种管路有关。

三、护理措施

(一)心理护理

输尿管损伤因为手术的损伤发生率较高,因此,心理护理显得尤为重要。要做到详细评估患者的心理状况及接受治疗的心理准备,与患者建立良好的护患关系,掌握患者的心理变化并给予相应的健康指导,减少医疗纠纷的发生。输尿管损伤后患者情绪紧张、恐惧,尤其是发生漏尿或无尿时,护士在密切观察病情的同时要向患者宣讲损伤后注意的问题,鼓励患者树立信心,保持平和的心态,积极配合治疗,减轻患者的焦虑。

(二)生活护理

(1)主动巡视患者,帮助患者完成生活护理,保持"七洁":皮肤、头发、指甲、会阴、口腔、手足、床单的干净整洁,使患者感到舒适。

(2)观察并保持各种管路的清洁通畅,正确记录引流液的颜色及量,尿袋、引流袋定期更换。

(3)关心患者,讲解健康保健知识。

(4)观察尿外渗的腹部体征,腹痛的程度;观察体温的变化,每天测量体温4次,并记录在护理病例中,发热时及时通知医师。

(5)观察24小时尿量,注意血尿情况,少尿、无尿要立即通知医师处理。

(6)饮食要均衡,富于营养,易消化。不吃易引起腹胀的食物,如牛奶、大豆等。保持排便通畅,必要时服润肠药。

(三)治疗及护理配合

输尿管损伤后治疗采取修复输尿管、保持通畅、保护肾功能的原则。及时采用双J管引流,有利于损伤的修复和狭窄的改善。

1.治疗方法

(1)外伤所致输尿管损伤,应首先注意处理其全身情况及有无合并其他脏器的损伤,断裂的输尿管应根据具体情况给予修补或吻合。除不得已时不宜摘除肾脏。

(2)器械所致的输尿管损伤往往为裂伤,保守治疗多可痊愈。如尿外渗症状不断加重,应及早施行引流术。

(3)手术时误伤输尿管应根据具体情况及时予以修补或吻合,如输尿管被结扎,应尽早松解结扎线,并在输尿管内安置导管保留数天。输尿管切开,可进行缝合修补,然后置管引流。输尿管被切断,则进行端端吻合,置管引流两周左右。输尿管在低位被切断可行输尿管膀胱吻合术。输尿管被钳夹,损伤轻微时按结扎处理;较重时,为防止组织坏死形成尿瘘,可切除损伤部分,进行端端吻合。若输尿管缺损太多,根据具体情况可以选择输尿管外置造瘘,肾造瘘,利用膀胱组织或小肠做输尿管成形手术。

2.保守治疗的护理配合

(1)密切监测生命体征的变化,记录及时准确。

(2)观察腹痛情况,不能盲目给予止痛剂。

(3)保持各种管路的清洁通畅,正确记录引流液的颜色及量,尿袋定期更换。

(4)备皮、备血、皮试,做好必要时手术探查的准备。

(5)正确记录 24 小时尿量,注意血尿情况,少尿、无尿要立即通知医师处理。

(6)嘱患者卧床休息,做好生活护理,保持排便通畅,必要时服润肠药。

3.手术治疗的护理

(1)输尿管断端吻合术后留置双 J 管,在此期间嘱患者多饮水,保证引流尿液通畅,防止感染,促进输尿管损伤的愈合。

(2)预防感染,术后留置导尿管,注意各引流管的护理,定期更换引流袋。更换引流袋应无菌操作,防止感染,尿道口护理每日 1～2 次。女性患者每日会阴冲洗。

(3)严密观察尿量,间接地了解有无肾衰竭的发生。

(4)高热的护理,给予物理降温,鼓励患者多饮水,及时更换干净衣服,必要时遵医嘱给予药物降温。

4.留置双 J 管的护理

(1)留置双 J 管可引起患侧腰部不适,术后早期多有腰痛,主要是插管引起输尿管黏膜充血、水肿及放置双 J 管后输尿管反流有关。

(2)患者出现膀胱刺激症状,主要由于双 J 管放置与不当或双 J 管下移,刺激膀胱三角区和后尿道所致。

(3)术后输尿管内放置双 J 管作内支架以利内引流,勿打折,保持通畅,同时防止血块聚集造成输尿管阻塞。

(4)要调整体位保持导尿管通畅,防止膀胱内尿液反流。

(5)观察尿液及引流状况。由于双 J 管置管时间长,且上下端盘曲刺激肾盂、膀胱黏膜易引起血尿。因此,术后要注意尿液颜色及尿量的变化。观察血尿颜色的方法是每日清晨留取标本,用无色透明玻璃试管,观察比较尿色。若患者突然出现鲜红尿液或肾区胀痛及腹部不适等症状,应及时报告医师。

(6)双 J 管于手术后 1～3 个月在膀胱镜下拔除。

四、健康教育

(1)输尿管损伤严重易引起输尿管狭窄,因此告之患者双 J 管需要定期更换直至狭窄改善为止。

（2）定期复查了解损伤愈合的情况及双 J 管的位置。若出现尿路刺激征、发热、腹痛、无尿等症状时，及时就诊。

（3）拔除留置导尿管后，指导患者增加饮水量，增加排尿次数，不宜憋尿。不宜做剧烈运动。有膀胱刺激征患者应遵医嘱给予解痉药物治疗。

第五节　膀胱损伤

一、概述

膀胱深藏在骨盆内，排空后肌肉层厚，一般不易受伤。膀胱充盈时伸展至下腹部高出耻骨联合，若下腹部遭到暴力打击，易发生膀胱损伤。骨盆骨折的骨折断端可以刺破膀胱；难产时，胎头长时间压迫可造成膀胱壁缺血性坏死。一般分为闭合性损伤、开放性损伤和医源性损伤。

二、病因及临床表现

（一）闭合性损伤

膀胱空虚时位于骨盆深处受到周围组织保护，不易受外界暴力损伤。当膀胱膨胀时，因膀胱扩张且高出耻骨联合，下腹部受到暴力时，如踢伤、击伤和跌伤等可造成膀胱损伤，骨盆骨折的骨折断端可以刺破膀胱；难产时，胎头长时间压迫可造成膀胱壁缺血性坏死。

（二）开放性损伤

其多见于火器伤，常合并骨盆内其他组织器官的损伤。

（三）手术损伤

膀胱镜检查、尿道扩张等器械检查可造成膀胱损伤。盆腔和下腹部手术，如疝修补、妇科恶性肿瘤切除等易致膀胱损伤。

（四）挫伤

挫伤是指膀胱壁保持完整，仅黏膜或部分肌层损伤，膀胱腔内有少量出血，无尿外渗，不引起严重后果。

（五）破裂

膀胱破裂可分两种类型。

1.腹膜外破裂

破裂多发生在膀胱前壁的下方，尿液渗至耻骨后间隙，沿筋膜浸润腹壁或蔓延到腹后壁，如不及时引流，可发生组织坏死、感染，引起严重的蜂窝组织炎。

2.腹膜内破裂

多发生于膀胱顶部。大量尿液进入腹腔可引起尿性腹膜炎。大量尿液积存于腹腔有时要与腹水鉴别。

（六）尿瘘

膀胱与附近脏器相通可形成膀胱阴道瘘或膀胱直肠瘘等。发生瘘后，泌尿系统容易继发感染。

(七)出血与休克

骨盆骨折合并大出血,膀胱破裂致尿外渗及腹膜炎,伤势严重,常有休克。

(八)排尿困难和血尿

膀胱破裂后,尿液流入腹腔或膀胱周围,有尿意,但不能排尿或仅排出少量血尿。

三、护理评估

评估患者受伤的时间、地点、暴力性质、部位、临床表现、合并伤、尿外渗、感染、特殊检查结果。

(一)临床表现

膀胱挫伤因范围仅限于黏膜或肌层,故患者仅有下腹不适,小量终末血尿等。一般在短期内症状可逐渐消失。膀胱破裂则有严重表现,临床症状依裂口大小、位置及其他器官有无损伤而不同。腹膜内破裂会引起弥漫性腹膜刺激症状,如腹部膨胀、压痛、肌紧张、肠蠕动音降低和移动性浊音等。膀胱与附近器官相通形成尿瘘时,尿液可从直肠、阴道或腹部伤口流出,往往同时合并泌尿系感染。

1.腹痛

尿外渗及血肿引起下腹部剧痛,尿液流入腹腔则引起急性腹膜炎症状。伴有骨盆骨折时,耻骨处有明显压痛。尿外渗和感染引起盆腔蜂窝组织炎时,患者可有全身中毒表现。

2.尿瘘

贯穿性损伤可有体表伤口、直肠或阴道漏尿。闭合性损伤在尿外渗感染后破溃,也可形成尿瘘。膀胱与附近脏器相通可形成膀胱阴道瘘或膀胱直肠瘘等。发生瘘后,泌尿系容易继发感染。

(二)辅助检查

根据外伤史及临床体征诊断并不困难。凡是下腹部受伤或骨盆骨折后,下腹出现疼痛、压痛、肌紧张等征象,除考虑腹腔内脏器损伤外,也要考虑到膀胱损伤的可能性。当出现尿外渗、尿性腹膜炎或尿瘘时,诊断更加明确。怀疑膀胱损伤时,应做进一步检查。

1.导尿术

如无尿道损伤,导尿管可顺利放入膀胱,若患者不能排尿液,而导出尿液为血尿,应进一步了解是否有膀胱破裂。可保留导尿管进行注水试验,抽出量比注入量明显减少,表示有膀胱破裂。

2.膀胱造影

经导尿管注入碘化钠或空气,摄取前后位及斜位 X 线片,可以确定膀胱有无破裂,破裂部位及外渗情况。

3.膀胱镜检查

对于膀胱瘘的诊断很有帮助,但当膀胱内有活跃出血或当膀胱不能容纳液体时,不能采用此项检查。

4.排泄性尿路造影

如疑有上尿道损伤,可考虑采用,以了解肾脏及输尿管情况。

（三）护理问题

1.疼痛

与损伤后血肿和尿外渗及手术切口有关。

2.潜在并发症

出血，与损伤后出血有关。

3.有感染的危险

与损伤后血肿、尿外渗及免疫力低有关。

4.恐惧、焦虑

与外伤打击、担心预后不良有关。

（四）护理目标

（1）患者主诉疼痛减轻或能耐受。

（2）严密观察患者出血情况，如有异常出血及时通知医师。

（3）在患者住院期间不发生因护理不当造成的感染。

（4）患者主诉恐惧、焦虑心理减轻。

四、护理措施

（一）生活护理

（1）满足患者的基本生活需要，做到"七洁"。

（2）做好引流管护理：①妥善固定、保持通畅。②准确记录引流液量、性质。③保持尿道口清洁，定期更换尿袋。

（3）多饮水，多食易消化食物，保持排便通畅。

（二）心理护理

（1）损伤后患者恐惧、焦虑，担心预后情况。护士主动向患者介绍康复知识，介绍相似病例，鼓励患者树立信心，配合治疗，减少焦虑。

（2）从生活上关心、照顾患者，满足基本生活护理，使其感到舒适。

（3）加强病房管理，创造整洁安静的休养环境。

（三）治疗及护理配合

膀胱挫伤无须手术，通过支持疗法、适当休息、充分饮水、给予抗菌药物和镇静剂在短期内即可痊愈。

1.紧急处理

膀胱破裂是一种较严重的损伤，常伴有出血和尿外渗，病情严重，应尽早施行手术。护士需协助做好手术前的各项相关检查和护理，积极采取抗休克治疗，如输液、输血、镇静及止痛等各项措施（见图 5-1）。

2.保守治疗的护理

患者的症状较轻，膀胱造影显示少量尿外渗，可从尿道插入导尿管持续引流尿液，可以采取保守治疗，保持尿液引流通畅，预防感染。

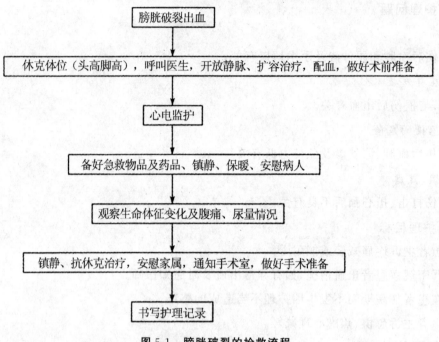

图 5-1　膀胱破裂的抢救流程

（1）密切观察生命体征,及时发现有无持续出血,观察有无休克发生。

（2）保持尿液引流通畅,及时清除血块防止阻塞膀胱,观察并记录 24 小时尿的色、质、量。妥善固定尿管。

（3）适当休息、充分饮水,保证每日尿量 3000 mL 以上,以起到内冲洗的作用。

（4）注意观察体温的变化,警惕有无盆腔血肿、感染。观察腹膜刺激症状。

3.手术治疗的护理。

膀胱破裂伴有出血和尿外渗,病情严重,须尽早施行手术。

（1）按外科术前准备进行备皮、备血、术前检查。

（2）开放静脉通道,观察生命体征。

（3）准确填写手术护理记录单,与手术室护士认真交接。

（4）术后监测生命体征,并详细记录。

（5）按医嘱正确输入药物,掌握液体输入的速度,保持均匀的摄入。

（6）保持各种管路通畅,并妥善固定,防止脱落。定期更换引流袋。

（7）观察伤口渗出情况,及时更换敷料,遵守无菌操作原则。

（8）保持排便通畅,避免增加腹压,有利于伤口愈合。术后采取综合疗法,使患者获得充分休息、足够营养、适当水分,纠正贫血,控制感染。

五、健康教育

（1）讲解引流管护理的要点,如防止扭曲、打折、保持引流袋位置低于伤口及尿管,防止尿液反流。

（2）拔除尿管前要训练膀胱功能,先夹管训练 1～2 天,拔管后多饮水,达到冲洗尿路预防感染的目的。

（3）卧床期间防止压疮、防止肌肉萎缩,进行功能锻炼。

第六节 泌尿系统结石

结石是最常见的泌尿外科疾病之一。男女比例约 3:1,好发于 25~40 岁之间,复发率高。发病有地区性,我国南方多于北方。近年来,上尿路结石发病率明显提高,下尿路结石日趋减少。

一、肾、输尿管结石

肾和输尿管结石,又称上尿路结石。肾结石多原发,位于肾盂和肾盏。输尿管结石绝大多数来于肾,多为单侧发病。

(一)病因

结石成因不完全清楚,研究认为,脱落细胞和坏死组织形成的核基质与高浓度的尿盐以及尿中抑制晶体形成物质不足是尿结石形成的主要原因。

1.流行病学因素

结石的形成与年龄、性别、职业、饮食成分和结构、摄水量、气候、代谢及遗传等因素有关。

2.全身因素

长期卧床、甲亢患者,摄入过多的动物蛋白,维生素 D 以及维生素 C、维生素 B_6 摄入不足,与结石形成有关。

3.尿液因素

尿量减少、尿液浓缩;尿液中抑制晶体形成物质不足;尿 pH 改变,盐类结晶;尿液中钙、草酸、尿酸物质排出过多。

4.局部因素

尿路狭窄、梗阻、感染及留置尿管常诱发结石形成。

(二)病因生理

1.直接损伤

结石损伤肾盂、输尿管黏膜导致出血。

2.梗阻

结石位于输尿管三个狭窄处致尿路梗阻。

3.感染

梗阻基础上,细菌逆行蔓延导致尿路感染。

4.癌变

肾盂内的结石长期慢性刺激诱发肾癌。

(三)临床表现

主要表现是与活动有关的疼痛和血尿,少数患者长期无症状。

1.疼痛

较大的结石,引起腰腹部钝痛或隐痛,活动后加重;较小的结石,梗阻后出现绞痛,肾绞痛常突然发生,如刀割样,沿输尿管向下腹部、外阴部和大腿内侧放射,伴有面色苍白、出冷汗、恶

149

心、呕吐、血压下降,呈阵发性发作。输尿管末端结石引起尿路刺激症状。尿内排出结石,对诊断有重要意义。

2.血尿

常在活动或剧痛后出现镜下血尿或肉眼血尿。

3.脓尿

并发感染时可有高热、腰痛,易被误诊为肾盂肾炎。

4.其他

梗阻引起肾积水,可触到肿大的肾脏。上尿路完全梗阻可导致无尿,继发肾功能不全。

(四)辅助检查

1.实验室检查

(1)尿常规:可有红细胞、白细胞或结晶。

(2)肾功能、血生化,有条件则化验尿石形成的相关因素。

2.影像学检查

(1)X线检查:约95%以上的上尿路结石可在X线平片上显影。

(2)排泄性或逆行性尿路造影:排泄性或逆行性尿路造影对于确定结石的部位、有无梗阻及程度、对侧肾功能是否良好、鉴别钙化阴影等都有重要价值。

(3)B超:B超可探及密集光点或光团。

(五)诊断要点

1.临床表现

典型的肾绞痛、血尿,首先考虑上尿路结石,合并肾区压痛、肾肿大,则可能性更大。

2.检查结果

根据尿常规、X线平片可初步诊断,泌尿系统造影可确定结石。

(六)诊疗要点

1.非手术治疗

适用于直径小于0.6 cm的光滑圆形结石,无尿路梗阻、感染,肾功能良好者。

(1)充分饮水,根据结石成分调节饮食。

(2)根据结石性质选用影响代谢药物。

(3)酌情选用抗生素,预防或控制尿路感染。

(4)对症治疗:肾绞痛者,单独或联合应用解痉剂,酌情选用阿托品、哌替啶、黄体酮等药物。**2.体外冲击波碎石术**

体外冲击波碎石术适用于直径小于2.5 cm左右的单个结石。有效率达90%左右。

3.手术治疗

对不适于上述治疗者选用。

(1)非开放手术:包括输尿管镜取石或碎石术、经皮肾镜取石或碎石术、腹腔镜输尿管取石。

(2)开放手术:包括输尿管、肾盂、肾窦切开取石和肾部分、全部切除术。

4.中医中药

清热利湿,排石通淋。

（七）护理评估

1.健康史

评估年龄、性别、职业等个人生活史，泌尿系感染、梗阻或异物病史。

2.目前身体状况

（1）症状体征：是否出现肾绞痛，疼痛性质、压痛部位，有无血尿、膀胱刺激症。

（2）辅助检查：尿常规、X线平片及造影。

3.心理、社会状况

了解患者和家属对结石的危害、手术、治疗配合、康复知识、并发症的认知程度和心理承受能力。

（八）常见的护理诊断/问题

1.疼痛

疼痛与结石导致的损伤、炎症及平滑肌痉挛有关。

2.血尿

血尿与结石损伤肾及输尿管黏膜有关。

3.有感染的危险

感染与结石梗阻、尿液潴留有关。

4.知识缺乏

患者缺乏有关病因、预防复发的相关知识。

（九）护理目标

（1）患者的疼痛减轻。

（2）患者恢复正常排尿。

（3）感染得到预防或控制。

（4）患者能说出结石形成的原因、预防结石复发的方法。

（十）护理措施

1.非手术治疗的护理

（1）病情观察：排尿是否有结石排出，观察排出尿液的颜色。

（2）促进排石：鼓励患者多饮水，指导患者适当运动，如跳跃、跑步等。

（3）指导饮食、用药：根据结石成分指导饮食和用药，鼓励多食高纤维的食物，少食高动物蛋白、高脂肪、高糖食物。

（4）肾绞痛的护理：卧床休息，选用恰当的物理疗法，遵医嘱应用止痛药。

2.体外冲击波碎石术护理

（1）术前护理。①心理护理：解释治疗的原理、方法。②术前准备：术前3天忌食产气食物，术前1天服用缓泻剂，术晨禁饮食，术前排空膀胱。

（2）术后护理。①体位：术后患者无不适，可变换体位，适当活动，促进排石，巨大结石碎石后，采用患侧侧卧位。②指导饮食：术后大量饮水，无药物反应即可进食，硬膜外麻醉者术后6小时进食。③疗效护理：术后绞痛者，解痉镇痛；观察记录排石情况，定时拍腹平片了解排石效果。

3.手术取石的护理

(1)术前护理。①心理护理:解释手术相关知识,安慰患者。②术前准备:皮肤准备,女性患者行会阴冲洗,输尿管结石术前X线平片定位,供手术参考。

(2)术后护理。①病情观察:观察和记录尿液颜色、性状、量,术后12小时尿中有鲜血且较浓,提示出血严重。②体位:术后48小时内,麻醉平稳后取半卧位,以利于呼吸及引流,肾实质切开者,卧床2周。③输液与饮食:输液利尿,达到冲洗尿路和改善肾功能的目的;肠蠕动恢复、肛门排气即可进食。④换药及引流管护理:保持伤口敷料的清洁干燥,防止尿液浸湿。观察引流液的颜色、性状与量;正确安置引流袋,防止逆流;严格无菌条件下换管或冲洗;按时更换引流管,导尿管每周更换1次。

(十一)护理评价

(1)患者的疼痛是否减轻、消失。

(2)患者能否正常排尿。

(3)感染是否得到预防或控制。

(4)患者是否了解结石形成的原因、预防结石复发的方法。

(十二)健康指导

(1)宣传预防结石的知识。

(2)讲解术后饮水、适当活动、放置引流管的重要性。

(3)熟悉食物理化特性,根据结石成分指导饮食。

(4)熟悉药物特性,正确指导患者用药。

二、膀胱结石

膀胱结石常在膀胱内形成,亦可来自肾脏。发病有地区性,多见于儿童及老年男性。

(一)病因分类

1.原发性结石

原发性结石与气候、饮水、营养不良和长期低蛋白饮食有关。

2.继发性结石

继发性结石与膀胱憩室、异物、出口梗阻有关,亦可从肾、输尿管移行而来。

(二)病理生理

结石、梗阻、感染三者互为因果关系。与肾结石相同,膀胱结石可直接刺激黏膜引起损伤,亦可阻塞尿道内口引起梗阻和感染,结石长期刺激可诱发癌变。

(三)临床表现

1.症状

典型表现是排尿突然中断,合并耻骨上剧烈疼痛,向阴茎头部、尿道远端放射。小儿常牵拉阴茎或变换体位后,疼痛缓解并继续排尿,伴随出现尿频、尿急和排尿终末疼痛及终末血尿。

2.体征

直肠指检或双合诊可触及较大结石。

(四)辅助检查

1.X线

X线可显示绝大多数膀胱内结石。

2.B超

B超可探及膀胱内结石声影,确定结石大小、形状、数目。

3.膀胱镜

X线、B超不能确诊时首选。

(五)诊断要点

根据典型病史、症状、体征,双合诊检查、X线及B超检查结果,一般确诊不难。膀胱镜不仅可以诊断,还可镜下取石。

(六)诊疗要点

小的膀胱结石可经尿道自行排出。较大结石可行膀胱内碎石术,包括体外冲击波、液电冲击波、超声波碎石及碎石钳碎石、气压弹道碎石。无条件碎石者行膀胱切开取石术。

(七)护理评估

1.健康史

评估是否有上尿路结石病史,饮水、饮食习惯。

2.目前的身体状况

(1)症状体征:是否有排尿突然中断的表现,是否伴随膀胱刺激症、血尿。

(2)辅助检查:X线、B超、膀胱镜检查。

3.心理、社会状况

评估患者和家属对结石、手术的危害及并发症的认知程度和心理承受能力。家庭和社会支持情况。

(八)常见的护理诊断/问题

1.疼痛

疼痛与结石导致的损伤、炎症及括约肌痉挛有关。

2.血尿

血尿与结石损伤膀胱黏膜有关。

3.排尿异常

排尿异常与结石导致梗阻、尿液潴留有关。

(九)护理目标

(1)患者的疼痛减轻。

(2)患者尿液正常。

(3)患者恢复正常排尿。

(十)护理措施

(1)鼓励患者多饮水,观察结石排出情况。

(2)酌情应用抗生素,有效解痉止痛。

(3)经尿道碎石、取石后,观察出血的颜色、性状与量。

(4)耻骨上膀胱切开取石术后,保持切口清洁干燥,按时换药。术后留置尿管 7～10 天,保持通畅,一旦堵塞,可用生理盐水冲洗。

(十一)护理评价

(1)患者疼痛是否减轻。

(2)患者尿液是否正常。

(3)患者能否正常排尿。

(十二)健康指导

(1)指导儿童多饮水、多食纤维含量高的食物。

(2)指导前列腺增生症患者尽早治疗。

三、尿道结石

尿道结石多由肾、输尿管或膀胱结石移行而来,常因阻塞尿道就诊。多发生于 1～10 岁的儿童,90％为男性。

(一)临床表现

1.症状

排尿时疼痛,前尿道结石疼痛局限在结石停留处,后尿道放射至阴茎头部或会阴部。结石阻塞尿道引起排尿困难,尿线变细、滴沥,甚至急性尿潴留。

2.体征

后尿道结石经直肠指检触及,前尿道结石直接沿尿道体表扪及。

(二)辅助检查

1.尿道探子

尿道探子经尿道探查时可有摩擦音及碰击感。

2.X 线

X 线可明确结石部位、大小及数目。

3.尿道造影

明确结石与尿道的关系。

(三)诊断要点

根据肾、输尿管或膀胱结石病史及尿痛和排尿困难典型表现,辅助以尿道探子、X 线检查结果,不难确诊。

(四)诊疗要点

1.舟状窝结石

舟状窝结石直接用镊子取出或钳碎后取出,直径较大者,麻醉后切开尿道外口取出。

2.前尿道结石

前尿道结石经尿道直接取出,若失败,可用金属探子将结石推回到尿道壶腹部后行尿道切开取石。

3.后尿道结石

金属探子将结石推回膀胱,再按膀胱结石处理。

（五）护理评估

1.健康史

评估是否有肾、输尿管、膀胱结石的病史。

2.目前的身体状况

（1）症状体征：是否有尿痛和排尿困难的典型表现，是否合并急性尿潴留。

（2）辅助检查：尿道探子、X线及造影检查结果。

3.心理、社会状况

评估患者和家属对结石、手术的危害、并发症的认知程度。

（六）常见的护理诊断/问题

1.疼痛

疼痛与结石梗阻及尿道括约肌痉挛有关。

2.排尿异常

排尿异常与结石梗阻、尿潴留以及感染有关。

3.潜在并发症

急性尿潴留。

（七）护理目标

（1）患者疼痛减轻。

（2）患者恢复正常排尿。

（3）患者不发生并发症或及时解除症状。

（八）护理措施

（1）尿道取石后，观察尿道出血的颜色、性状与量。

（2）尿道切开取石后，保持切口清洁干燥，按时换药。术后留置尿管2周左右，防止粘连、狭窄。

（3）术后尿道狭窄者，配合医生进行尿道扩张。

（九）护理评价

（1）患者的疼痛是否减轻或消失。

（2）患者能否正常排尿。

（3）患者有无发生并发症或及时解除症状。

（十）健康指导

（1）及时有效治疗肾、输尿管、膀胱结石。

（2）指导患者定时复查和治疗。

第七节　泌尿系统感染

泌尿系统感染一般又称为泌尿道感染（UTI）。泌尿生殖系统感染主要是由病原微生物侵入泌尿、男生殖系统内繁殖而引起的炎症。尿路感染是最常见的感染性疾病之一，目前已是仅次于呼吸道感染的第二大感染性疾病。病原微生物大多为革兰阴性杆菌。由于解剖学上的特点，泌尿道与生殖道关系密切，且尿道外口与外界相通，两者易同时引起感染或相互传播。

一、病因

尿路感染的病原微生物主要是细菌，极少数为厌氧菌、真菌、支原体、病毒和滴虫等。诱发感染的因素主要有以下四个方面。

(一)机体防御下降

局部抗感染能力及免疫功能下降都易诱发泌尿系统感染。如糖尿病、营养不良、肿瘤、妊娠及先天性免疫缺陷或长期应用免疫抑制剂治疗等。

(二)尿路结石及梗阻因素

结石、梗阻、感染三者常相互促发，互为因果。如先天性泌尿生殖系异常、结石导致尿液引流不畅，引起尿液滞留，降低尿路及生殖道上皮防御细菌的能力。

(三)医源性因素

如留置导尿管、造瘘管、尿道扩张、前列腺穿刺活检、膀胱镜检查等操作，都可能不同程度损害尿路上皮的完整性，易引入致病菌而诱发或扩散感染。

(四)女性易感因素

由于女性尿道较短，容易招致上行感染，特别是经期、更年期、性交时更易发生。

二、发病机制

正常人的尿道口皮肤和黏膜有一些正常菌群停留。在致病菌未达到一定数量及毒力时，正常菌群对于致病菌起到抑制平衡的作用，而膀胱的排尿活动又可以将细菌冲刷出去，所以正常人对感染具有防御功能。尿路感染主要是尿路病原体和宿主之间相互作用的结果，尿路感染在一定程度上是由细菌的毒力、接种量和宿主的防御机制不完全造成的，这些因素在最终决定细菌定植水平以及尿路损伤的程度也会起到一定作用。

三、感染途径

感染途径主要有四种，最常见为上行感染和血行感染。

(一)上行感染

致病菌经尿道进入膀胱，还可沿输尿管腔内播散至肾。占尿路感染的95%，大约50%下尿路感染病例会导致上尿路感染。病原菌也可沿男性生殖管道逆行感染引起细菌性前列腺炎、附睾睾丸炎。

(二)血行感染

较为少见，在机体免疫功能低下或某些因素促发下，某些感染病灶如皮肤疖、痈、扁桃体炎、龋齿等细菌直接由血行传播至泌尿生殖系统器官，常见为肾皮质感染。病原菌多为金黄色葡萄球菌、溶血性链球菌等革兰阳性菌。

(三)淋巴感染

致病菌从邻近器官的血行感染，较少见，致病菌多为金黄色葡萄球菌。

(四)直接感染

由于邻近器官的感染直接蔓延所致或外来的感染，致病菌经肾区瘘管和异物的感染等。

四、临床表现

临床表现以尿路及受累的器官为基础，重者出现全身感染表现。膀胱刺激症状是最常见的表现。

（一）症状

细菌性膀胱炎。

（二）急性肾盂肾炎

可有高热、寒战等全身症状。甚至双侧腰痛，多呈胀痛。有尿频、尿急、尿痛等膀胱刺激症状，多伴有急性期患侧肾区压痛、疼痛往往较为明显，可出现肌紧张。为病原菌入侵膀胱后引起，常伴尿道炎症。

（三）慢性肾盂肾炎

临床表现复杂，易反复发作。与急性肾盂肾炎相似，症状相对较轻，有时可表现为无症状性菌尿和脓尿。

五、辅助检查

（一）实验室检查

1.尿常规

包括尿生化检查和尿沉渣检查。尿中白细胞显著增加，出现白细胞管型提示肾盂肾炎。

2.尿培养

临床根据标本采集方式不同而应用不同的"有意义的细菌"计数来表示尿路感染。同时治疗前的中段尿标本培养是诊断尿路感染最可靠的指标。

3.血液检查

上尿路感染多出现白细胞计数和中性粒细胞比值升高。

（二）影像学检查

包括超声、尿路平片、静脉尿路造影、膀胱或尿道造影、CT、放射性核素和磁共振水成像（MRU）等。其中超声检查无创、简单可作为首选，CT有助于确定感染诱因、尿路平片有助于发现结石。影像学检查在慢性泌尿系感染和久治不愈的患者中有重要意义。

六、诊断要点

泌尿系统非特异性感染需与泌尿系统结核相鉴别，尤其是反复出现尿路感染症状者。另外关于有尿路感染症状时应考虑妇科疾病等。

七、治疗原则

（一）一般治疗

急性治疗期间注意休息、营养，避免性生活。给予饮食指导，多饮水，保持每日尿量在2000 mL以上，有助于细菌的排出。

（二）抗感染治疗

选用适当抗生素。单纯性尿路感染者应持续使用敏感抗生素至症状消失，尿常规检查恢复正常，尿细菌培养转阴。

（三）对症治疗

使用解热镇痛药缓解高热、疼痛，使用碱性药物如碳酸氢钠降低尿液酸性，缓解膀胱刺激症状。

（四）纠正基础疾病

需积极纠正引起局部和全身免疫功能下降的疾病，如糖尿病、营养不良等。

（五）去除诱发因素

非单纯性尿路感染需针对合并的危险因素采取相应治疗措施。

八、临床护理

（一）评估要点

1.健康史

了解患者基本情况包括年龄、职业、生活环境、饮食饮水习惯等。

2.相关因素

了解患者的既往史和家族史，包括每天排尿的次数、尿量，询问尿频、尿急、尿痛的起始时间，有无发热、腰痛等伴随症状，有无导尿、尿路器械检查等明显诱因，有无泌尿系统畸形、前列腺增生、妇科炎症等相关疾病病史；询问患病以来的治疗经过，药物使用情况，包括的名称、剂量、用法、疗程及其疗效。有无发生不良反应。

3.心理和社会支持状况

本病起病急，易反复发作，伴有尿路刺激征、血尿、乏力等不适的症状，应评估患者有无紧张、焦虑等不良心理反应。

（二）护理诊断/问题

1.排尿异常

与尿频、尿急、尿痛有关。

2.体温过高

与疾病炎症有关。

3.焦虑/恐惧

与患者疾病迁延不愈，担心预后有关。

4.舒适的改变

与疼痛有关。

5.睡眠型态紊乱

与焦虑/恐惧、疼痛不适、排尿异常等有关。

6.潜在并发症

精索静脉曲张、精索炎、前列腺炎、肾炎等肾脏疾病。

（三）护理目标

（1）患者自述减轻尿频、尿急、尿痛。

（2）患者恢复正常的体温。

（3）患者了解相关疾病知识及预防知识。

（4）患者减轻痛苦、舒适度增加。

（5）患者睡眠情况得到改善。

（6）积极预防潜在并发症发生。

（四）护理措施

1.疼痛护理

向患者解释疼痛的原因、机制，讲解有关疾病发展及预后的相关知识，缓解负面情绪及疼痛压力。遵医嘱使用止痛药物,或进行封闭治疗。合理运用冷、热疗法减轻局部疼痛。分散患者注意力。尽可能满足患者对舒适的需求,如变换体位,减少压迫等。用物放于患者易取用处。

2.发热护理

遵医嘱应用药物进行降温,可用温水擦浴、冰袋降温及乙醇擦浴等。维持水、电解质平衡,必要时静脉补充液体、电解质等。增进舒适,预防并发症,高热时绝对卧床休息,做好基础护理。

3.用药护理

联合用药时,注意药物配伍禁忌。遵医嘱正确选择抗生素,同时指导患者擅自停药。

4.心理护理

关心了解患者感受,给予患者心理上的安慰和支持,针对患者个体情况进行针对性心理护理。鼓励患者积极参与感兴趣的活动,学会自我放松法,保持乐观情绪。同时做好家属的工作,争取家属的支持和配合,鼓励家属及朋友给予患者心理上的支持。

(五)健康教育

1.疾病预防指导

多饮水、勤排尿是预防尿路感染最简便而有效的措施。另外保持规律生活,避免劳累,注意个人卫生,尤其女性在月经期、妊娠期、产褥期。学会正确清洁外阴部的方法。与性生活有关的反复发作者,应注意性生活后立即排尿。

2.疾病知识指导

告知患者疾病的病因、疾病特点和治愈标准,使其理解多饮水、保持个人卫生的重要性,确保其出院后仍能严格遵从。教会患者识别尿路感染的临床表现,一旦发生尽快到医院诊治。

3.用药指导

嘱患者按时、按量、按疗程服药,勿擅自停药并遵医嘱定期随访。

第八节　泌尿系统肿瘤

泌尿系统肿瘤大多数为恶性,最常见的是膀胱癌,其次是肾癌。男性多于女性,多在40岁以后发生。是泌尿外科最常见的疾病之一。

一、肾肿瘤

肾肿瘤多为恶性:成人以肾癌多见,男比女为2:1,高发年龄为:50～70岁。小儿以肾母细胞瘤最常见,占小儿恶性实体肿瘤的8%～24%,也是最常见的小儿腹部肿瘤。

(一)病因

肾肿瘤的病因至今不明。肾癌有一定的家族遗传倾向,与吸烟量及开始吸烟的年龄相关,研究认为男性吸烟相对危险性增加1.1～2.3倍。喝咖啡会增加女性肾癌的机会。

(二)病理生理

肾癌来自于肾小管上皮细胞,呈圆形,外有假包膜,切面黄色。有时呈多囊性,可有出血、坏死和钙化。肾癌局限时恶性程度低,穿破假包膜后经血液或淋巴转移。癌细胞可直接侵入肾静脉、腔静脉形成癌栓,也可转移到肺、脑、骨、肝等。

(三)临床表现

1.血尿

无明显原因的间歇性、无痛性肉眼血尿是常见症状,提示肿瘤已侵入肾盏、肾盂。肾盂癌早期出现血尿。肾母细胞瘤血尿不明显。

2.疼痛

腰部钝痛或隐痛,血块堵塞输尿管时发生绞痛。

3.肿块

肾癌常在腹部或腰部发现肿块,质地较硬,活动度较差。发生于体弱婴幼儿的腹部巨大肿块是肾母细胞瘤的特点。

4.肾外表现

常见的有低热、高血压、高血钙、血沉快、贫血、消瘦等。

(四)辅助检查

1.实验室检查

镜下或肉眼血尿,尿三杯试验有助于确定出血部位。

2.影像学检查

(1)X线:可见不规则增大的肾形。造影可见肾盏、肾盂呈不规则变形、狭窄。

(2)B超:可发现早期无症状癌性肿块,可鉴别占位病变的性质。

(3)CT、MRl、肾动脉造影:有助于早期诊断和鉴别诊断。

(五)诊断要点

1.临床表现

出现血尿、疼痛、肿块三大症状表明肾癌进入晚期,一旦出现无痛肉眼血尿就应想到肾癌。婴幼儿腹部进行性增大肿块应高度怀疑肾母细胞瘤。

2.辅助检查

对高度可疑患者,酌情选择影像学检查,如X线、B超、CT、MRI等以确定诊断。

(六)诊疗要点

1.手术治疗

肾癌行根治性肾切除,包括患侧肾、肾周围筋膜及脂肪和肾门淋巴结。肾盂癌切除患肾、患侧输尿管及输尿管开口部位的膀胱。肾母细胞瘤经腹部行患肾切除术。

2.术后辅助治疗

放疗和化疗对肾癌效果不佳,免疫疗法对肾转移癌有一定效果。肾母细胞瘤术后配合化疗和放疗可显著提高生存率。

(七)护理评估

1.健康史

评估年龄、性别与职业,有无长期吸烟史,有无家族遗传史。

2.目前的身体状况

(1)症状体征:有无间歇性无痛性全程肉眼血尿,有无腹部进行性增大的肿块,有无腰部疼痛。

(2)辅助检查:包括特殊检查结果及有关手术耐受性检查。

3.心理、社会状况

了解患者和家属对病情严重程度、对拟行手术方式的认知程度和心理承受能力。对预后的担心程度,家庭和社会对患者的心理和经济上的支持程度。

(八)常见的护理诊断/问题

1.恐惧/焦虑

恐惧/焦虑与对癌症的惧怕,对手术及并发症的担忧有关。

2.疼痛

疼痛与肾包膜张力增大、血块堵塞输尿管有关。

3.营养失调:低于机体需要量

营养失调与长期血尿、癌肿消耗、手术创伤有关。

4.有感染的危险

感染与手术切口、置管引流有关。

5.潜在并发症

潜在并发症为出血。

(九)护理目标

(1)患者恐惧/焦虑感减轻。

(2)患者的疼痛被有效控制。

(十)护理措施

1.术前护理

(1)病情观察:癌症晚期,卧床休息,观察记录排尿情况、血尿情况。观察疼痛性质,出现绞痛时,有效止痛处理。

(2)饮食护理:鼓励多饮水,以稀释尿液。给予高热量、高蛋白易消化饮食,纠正贫血。

(3)术前准备:常规术前准备,了解重要脏器功能。

(4)心理护理:肾癌一旦出现典型表现多已进入晚期,患者绝望、恐惧,对治疗失去信心。耐心解释,细心护理,精心疏导,消除不良心理或行为。

2.术后护理

(1)一般护理:取半卧位,卧床5~7天,防止过早活动导致出血。肛门排气后进食,鼓励多饮水,静脉营养。切口疼痛者酌情止痛。

(2)术后观察:观察血压、脉搏和呼吸。记录24小时尿量、颜色。检测尿常规,了解健侧肾功能。

(3)预防感染:遵医嘱应用抗生素。保持敷料干燥,及时换药。定时翻身、叩背、雾化稀释痰液以利于咳痰,防止肺部感染。

(4)引流管护理:监测引流液的性质、颜色和量。常规引流管的护理,避免压迫、折叠。一般术后2~3天无引流物排出时拔除。

(十一)护理评价

(1)患者恐惧/焦虑是否减轻。

(2)患者的疼痛是否有效控制。

(3)患者营养状况是否得到改善。

(4)患者有无感染征象,切口有无感染。

(5)患者术后是否发生出血。

(十二)健康指导

(1)指导患者及时进行化疗、放疗,定期查血、尿常规,出现骨髓抑制,暂停治疗。

(2)指导患者定期复查肺、肝、肾等易转移脏器。

二、膀胱肿瘤

膀胱肿瘤是泌尿系最常见肿瘤,大多来自上皮组织,其中90%以上为移行上皮肿瘤。好发于50～70岁人群,男女比例约为4：1。

(一)病因

1.环境和职业

研究表明生活接触染料、橡胶塑料、油漆等或从事此类工作的人群易诱发膀胱癌。

2.吸烟

吸烟是膀胱癌的重要病因。吸烟者尿中色氨酸的代谢增加50%。吸烟量越大,吸烟时间越长,发生膀胱肿瘤的危险性也越大。

3.代谢异常

色氨酸和烟酸异常代谢物影响细胞RNA和DNA合成,产生诱发膀胱癌变的物质。

4.其他

膀胱白斑、膀胱结石、尿潴留等也可能是膀胱癌的诱因。遗传和免疫与膀胱癌亦有一定关系。

(二)病理生理

1.组织类型

膀胱癌根据来源分为上皮性和非上皮性两类,前者占95%以上,以移行细胞癌最多见,后者少见,多为肉瘤。

2.分化程度

根据肿瘤细胞大小、形态、染色、分裂相等分为三级：Ⅰ级分化良好,低度恶性;Ⅲ级分化不良,高度恶性;Ⅱ级介于二者之间,中度恶性。

3.生长方式

分为原位癌、乳头状癌和浸润性癌。原位癌局限,不浸润。鳞癌和腺癌多有浸润。

4.浸润程度

浸润程度是膀胱癌临床(T)和病理(P)分期的依据,分别在T后标明1～4表示浸润深度,Tis表示原位癌。

(三)临床表现

1.血尿

多以反复发作的间歇性无痛性全程肉眼血尿、终末加重而就诊。出血量与肿瘤大小、数目、恶性程度不一致,可多可少,重时可有血块。

2.膀胱刺激症

癌灶浸入深层并发坏死、溃疡、感染时,出现尿频、尿急、尿痛,为预后不良征兆。

3.排尿困难

瘤体增大或靠近尿道内口堵塞膀胱出口时,出现排尿困难、尿潴留。

4.晚期表现

晚期可有肾积水、下腹部巨大肿块、下肢水肿、腰骶部疼痛等表现,亦可有恶心、呕吐、疲乏、消瘦、贫血、低热、食欲不振等恶病质表现。

(四)辅助检查

1.尿常规检查

尿中可见红细胞、血红蛋白等。

2.尿脱落细胞学检查

留取晨起第二次尿液,离心后找肿瘤细胞,阳性率可达 $70\% \sim 80\%$。

3.影像学检查

(1)B超:可探及直径 0.5 cm 以上的膀胱肿瘤。

(2)CT、MRI:了解肿瘤浸润深度及局部转移病灶。

(五)诊断要点

1.症状体征

出现反复发作的无痛性全程肉眼血尿、终末加重的患者应高度怀疑膀胱占位性病变。

2.辅助检查

膀胱镜检查可明确诊断。

(六)诊疗要点

1.手术治疗

(1)保留膀胱手术:适应于表浅膀胱癌。最常应用经尿道切除,亦可选用膀胱开放术、膀胱内药物灌注治疗。

(2)膀胱切除术:适应于浸润性膀胱癌。根据浸润范围及深度选择膀胱部分切除术或全切除术。膀胱全部切除手术后须行尿流改道手术。

2.其他治疗

浸润邻近器官的膀胱癌手术已无意义,放疗和化疗可延长生命、减轻痛苦。

(七)护理评估

1.健康史

了解患者的年龄、性别与职业,了解有无吸烟史,有无癌前期病变。

2.目前的身体状况

(1)症状体征:有无间歇性无痛性全程肉眼血尿、终末加重表现,是否合并膀胱刺激症及排尿困难。

(2)膀胱镜检查、影像学检查以及病理学检查结果有助于定位定性。

3.心理、社会状况

评估患者和家属对病情、手术方式及术后排尿型态改变的认知程度和心理承受能力,对术后护理配合及健康教育等知识的掌握程度。家人及社会的经济支持程度。

(八)常见的护理诊断/问题

1.恐惧

恐惧与对癌症的惧怕,对手术的担忧有关。

2.血尿

血尿与肿瘤坏死、溃疡、感染有关。

3.营养失调:低于机体需要量

营养失调与长期血尿、癌肿消耗、手术创伤有关。

4.排尿异常

排尿异常与肿瘤浸润膀胱、尿潴留有关。

5.有感染的危险

感染与手术切口、置管引流有关。

(九)护理目标

(1)患者的恐惧/焦虑减轻。

(2)患者尿液正常。

(3)患者营养状况得到改善。

(4)患者排尿正常。

(5)患者感染危险性下降或未感染。

(十)护理措施

1.术前护理

(1)病情观察:观察记录尿量、颜色、性状。观察有无腰部疼痛,有无下肢水肿、腹部肿块等晚期表现。

(2)饮食护理:多饮水以稀释尿液。补充营养,纠正贫血。

(3)术前准备:除常规术前准备外,膀胱全切回肠代膀胱术患者,术前3天无渣饮食,术前1天禁食,应用肠道抗生素,术日晨灌肠。

(4)心理护理:患者可出现对癌症的否认,对改变正常排尿生理的不理解,甚至对治疗失去信心,应安慰鼓励患者,消除不良心理或行为。

2.术后护理

(1)体位与饮食:膀胱肿瘤经尿道电切除术,术后平卧位,术后6小时进食。膀胱癌全切术,术后卧床8~10天,肛门排气后进食,禁食期间给予静脉高营养。

(2)术后观察:密切观察生命体征,如出现休克征象,应及早处理。观察记录24小时尿量、颜色与性状。观察记录各种引流管、造瘘管是否通畅及引流液的量和颜色。

(3)膀胱冲洗:膀胱造瘘术后每天冲洗。膀胱部分切除术后,根据血尿情况间断或持续膀胱冲洗。常用冲洗液有0.02%呋喃西林溶液、0.1%新霉素溶液等。冲洗时,抽吸不宜用力过猛,吸出液不得再注入膀胱。

（4）预防感染：遵医嘱应用抗生素。膀胱全切除回肠代膀胱术，术后留置胃管，常规口腔护理，每日2次，防止口腔感染。

（5）各种引流管护理。①贴标签注明各种引流管的性能。②妥善固定，保持引流通畅，一旦堵塞，及时挤压或冲洗。③保证尿道外口、造瘘口周围皮肤的清洁、干燥。④拔管：回肠代膀胱术后10～12天拔管，改为佩戴皮肤接尿器；可控性尿流改道术后8～10天拔除肾盂输尿管引流管，12～14天拔除尿囊引流管，2～3周拔除输出道引流管，训练自行排尿。

（十一）护理评价

（1）患者的恐惧/焦虑是否减轻。

（2）患者尿液是否正常。

（3）患者营养状况是否改善。

（4）患者排尿是否恢复正常。

（5）患者是否发生感染。

（十二）健康指导

（1）职业保护教育，指导戒烟。

（2）向患者说明尿路改道的意义，教会患者自行护理人造尿口和引流袋。

（3）膀胱癌保留膀胱手术后，定期膀胱镜复查。

第六章　神经外科护理

第一节　脑血管病

脑血管病是指供应脑部血液的血管疾患所致的一种神经系统疾病,主要指脑卒中。临床主要表现为突然发生的局灶性神经功能缺失,如偏瘫、失语、意识障碍等。

一、临床表现

(一)短暂性脑缺血发作

临床特点是突然发病,神经功能障碍持续数分钟至数小时,并在 24 小时内恢复,可以反复发作。

(二)可逆性缺血性神经功能障碍

临床表现似短暂性脑缺血发作,但持续时间超过 24 小时,可达数天,也可完全恢复。

(三)完全性脑卒中

症状较上述两种类型严重,有不同程度的昏迷,神经功能障碍长期不能恢复。

(四)出血性脑卒中

出血性脑卒中是指高血压病引起的脑实质内出血。多见于50岁以上,长期有高血压及动脉粥样硬化的患者,因脑内硬化的细小动脉变性和破裂,导致脑实质内的自发性出血,血肿压迫脑组织,同时可发生颅内压增高甚至脑疝,是高血压病患者的主要死亡原因。

二、护理评估

(一)一般情况

了解患者的意识障碍程度、病史等。

(二)专科情况

(1)询问患者有无眩晕、恶心、呕吐、半身麻木等。

(2)观察患者有无言语不清、一侧肢体无力、失语以及排便排尿失禁。

(3)观察有无呼吸深而有鼾声、脉搏慢而有力、血压升高。

(4)了解患者对疼痛的刺激,瞳孔对光反射、角膜反射等情况。并了解是否有特殊类型的昏迷,如去皮质综合征等。

(三)辅助检查

1.腰椎穿刺

脑动脉瘤和颅内动静脉畸形腰椎穿刺抽出脑脊液呈血性,是诊断蛛网膜下隙出血的最直接证据。

2.CT 扫描

(1)颅内动脉瘤可见到中央呈高密度的网形或椭网形靶标状影块,但 CT 阴性并不能排除动脉瘤的存在。

(2)颅内动脉畸形可显示急性期的出血,脑局部萎缩,及增强扫描中的高密度畸形血管团,部分供应动脉及引流静脉,可为病变的定位提供明确的信息。

(3)高血压脑出血表现为高密度影区,可确定出血部位。

3.MRI 检查

颅内动静脉畸形可显示畸形血管团的流空现象。

4.脑血管造影

(1)颅内动脉瘤要求做双侧脑血管造影,有时需做全脑血管造影,可显示出动脉瘤的部位、大小、形状及数目。

(2)颅内动静脉畸形显示病变位置、受累范围,还能显示供血动脉及回流静脉,确定其颅内动静脉畸形的级别。

三、护理诊断

(1)清理呼吸道无效:与意识障碍有关。

(2)意识障碍:与脑血管病变有关。

(3)疼痛:与颅内出血及手术切口有关。

(4)有受伤的危险。

(5)排尿异常、排便失禁:与中枢神经系统自主控制发生障碍或意识不清有关。

(6)营养失调:与不能正常进食、呕吐有关。

(7)语言沟通障碍:与神经功能障碍有关。

(8)焦虑:与生命受到威胁及肢体伤残有关。

(9)潜在并发症:脑疝。

四、护理措施

(一)心理护理

建立良好的护患关系,护士应耐心介绍脑卒中的病因和治疗方法,有计划地指导患者配合治疗、合理用药、平衡饮食、改进不良生活习惯和训练康复技能,满足患者的心理需要。

(二)术前护理

术前要继续进行内科治疗护理,并做好术前常规护理,按规定备皮,严密观察病情,遵医嘱使用脱水剂等药物,预防脑疝发生。

(三)术后护理

术后患者置 ICU 病房进行监测,具体护理措施参照脑损伤患者的护理。

(四)康复护理

脑卒中康复的目标是心理康复、恢复或重建功能、防治并发症、减少后遗症、学习使用移动工具(如轮椅)和辅助器具,达到独立生活和工作的能力以提高生活质量。恢复功能的护理措施包括运动功能锻炼、感觉功能康复、口面部功能康复、智能康复训练、高压氧治疗及护理、中医治疗法的护理。

五、应急措施

(一)脑出血

表现为突然意识障碍、呼吸急促、脉搏缓慢、血压升高,继而出现偏瘫、大小便失禁等。应立即通知医师,做好手术止血的准备。

(二)脑疝

常表现为剧烈头痛,与进食无关的频繁的喷射性呕吐,瞳孔和意识的改变等。发生后应做紧急处理,首先保持呼吸道通畅并吸氧,立即使用 20％甘露醇 200～400 mL 加地塞米松 10 mg 静脉快速滴入,呋塞米 40 mg 静脉注射,同时做好术前准备。

六、健康教育

(1)积极治疗高血压、心脏病、糖尿病等疾病,纠正酗酒、吸烟等不良生活习惯,可以降低脑卒中的发病和复发。避免情绪激动、便秘、慢性咳嗽等脑卒中的诱发因素。

(2)病情稳定后应及早开始康复锻炼,有利于防止肌肉萎缩,防止直立性低血压,有效预防骨质疏松、压疮、肺部感染和泌尿系统感染等并发症。指导患者和家属掌握被动运动方法和注意事项。

(3)调整患者心理状态:对情绪抑郁者,开展及时的心理治疗和药物治疗。有的偏瘫患者在恢复期仍会采取自杀行为,在护理中应引起注意,床旁不要放置安眠药及锐利物品。

(4)告知患者及家属有再次脑出血、脑栓塞的危险,一旦发现异常应及时就诊。

第二节　脑脓肿

化脓性细菌侵入脑组织引起化脓性炎症,并形成局限性脓肿称为脑脓肿,属脑实质内的感染性占位病变。

一、临床表现

(一)全身感染症状

在细菌侵入颅内阶段大多数患者有全身不适、皮疹、发热、头痛、呕吐等急性脑炎或脑膜炎表现。当脓肿包膜形成以后,患者体温大多正常或低热,而颅内压增高或脑压迫症状逐渐加重。脑脓肿进入局限阶段,临床上可有潜伏期,在潜伏期内患者可有头痛、消瘦、疲倦、记忆力减退,表情淡漠或反应迟钝等症状。

(二)颅内压增高症状

随着脑脓肿包膜的形成和增大,出现颅内压增高,患者再度伴有不同程度的头痛,可出现呕吐及不同程度的精神和意识障碍。

(三)脑局灶定位症状

常在外伤所致的脑功能障碍的基础上,使已有的症状逐渐加重或出现新的症状和体征。

(四)脑疝或脓肿破溃

脑疝或脓肿破溃是脑脓肿患者的两大严重危象。前者与其他颅内占位性病变所致的脑疝相似;后者为脓肿接近脑表面或脑室时,由于脓肿内压力骤然改变而致脓肿突然破溃,脓液流入蛛网膜下隙或脑室内引起急性化脓性脑膜炎,患者突然出现高热、昏迷、抽搐。

二、评估要点

(一)一般情况

了解患者有无化脓性中耳炎、脓毒血症病史,头部近期有无外伤史等。

(二)专科情况

(1)有无急性全身感染中毒症状。体检时是否可发现颈项强直和脑膜刺激征,化验检查白细胞及中性粒细胞是否升高。

(2)有无颅内压增高症状。

(3)有无脑局灶性症状,根据脑脓肿部位不同,局灶性症状亦不同,多在晚期明显。

(三)辅助检查

外周血液中白细胞总数剧增,脑脊液常呈脓性。头颅 CT、MRI 及脑血管造影等检查。

三、护理诊断

(1)清理呼吸道无效:与意识障碍有关。

(2)体温过高:与脑脓肿导致全身感染中毒有关。

(3)疼痛:与颅内压增高有关。

(4)语言沟通障碍:与脑脓肿导致的感觉性失语及运动性失语有关。

(5)组织灌注不足:与高热、呕吐等有关。

(6)营养失调,低于机体需要量:与进食困难、呕吐有关。

(7)有外伤的危险。

(8)感染:与颅内存在化脓性感染和免疫力低下有关。

(9)焦虑:与对疾病知识缺乏、存在适应危机有关。

(10)潜在的并发症:脑疝。

四、护理措施

(一)术前护理

(1)心理护理:向患者进行疾病有关问题的解释和说明,降低其恐惧程度,给予心理、情绪支持,并给予恰当的护理以解除患者的适应危机。

(2)给予头高脚低位,防止颅内压力增高,特别在癫痫病发作时颅内压增高致呕吐及小脑半球脓肿而出现饮水呛咳时。

(3)协助患者做好各项检查,同时做好必要的术前准备。

(4)癫痫发作:癫痫大发作时突然意识丧失,四肢痉挛抽搐,容易因跌倒或碰撞导致损伤,因此对有癫痫病史者应限制活动范围,发作频繁者需卧床并加用床档,防止癫痫发作时窒息。

(二)术后护理

(1)保持呼吸道通畅,密切观察病情变化,1～2 小时测量生命体征 1 次。

(2)防止剧烈咳嗽,用力喷嚏和用力大便,避免颅内压进一步增高。

(3)注意营养和维生素的补充,保持水、电解质及酸碱平衡,必要时输血、血浆、蛋白等,以改善全身状况,增强抵抗力。

(4)脓腔引流管的护理:①引流管置于低位,距脓腔至少30 cm,引流管的位置应保留在脓腔的中心。②患者卧位须符合体位引流的要求。③术后 24 小时方可进行脓腔冲洗,冲洗液用庆大霉素生理盐水缓慢注入腔内,再轻轻抽出,不可过分加压。

五、应急措施

(一)脑疝

表现为剧烈头痛,与进食无关的频繁的喷射性呕吐,瞳孔和意识的改变等。首先保持呼吸道通畅,并吸氧,立即使用 20％甘露醇 200～400 mL 加地塞米松 10 mg 快速静脉滴入,呋塞米 40 mg 静脉注射,同时做好术前准备。

(二)癫痫大发作

突然意识丧失,四肢痉挛抽搐容易因跌倒或碰撞导致损伤,应卧床并加用床档,防止癫痫发作时窒息,及时通知医师进行相应处理。

(三)感染性休克

表现为高热、头痛、呕吐、颈项强直等,脉搏细速,脉压小于4.0 kPa(30 mmHg),应立即吸氧、保持呼吸道通畅,建立静脉通路并及时通知医师。

六、健康教育

(1)对于各种严重感染要及时治疗,防止病变的再次发生。

(2)出院后进行病情跟踪观察,特别是出现颅内压增高症状时,应引起高度重视。

(3)加强营养,增强抵抗力,改善全身状况。

第三节　垂体瘤

垂体瘤是一组在垂体前叶和后叶及颅咽管上皮残余细胞发生的肿瘤,占所有原发性颅脑肿瘤的 10％～20％。此组肿瘤以前叶的腺瘤占大多数。据不完全统计,泌乳素瘤最常见,占 50％～55％,其次为生长激素瘤占 20％～23％,促肾上腺皮质激素瘤占 5％～8％,促甲状腺激素瘤和促性腺激素(黄体生成素和卵泡刺激素)瘤较少见,无功能腺瘤占 20％～25％。垂体瘤大部分为良性肿瘤,极少数为癌。

垂体瘤在手术切除的颅内肿瘤中占 19％,为第三位,仅次于胶质瘤和脑膜瘤。常规的 MRI 扫描中,10％或者更多的垂体瘤具有轻微的信号改变,提示有微腺瘤。常见的发病年龄在 30～60 岁,其中,有功能的垂体瘤在成人中更常见。

一、专科护理

(一)护理要点

密切观察患者的病情变化,尤其是尿量变化,保证患者安全,注意患者的心理护理。

(二)主要护理问题

(1)自我认同紊乱与功能垂体瘤分泌激素过多有关。

(2)舒适度减弱头痛与颅内压增高或肿瘤压迫垂体周围组织有关。

(3)有体液不足的危险与呕吐、尿崩症和进食有关。

(4)感知觉紊乱与肿瘤压迫视神经、视交叉及视神经束有关。

(5)活动无耐力与营养摄入不足有关。

(6)潜在并发症:颅内出血、尿崩症、电解质紊乱、感染、垂体危象、癫痫等。

(7)焦虑与疾病致健康改变及不良预后有关。

(三)护理措施

1.一般护理

嘱患者卧床休息,保持病室内环境安静、室温适宜,尽量减少不良因素的刺激,保证充足睡眠。病床安置护栏、备有呼叫器,病房走廊安置扶手,提供轮椅等辅助工具。

2.对症护理

(1)自我认同紊乱的护理:垂体瘤患者由于生长激素调节失衡,可出现巨人症、肢端肥大、相貌改变;泌乳素增高时,女性表现为闭经、不孕,男性表现为性功能障碍;肾上腺皮质分泌异常时,表现为水牛背、面部痤疮、尿频等。应鼓励患者树立战胜疾病的信心,耐心讲解疾病的相关知识,让患者正确认识疾病,积极配合治疗。针对女性出现的闭经及不孕,告知其勿过分紧张,经过治疗后可以康复。对于男性出现的性功能障碍,要注意保护患者隐私,鼓励积极应对。

(2)舒适度改变的护理:因颅内压增高或肿瘤压迫垂体,患者出现头痛等不适症状,应密切观察病情变化,必要时遵医嘱给予脱水、激素等。

评估患者疼痛的性质,区分切口疼痛与颅内高压引起的疼痛。合理给予镇静药,注意观察药物疗效。根据个体情况给予20%甘露醇注射液125 mL或者250 mL快速静脉滴注或利尿剂,并观察用药后患者头痛的缓解情况。注意运用技巧如放松疗法、音乐疗法、想象疗法等分散其注意力,减轻疼痛。

(3)有体液不足的危险的护理:垂体瘤患者术后易出现尿崩及呕吐等不适症状,应严密观察病情变化,必要时给予抗利尿剂和止吐药物治疗。注意补充患者的液体量,避免出现体液不足引起的休克症状。术后6小时后可鼓励患者进食流食、半流食、软质饮食,逐渐过渡到普通饮食,以补充患者所需能量及体液,防止体液不足。

(4)感知觉紊乱的护理:肿瘤压迫视神经、视交叉及视神经束后,患者会出现感知觉障碍,应鼓励患者进行功能锻炼,避免肌肉萎缩。

(5)活动无耐力的护理:患者由于长期疾病困扰,食欲减退,导致营养缺乏,肢体活动无耐力,应在指导患者活动的过程中注意节力原则。鼓励患者多进食高热量、高蛋白质、高维生素的食物,避免辛辣刺激、干硬及油腻性食物;注意保持患者进餐环境清洁、舒适、安静,尽量减少患者进餐时的干扰因素;提供充足的进餐时间;为患者准备其喜爱的食物,利于增进食欲、恢复体力,以增加机体抵抗力,提高手术耐受力。告知患者应避免便秘而引起颅内压升高,多进食易消化的食物,鼓励多饮水,必要时给予通便润肠药物。

(6)潜在并发症的护理与观察。①颅内出血的护理:严密观察患者意识、瞳孔、生命体征、肢体活动的变化,如出现意识加深、一侧瞳孔散大、对侧肢体瘫痪进行性加重、引流液颜色呈鲜红色、量多、头痛、呕吐等颅内压增高症状时,应及时报告医生。②尿崩症的护理:严密观察尿量、尿色、尿比重。准确记录24小时出入量,如术后尿量>300 mL/h且持续2小时,或者24小时尿量>5000 mL时即发生尿崩,严密观察有无脱水指征并遵医嘱补液。忌摄入含糖量高的食物、药物,以免血糖升高,产生渗透性利尿,尿量增加。③电解质紊乱的护理:禁止长期使用含钠液体及甘露醇等高渗脱水剂。④感染的护理:体温高于 38.5 ℃者,遵医嘱合理使用抗生素。⑤垂体危象的护理:遵医嘱静脉推注 50%葡萄糖溶液 40～60 mL,以抢救低血糖,继而补充 10%葡萄糖盐水。必要时静脉滴注氢化可的松,以解除急性肾上腺功能减退危象,并注意保暖。⑥癫痫的护理:若发生癫痫,及时通知医生,遵医嘱给予镇静剂。保持呼吸道通畅并持续给氧,防止出现舌咬伤、窒息等。

(7)焦虑、恐惧的心理护理:向患者及家属宣讲疾病的相关知识,解释手术的必要性、手术方式及注意事项等。教会患者自我放松的方法,如采用心理治疗中的发泄疗法、鼓励患者表达自我感受等。注意保护患者的自尊,鼓励家属和朋友给予关心和支持,消除焦虑、恐惧心理。

3.围术期的护理

(1)术前练习与准备。①开颅手术患者:术前进行头部皮肤准备,做好告知及配合。②经蝶窦入路手术者:手术前 3 日使用氯霉素滴鼻、漱口液漱口,并加强口腔及鼻腔的护理,指导患者练习做张口呼吸运动。术区备皮准备清剪鼻毛,清洁鼻腔,预防感染。③指导患者练习床上使用大小便器,避免术后便秘。手术当日测量生命体征,如有异常或者患者发生其他情况(如女患者月经来潮),及时与医生联系停止手术。告知患者更换清洁衣服,取下饰品、活动义齿等。

(2)术后体位。①经颅手术患者:全麻未清醒者,取侧卧位或平卧位,头偏向一侧,以保持呼吸道通畅。麻醉清醒、血压较平稳后,将床头抬高 15°～30°,以利于颅内静脉的回流。②经蝶窦手术患者:麻醉清醒后取半卧位,以促进术后硬脑膜粘连愈合,防止脑脊液逆流感染。

(3)病情观察及护理:密切观察患者生命体征、意识状态、瞳孔、肢体活动情况等。注意观察手术切口的敷料以及引流管的引流情况,保持术区敷料完好、清洁干燥、引流管通畅。注意观察有无颅内压增高症状,避免情绪激动、用力咳嗽等。

二、健康指导

(一)疾病知识指导

1.概念

垂体瘤是起源于垂体前叶各种细胞的一种良性肿瘤。根据查体及激发状态下血浆激素的水平将垂体瘤分为有功能性和无功能性。有功能性垂体瘤包括过度分泌泌乳素(PRL)、生长激素(GH)、促肾上腺皮质激素(ACTH)、甲状腺刺激激素(TSH)、黄体生成素(LH)和卵泡刺激素(FSH)的肿瘤,无功能性垂体瘤可分为裸细胞瘤、大嗜酸细胞瘤、无症状性 ACTH 腺瘤;根据影像学特征进行分类包括垂体瘤瘤体<1 cm的微腺瘤和直径>1 cm 的大腺瘤。

2.垂体瘤的主要症状

垂体瘤的大小、临床症状、影像学表现、内分泌功能、细胞组成、生长速度及形态学各不相同,以内分泌功能紊乱或者占位效应引起的症状为主,可出现头痛。生长激素瘤在儿童时期和青春期由于骨骼尚未闭合时呈现巨人症,成人表现为肢端肥大综合征,即五官粗大、喉部增大、足底厚垫、黑棘皮症、骨骼明显改变、牙距变宽及手脚骨骼变大等;泌乳素腺瘤女性患者表现为闭经、溢乳、性欲减退、无排卵性不孕,男性表现为乳房发育、溢乳及阳痿;促肾上腺皮质激素腺瘤患者表现为库欣综合征,如因糖皮质激素分泌过多而致向心性肥胖、满月脸、高血压、多毛、月经失调、低血钾、痤疮、瘀斑、紫纹及儿童发育迟缓等;无功能性垂体瘤常引起失明及垂体功能减退症状。

3.垂体瘤的诊断

通过垂体病变的影像学和测定血浆 PRL、GH、ACTH 水平进行诊断。

4.垂体瘤的处理原则

(1)手术治疗:经颅手术适用于肿瘤体积巨大且广泛侵袭生长,向鞍上、鞍旁、额下和斜坡等生长的肿瘤。经单鼻孔入路切除垂体腺瘤,适应于各种类型的垂体微腺瘤、大腺瘤及垂体巨大腺瘤(最大直径>3 cm)。

(2)非手术治疗:放射治疗适用于肿瘤体积较小,易发生垂体功能低下等并发症者。伽马刀治疗适用于与视神经的距离>3 mm 者、术后残余或术后多次复发者、肿瘤直径<45 mm、老年人合并其他器质性病变者、不能耐受手术者、拒绝手术或不具备手术条件者。

5.垂体瘤的预后

垂体腺瘤的预后主要取决于肿瘤类型及肿瘤大小。对于巨大腺瘤,尽管手术可以切除肿瘤、缓解其占位效应,但是很难达到全切除以及使内分泌功能恢复正常,需接受手术、药物及放疗的综合治疗。对于肢端肥大症患者须将血清激素水平降至正常后方可进行手术,以减轻全身损害。

(二)饮食指导

饮食规律,选用高蛋白、高热量、低脂肪、易消化食物,增加粗纤维食物摄入,如芹菜、韭菜等。

(三)药物指导

患者服用激素类药品时应严格遵医嘱用药,切不可自行停药。

(四)日常生活指导

为患者提供一个安静、舒适的环境,保持乐观的心态,改变不良的生活方式,如熬夜、酗酒、赌博等,适当运动,多参与有意义的社会活动。

三、循证护理

垂体瘤是发生在垂体上的肿瘤,是常见的神经内分泌肿瘤之一。文献报道中主要研究以围术期及术后并发症的护理为主。其中,有学者将 Orem 自护模式应用于 87 名经鼻蝶垂体瘤切除术患者的围术期护理中,在确定患者的护理需求后,建立具体的护理目标,并选择针对性的护理方法,实施护理计划,提高患者自护能力,提高其生存质量。有学者应用循证护理方法对经蝶入路垂体瘤切除术后的患者进行研究,结合 146 名患者的具体情况得出结论。只有采取有针对性的护理措施,使病情观察变得有据可依,才能及时发现并发症,为医师提供准确的信息。

(一)尿崩症

根据尿崩症发生和持续的时间,可分为暂时性、持续性和三相性。暂时性尿崩症常在术后或伤后突然发生,几天内即可恢复正常;持续性尿崩症常在 1～3 天内出现,数天后可好转;三相性尿崩症则包括急性期、中间期和持续期。根据患者 24 小时尿量可分为轻(尿量 3000～4000 mL)、中(4000～6000 mL)、重(6000 mL 以上)三型。

(二)禁水试验

禁水试验是检验患者对血浆渗透压升高时浓缩尿的能力,作为中枢性尿崩症与肾性尿崩症的鉴别诊断。试验前数日停用一切可影响尿量的药物。试验开始前测体重、血压、血浆渗透压、尿比重和尿渗透压，以后每1～2小时排尿1次并测定。试验期间禁止饮水和各种饮料，可正常进食含水量少的食物。如果连续2次尿样的渗透压差值<30 mmol/L，即可结束试验。正常人禁水后数小时即出现尿量减少（<0.5 mL/min），尿比重显著增加（>1.020），尿渗透压显著增高（>800 mmol/L），而血浆渗透压无明显升高（<300 mmol/L）。完全性中枢性尿崩患者禁水后尿液不能充分浓缩，尿量无明显减少，尿比重<1.010，尿渗透压<300 mmol/L，血浆渗透压>300 mmol/L，尿渗透压和血浆渗透压之比<1。部分性尿崩症在禁水时尿比重的峰值一般不超过1.020，尿渗透压峰值不超过750 mmol/L。

第四节　神经鞘瘤

神经鞘瘤是由周围神经的神经鞘所形成的肿瘤。主要来源于背侧神经根，腹侧神经根多发神经纤维瘤。神经鞘瘤占成人硬脊膜下肿瘤的25%，绝大多数肿瘤表现为单发，在椎管各节段均可发生。发病高峰期为40～60岁，性别无明显差异。约2.5%的硬脊膜下神经鞘瘤是恶性的，其中至少一半为神经纤维瘤。恶性神经鞘瘤预后较差，存活期常不超过一年。

一、专科护理

（一）护理要点

密切观察患者生命体征及心理变化，注意做好患者皮肤护理及康复功能锻炼。

（二）主要护理问题

（1）有误吸的危险：与疾病引起的呕吐、饮水呛咳等有关。

（2）营养失调——低于机体需要量：与患者头痛、呕吐、进食呛咳、吞咽困难等因素引起的营养摄入不足有关。

（3）体像紊乱：与面肌瘫痪、口角歪斜有关。

（4）感知觉紊乱——听觉：与长期肿瘤压迫有关。

（5）慢性疼痛：与长期肿瘤压迫有关。

（6）潜在并发症：角膜溃疡、口腔黏膜改变、面部出现带状疱疹、平衡功能障碍等。

（三）护理措施

1.一般护理

嘱患者取头高位，床头抬高15°～30°，保持室内环境安静、室温适宜，尽量减少不良因素刺激，保证患者充足睡眠。在住院期间，保证患者安全，并指导进行适当的功能锻炼。

2.对症护理

（1）有误吸危险的护理。①定时为患者进行翻身叩背，促进痰液排出。痰液黏稠者，可进行雾化吸入治疗，稀释痰液。不能自行排出痰液者，应及时给予气管插管或气管切开术，必要时给予机械辅助通气。②为防止误吸，在患者床旁准备吸引装置；对于昏迷患者应取下义齿，及时清除口腔分泌物及食物残渣；患者进食时宜采取端坐位、半坐卧位或健侧卧位，并根据吞咽功能的评定选取适宜的食物如糊状食物，以防误咽、窒息。③出现呛咳时，应使患者腰、颈弯曲,身体前倾,下颌抵向前胸,以防止食物残渣再次进入气管;发生窒息时,嘱患者弯腰低头,治疗者在肩胛骨之间快速连续拍击,使残渣排出。④如患者吞咽、咳嗽反射消失,可给予留置胃管。

(2)营养失调的护理。①提供良好的进食环境,食物营养搭配合理,促进患者食欲。②可选择质地均匀,不宜松散,易通过咽和食管的食物。舌运动受限、协调性欠佳者,应避免高黏稠度食物;舌力量不足者,应避免大量糊状食物;营养失调者,必要时给予静脉补充能量,改善全身营养状况,以提高患者对手术的耐受能力。

(3)体像紊乱的护理。①患者由于出现面肌痉挛或口角歪斜等症状,担心疾病影响自身形象,易出现焦虑、抑郁等负性情绪,护士应鼓励患者以积极的心态面对疾病。巨大神经鞘瘤术后并发症包括面瘫、失明、吞咽困难等,护士应支持和鼓励患者,针对其顾虑问题进行耐心解释。嘱患者放松,进行深呼吸,减缓紧张感。②了解患者的心理状态及心理需求,有针对性地因人施教,告知患者疾病的相关知识及预后效果,使患者对治疗过程充满信心。护理人员操作时要沉着冷静,以增加患者对医护人员的信任感,从而配合医疗和护理措施的顺利进行。③为患者提供安静的休养环境。根据国际噪音标准规定,白天病区的噪音不应超过38分贝。医护人员应做到走路轻、说话轻、操作轻、关门轻。对于易发出响声的椅脚应钉橡胶垫,推车的轮轴、门窗铰链应定期滴注润滑油,夜间护理操作时尽量集中进行,减少接打电话、使用呼叫器次数,加强巡视病房,认真执行患者探视陪护管理制度。④护理人员在护理过程中,态度和蔼可亲,贯穿服务人性化、操作规范化、语言温馨化、关怀亲切化、健教个性化、沟通技巧化、满意最大化的护理理念,使患者身心愉悦,消除消极情绪。护理人员能够以幽默诙谐、通俗易懂的语言与患者及家属进行沟通,对于情绪低落、抑郁的患者,应鼓励患者树立战胜疾病的信心。

(4)感知觉紊乱的护理。①患者出现听力下降或失聪时,护士应教会患者自我保护听力功能的方法,如避免长时间接触监护仪器、人员话语、人员流动等各种噪声,尽量减少噪声的干扰,指导患者学习唇语和体语。②使患者能够保持轻松愉快的良好心态。如果经常处于急躁、恼怒的状态,会导致体内自主神经失去正常的调节功能,使内耳器官发生缺血,出现水肿和听觉障碍,加重病情。③按摩耳垂前后的处风穴(在耳垂与耳后高骨的凹陷处)和听会穴(在耳屏前下方,下颌关节突后缘凹陷处),可增加内耳的血液循环,起到保护听力的作用。④用药时应尽量避免使用耳毒性药物,如庆大霉素、链霉素、卡那霉素、新霉素等,易引起耳中毒而损害听力。⑤指导患者不宜用耳勺等挖耳朵,易碰伤耳道而引起感染。耳道有痒感时,可用甘油棉签擦拭或口服维生素B、维生素C和鱼肝油。⑥减少使用耳机、电子产品等。⑦听神经鞘瘤手术治疗后,患者听力会逐渐好转,与患者沟通时宜站在听力较好的一侧,并掌握沟通音量。必要时使用肢体语言,如眼神、手势等进行沟通。

(5)慢性疼痛的护理。①评估患者的行为、社会交往方面、经济方面、认知和情绪、对家庭的影响等方面的表现,及时了解患者思想动向,找出其受困扰问题,有针对性地进行帮助解决。②指导患者使用合适的无创性镇痛措施,如松弛术、皮肤刺激疗法(冷敷、热敷、按摩、加压、震动)、分散注意力的方法等,还可介绍一些其他的技术,如气功、生物反馈等。③选用止痛剂时,评估并决定最佳的用药途径,如口服、肌注、静脉给药或肛门推注等;观察用药后反应及止痛效果,可对服药前的疼痛程度与服药后进行对比,选择合适药物。④对于慢性疼痛,应鼓励患者及家属勿过分担心和焦虑,树立战胜疾病的信心。⑤协助患者在疼痛减轻时,进行适量运动。

(6)潜在并发症的观察与护理。①角膜炎、角膜溃疡:由于面神经、三叉神经损伤而致眼睑闭合不全、角膜反射减弱或消失、瞬目动作减少及眼球干燥,如护理不当可导致角膜炎、角膜溃疡,严重者甚至失明。护士应检查患者面部的痛、温、触觉是否减退或消失,观察角膜反射有无减弱或消失;对于眼睑闭合不全者可使用棉质、透气性好的眼罩保护眼球,或者用蝶形胶布将上、下眼睑黏合在一起,必要时行上、下眼睑缝合术;白天按时用氯霉素眼药水滴眼,晚间睡前用四环素或金霉素眼膏涂于上、下眼睑之间,以保护角膜;指导患者减少用眼和户外活动,外出时戴墨镜保护。②面部出现带状疱疹:是由于潜伏在三叉神经内的病毒被激发,活化后可沿感觉神经通路到达皮肤,引起该神经区病毒感染所致面部带状疱疹。感染部位为鼻部、口角、唇边等处,应予镇痛抗病毒处理,局部保持干燥。患处涂抹抗病毒药膏,保持未破水疱干燥清洁,禁止用手搔抓,以免并发细菌感染及遗留瘢痕;加强消毒隔离,防止交叉感染;遵医嘱使用抗病毒及增强免疫力的药物,疱疹一般可在2周内消退。带状疱疹患者饮食须注意少吃油腻食物;禁止食用辛辣食物,如酒、生姜、羊肉、牛肉及煎炸食物等;少吃酸涩、收敛制品,如豌豆、芡实、石榴、芋头、菠菜等;多进食豆制品、鱼、蛋、瘦肉等富含蛋白质的食物及新鲜的瓜果蔬菜,增强机体抵抗能力。③平衡功能障碍:患者术后易出现步行困难或行走偏向等感觉异常症状,护理人员在护理过程中应嘱患者勿单独外出,防止摔伤;给予必要的解释和安慰,加强心理护理;保持病区地面清洁,如地面潮湿应设置警惕标识,清除障碍物;指导患者进行平衡功能训练时应循序渐进,从卧位开始,站立平衡及行走训练,增进患者康复的信心。

3.围术期的护理

(1)术前练习。①咳嗽训练:指导患者做深呼吸,吸气时间长于呼气时间,要自然、缓慢、闭声门,然后缓缓用力咳嗽,避免用力过猛引起疼痛;进行有效咳嗽可增加肺通气量,预防术后坠积性肺炎的发生。②排尿训练:让患者放松腹部及会阴部,用温热毛巾敷下腹部或听水声,用温开水清洗会阴等,反复练习,直至可床上排尿。③翻身训练:为患者讲解轴线翻身的方法、操作程序及注意事项,使患者能够术后良好配合。

(2)术前准备:术前常规头部备皮并检查头部是否有皮囊炎、头皮是否有损伤,修剪指甲,更换衣裤,条件允许情况下进行沐浴。术前睡眠差及心理紧张者,遵医嘱给予镇静剂。

(3)术后体位:术后6小时内取去枕平卧位,搬动患者时注意保持脊柱水平位。每1~2小时翻身一次,注意保持头与身体的水平位。

(4)营养和补液:为增强机体抵抗力,鼓励多食蔬菜及水果,多饮水,保持大便通畅。

(5)伤口护理:巡视病房过程中注意观察伤口有无渗出、感染征象,保持伤口敷料完整,进行交接班记录。如术后3~7天出现局部搏动性疼痛,皮肤潮红、肿胀、压痛明显,并伴有体温升高,应及时通知医生,提示有感染征象。

(6)创腔引流管护理:肿瘤切除后常需在创腔内放置引流管,以便引流脑内的血性液体及组织碎屑、小血细胞凝集块等。应保持引流管通畅,准确观察量、颜色并及时记录。

二、健康指导

(一)疾病知识指导

1.概念

神经鞘瘤是发生于硬膜下各段椎管的单发肿瘤。起源于神经膜细胞,电镜下大体上表现为光滑球形肿物悬挂于脊神经上且与之分离,而不是使神经增粗。

2.主要的临床症状

神经鞘瘤系局部软组织包块,病程发展缓慢,早期可无症状,待包块长大后,局部有酸胀感或疼痛。触摸或者挤压包块时有麻痹或触电感,并向肢体远端放射。

3.神经鞘瘤的诊断

临床上可综合特殊染色体和免疫学检查、凝血象、血常规、尿常规、生化、电测听、CT、MRI、电生理检查等进行确诊。

4.神经鞘瘤的处理原则

(1)手术治疗:一旦定位诊断明确,应尽早手术切除。

(2)放射治疗:凡病理回报为恶性肿瘤者均可在术后行放射治疗,以提高治疗效果和生存质量。

(3)化学治疗:脂溶性烷化剂如卡莫司汀治疗有一定的疗效,转移癌(腺癌、上皮癌)则应用环磷酰胺、氨甲蝶呤等。

5.神经鞘瘤的预后

由于手术入路的不断改进和显微外科技术的普遍应用,进入20世纪以来,神经鞘瘤的手术效果显著提高。至20世纪90年代,神经鞘瘤的手术全切除率已达90%以上,死亡率已降至0~2%,直径2 cm以下的神经鞘瘤面神经功能保留率达86%~100%,2 cm以上的肿瘤面神经保留率在36%~59%。

(二)饮食指导

(1)高蛋白(鸡、鱼、蛋、奶等)、高维生素、高热量、高纤维素(韭菜、芹菜等)饮食。

(2)鼓励患者少量多餐,制订饮食计划,保持进餐心情愉快,增强机体耐受能力。

(三)用药指导

(1)患者服用化疗药物期间,注意观察患者有无恶心、头痛、疲乏、直立性低血压、脱发等不良反应。

(2)静脉输注化疗药物时,不可随意调节滴速。

(3)经常巡视病房,观察输液部位血管、皮肤情况,防止药液外渗。

(四)日常生活指导

(1)鼓励患者保持乐观向上态度,加强自理能力。

(2)根据气温变化增减衣物,注意保暖。

三、循证护理

查阅相关文献发现,目前对神经鞘瘤护理方面的研究多关注颅神经及周围神经鞘瘤的围术期护理,其中以听神经鞘瘤较为多见。有学者将临床护理路径应用在神经鞘瘤患者的护理中,其研究发现应用临床护理路径可明显缩短平均住院时间,减低诊疗费用,使患者得到最佳医疗护理服务。在应用临床路径时仍需考虑如果假设的标准临床路径与实际过程出现偏离，则应修改临床路径,因此对于临床护理路径在神经外科的应用仍需不断总结经验,继而修订完善路径,扩大使用病种,使其更广泛应用于临床。

第五节　颅脑损伤

颅脑损伤占全身损伤的 15%～20%,仅次于四肢损伤,但致残率及病死率均居首位。颅脑损伤可分为头皮损伤、颅骨损伤和脑损伤,三者可单独发生,也可合并存在。

一、头皮损伤

头皮损伤是最常见的颅脑损伤,根据致伤原因和临床表现不同可分为头皮血肿、头皮裂伤和头皮撕脱伤。

(一)概述

头皮分为皮肤、皮下组织、帽状腱膜、帽状腱膜下层和颅骨外膜五层,其中皮肤、皮下组织和帽状腱膜三层紧密结合在一起,帽状腱膜下层为疏松结缔组织。其间有许多导血管与颅内静脉窦相通。头皮血供丰富,抗感染及愈合能力较强。

1.头皮血肿

多由钝器伤所致,常在外力作用后立即发生。按血肿出现于头皮的解剖层次不同分为以下三种。

(1)皮下血肿:常见于产伤或碰伤。血肿位于皮肤层与帽状腱膜,因皮肤借纤维隔与帽状腱膜紧密连接,血肿不易扩散,范围较局限,体积小、张力高。

(2)帽状腱膜下血肿:是由于头部受到斜向暴力,头皮发生剧烈滑动,撕裂该层的小血管所致。该处组织疏松,出血易扩散,严重者血肿边界可与帽状腱膜附着缘一致,延及全头,似戴一顶有波动的帽子,失血量多。

(3)骨膜下血肿:常由于颅骨骨折引起或产伤所致,位于骨膜和颅骨外板之间。血肿多局限于某一颅骨范围内。以骨缝为界。

2.头皮裂伤

多为锐器或钝器作用于头皮所致。依致伤物的性质不同,伤口的大小、深度不一,创缘多不规则,严重者可有头皮缺损。

3.头皮撕脱裂伤

多因发辫受机械力牵拉所致,使大块头皮自帽状腱膜下层或连同骨膜一并撕脱。因创面广泛出血,疼痛剧烈,可引起休克,部分患者可合并颈椎损伤。

(二)护理评估

1.健康史

了解患者头部有无外伤史,外力作用时间、部位、方向;评估患者受伤时当时情况、处理经过及效果等。

2.临床表现

(1)头皮血肿:头皮下血肿较小,但张力较大,有时因血肿周边组织肿胀隆起,中央部似有凹陷,易误诊为凹陷性骨折;帽状腱膜下血肿张力低,波动明显,疼痛较轻,婴幼儿巨大帽状腱膜下血肿有引起休克的可能;骨膜下血肿局限在某一颅骨范围内,张力介于头皮下血肿和帽状腱膜下血肿。

(2)头皮裂伤:头皮伤口大小,深度不一,伤及帽状腱膜层时,伤口可裂开,部分患者可有头皮缺损;由于头皮血管丰富,血管破裂后不易自行闭合,故出血量大,有引起失血性休克的可能。

(3)头皮撕脱伤:创面头皮缺失,颅骨外露,出血量大,常伴有休克。

3.心理状态

由于头皮损伤出血多,患者常表现出对伤情的紧张、恐惧和焦虑等。

4.辅助检查

X线、CT、MRI等检查可了解是否合并颅骨骨折和颅脑损伤。

(三)治疗要点

1.局部治疗

(1)头皮血肿:较小的血肿无须特殊处理,1~2周可自行吸收,伤后给予冷敷以减少出血和疼痛,24小时后改为热敷,以促进血肿吸收,切忌用力揉搓;若血肿较大,待出血停止后,在无菌的条件下穿刺抽吸后加压包扎;经上述治疗无效且继续增大的帽状腱膜下血肿,可切开头皮止血并清除血肿。对合并颅骨骨折的骨膜下血肿,应警惕颅内血肿的可能。继发感染者,需切开引流,换药处理。

(2)头皮裂伤:立即加压包扎止血,争取在伤后24小时内清创缝合,尽早去除伤口中的异物,术后加压包扎。因头皮血供丰富,抗感染能力强,对无明显感染的伤口,在伤后2~3日也可试行清创缝合,但多需引流,或只清创不缝合。

(3)头皮撕脱伤:首先给予镇静剂,用无菌敷料覆盖创面,再加压包扎,并将撕脱的头皮用无菌敷料或干净的衣物包好,随患者送至医院。在加压包扎止血、防止休克的前提下,尽早行清创术。若皮瓣未完全脱离且供血好,可在清创后原位缝合;若皮瓣已完全脱落但无明显污染,血管断端整齐,且未超过6小时,可在清创后试行血管吻合,再全层缝合或将撕脱的头皮瓣切薄成类似的中厚皮片原位移植;如皮瓣不能利用,而骨膜尚未撕脱,又不能做转移皮瓣时,可取其他部位中厚皮片做自体游离植皮;对于骨膜已撕脱不能再移植者,可清创后在颅骨外板上多处钻孔,深达板障,待骨孔内肉芽组织生成后再行植皮。

2.全身治疗

主要包括及时止血、止痛、补充血容量,防止休克;常规使用抗生素、TAT等预防感染。

(四)主要护理诊断及合作性问题

1.疼痛

与头皮损伤有关。

2.自我形象紊乱

与头皮撕脱伤致头发缺失有关。

3.其他

潜在并发症:感染、失血性休克。

(五)护理措施

1.头皮血肿

伤后早期给予冷敷,以减轻出血和疼痛,24~48小时后改用热敷,以促进血肿吸收。血肿较大时,协助医师行穿刺抽血和加压包扎。

2.头皮裂伤

现场应使用无菌敷料或清洁的布单或衣物包扎伤口。患者来院后,应配合清创缝合;遵医嘱给予抗生素、TAT等预防感染,给予止痛药物。注意有无颅骨骨折及脑损伤等合并伤的症状和体征。

3.头皮撕脱伤

(1)现场救护:现场除包扎伤口外,还应妥善保护撕脱下来的头皮,将其用无菌敷料或清洁布单包裹,装入塑料袋内,再放置于有冰块的容器中,干燥冷藏,随伤员一起送往医院。有休克者,应立即输液、止痛、给氧,运送途中应保持平稳。

(2)配合抗休克和清创:建立两条静脉通路,快速输液,补充血容量,同时做好交叉配血、备皮、药物过敏试验等各项术前准备。现场带来的撕脱下来的头皮置4℃冰箱内存放。在纠正休克的同时,遵医嘱给予术前用药,将撕脱下来的头皮随患者一同送往手术室,争取清创后再植。

(3)预防感染:遵医嘱使用抗生素和TAT,预防感染。

(4)观察病情:观察有无颅骨骨折、脑损伤、局部感染等征象,发现异常及时向医师汇报并配合处理。

(六)健康教育

一般清创患者回家后嘱其安置合适卧位,定时来医院换药,继续使用抗菌药物;注意观察有无剧烈头痛、呕吐等,出现异常情况应及时前往医院就诊;指导头皮缺失的患者戴假发,以改善容貌。

二、颅骨骨折

(一)概述

颅骨骨折是指颅骨受暴力作用后出现的颅骨结构改变。多由暴力作用于头部的瞬间,使颅骨变形超过其弹性限度,而发生颅骨骨折。颅骨骨折的严重性并不在于骨折本身,而在于可能同时存在颅内血肿和脑损伤危及生命。

按骨折部位不同可分为颅盖骨折与颅底骨折;按骨折形态不同可分为线形骨折、凹陷骨折、粉碎骨折和洞形骨折;按骨折部位是否与外界相通分为闭合性骨折和开放性骨折。

1.颅盖骨折

线形骨折发生率最高,可单发或多发,以顶骨和额骨多见,颞骨和枕骨次之。凹陷性骨折以额部、顶部多见。因发生部位、凹陷范围和深度不同,可伴有不同程度的脑膜、血管和脑组织损伤。

2.颅底骨折

常为线形骨折,多因强烈的间接暴力所致。硬脑膜在颅底与颅骨贴附紧密,故在颅底骨折时易撕破硬脑膜产生脑脊液外漏而形成内开放性骨折。根据发生的部位分为颅前窝骨折、颅中窝骨折和颅后窝骨折。

(二)护理评估

1.健康史

了解患者受伤过程,如暴力性质、大小、方向和着力点;受伤当时有无意识障碍及口鼻流血和流液等情况;评估患者有无脑损伤及其他并发症。

2.临床表现

(1)颅盖骨折:单纯线形骨折局部表现有疼痛、肿胀。可伴有头皮血肿、头皮裂伤,若骨折线跨越脑膜中动脉或静脉窦,则可继发硬膜外血肿并出现相应临床症状。凹陷性骨折患者着力处往往有擦伤、挫伤或挫裂伤。局部可扪及颅骨凹陷,成人多为粉碎性骨折、婴幼儿可呈乒乓球样凹陷骨折。陷入的骨片有时刺破静脉窦,造成致命性出血。有时可压迫或刺伤脑组织,如位于功能区可发生局限性癫痫、肢体瘫痪、失语等神经定位症状。

(2)颅底骨折:根据骨折部位不同,可出现相应临床表现(表6-1)。

表 6-1　颅底骨折的临床表现

骨折部位	瘀斑部位	脑脊液漏	颅神经损伤
颅前窝	眼周、球结膜下 (熊猫眼征、眼镜征)	鼻漏	嗅神经、视神经
颅中窝	乳突部	鼻漏或耳漏	面神经、听神经
颅后窝	乳突后、枕下区	无	少见

1)颅前窝骨折:累及眶顶和筛骨,可有鼻出血、眶周广泛瘀血斑及广泛球结膜下瘀血斑("熊猫眼"或"眼镜"征)等表现;若脑膜、骨膜均破裂,则因脑脊液经额窦或筛窦由鼻孔流出而出现脑脊液鼻漏;气体经额窦或筛窦进入颅内引起颅内积气;若筛板或是神经管骨折,可合并嗅神经或视神经损伤。

2)颅中窝骨折:若累及蝶骨和颞骨,脑脊液经蝶窦由鼻孔流出,可有鼻出血或合并脑脊液鼻漏。若累及颞骨岩部,可伴有脑脊液耳漏(鼓膜破裂);若鼓膜完好,脑脊液则经咽鼓管流往鼻咽部出现脑脊液鼻漏。颅中窝骨折患者常合并面神经或听神经损伤。

3)颅后窝骨折:累及颞骨岩部后外侧和枕骨基底部,多在伤后2～3日有乳突和枕下部皮下瘀斑,或在咽后壁发现黏膜下淤血。偶有舌咽神经、迷走神经、副神经及舌下神经损伤。

3.心理状态

患者常因头部损伤而表现焦虑、恐惧等心理反应,对伤后的恢复缺乏信心。了解家属对疾病的认识和对患者的关心及支持程度。

4.辅助检查

(1)颅骨 X 线片:为颅盖骨骨折主要诊断方法。

（2）CT 检查：可了解骨折类型，有无气颅征及合并脑损伤等。

颅盖骨骨折的诊断主要靠颅骨 X 线摄片；颅底骨折 X 线摄片阳性率不高，主要依靠临床表现及 CT 检查做出诊断。

（三）治疗要点

1.颅盖骨折

（1）单纯线形骨折：无须特殊处理。患者卧床休息，对症治疗，密切观察是否有继发性病变的出现。

（2）凹陷性骨折：对凹陷不深、范围不大者，可考虑择期手术；如合并脑损伤，或大面积的骨折片陷入颅腔。有颅内压增高导致脑疝可能者，应行急诊手术；若骨折位于脑重要功能区表面、有脑受压症状或颅内压增高的表现、开放性粉碎性骨折时，应手术复位或全部摘除碎骨片；若位于大静脉窦处的凹陷性骨折，如未引起神经症状或颅内压增高，即使陷入较深，也不宜手术。

2.颅底骨折

本身无须特殊治疗，注意观察有无脑损伤。合并脑脊液漏时，需给予抗生素，预防颅内感染。脑脊液漏多在 1～2 周自行愈合，但超过 1 个月仍有漏液者。可考虑行手术治疗。

（四）主要护理诊断及合作性问题

1.疼痛

与损伤和颅内压增高有关。

2.知识缺乏

缺乏有关颅骨骨折护理和康复知识。

3.有感染的危险

与脑脊液外漏有关。

4.其他

潜在并发症：颅内出血、颅内感染、颅内压增高等。

（五）护理措施

1.病情观察

当骨折线越过脑膜中动脉沟或静脉窦，引起硬脑膜外血肿时，患者有头痛、呕吐、生命体征改变、意识障碍等颅内压增高症状；凹陷性骨折压迫脑组织有局灶症状和体征，如偏瘫、失语、视野缺损等；颅底骨折伴有脑脊液漏者，应注意有无颅内感染迹象。

2.脑脊液漏的护理

重点是预防逆行性颅内感染，具体措施有：①平卧位将床头抬高 15°～30°，目的是借助重力作用将脑组织移向颅底，使脑膜逐渐与硬脑膜形成粘连而封闭破口，维持头高位至脑脊液漏停止 3～5 日。②每日 2 次清洁、消毒鼻前庭或外耳道，避免棉球过湿导致液体逆流颅内；在外耳道口或鼻前庭疏松放置于棉球，棉球渗湿及时更换，并记录 24 小时浸湿的棉球数，以此估计漏出的脑脊液量。③禁忌鼻腔及耳道的堵塞、冲洗和滴药；脑脊液鼻漏者，严禁经鼻腔置胃管、吸痰及鼻导管给氧。④禁忌做腰椎穿刺。

3.预防感染

开放性颅骨骨折应遵医嘱应用抗生素和破伤风抗毒素,预防感染。

4.心理护理

向患者介绍病情、治疗方法及注意的事项,取得患者的配合;指导患者正确对待损伤,消除紧张情绪。

(六)健康教育

颅底骨折患者要避免用力咳嗽、用力打喷嚏和擤鼻涕,勿挖耳、抠鼻或屏气排便,以免鼻窦或乳突气房内的空气被压入颅内,引起气颅或颅内感染。告诉门诊患者和家属若出现剧烈头痛、频繁呕吐、发热、意识模糊应及时到医院就诊。

三、脑损伤

(一)概述

脑损伤是指脑膜、脑组织、脑血管及脑神经的损伤。

1.病因与分类

根据伤后病理改变的先后可将其分为原发性脑损伤(指暴力作用于头部后立即发生的脑损伤,主要有脑震荡、脑挫裂伤等)和继发性脑损伤(指头部受伤一段时间后出现的脑损害,主要有脑水肿和颅内斑肿等);根据伤后脑组织是否与外界相通分为开放性脑损伤(多为锐器或火器直接造成,常伴有头皮裂伤、颅骨骨折和硬脑膜破裂,有脑脊液漏)和闭合性脑损伤(多为头部接触钝性暴力或间接暴力所致,脑膜完整,无脑脊液漏)。

2.损伤机制

脑损伤常是多种应力作用于头部的共同结果。一般认为基本因素有:①外力作用于头部,导致颅骨内陷和迅速回弹或骨折引起脑损伤,该损伤常发生在着力部位;②头部遭受外力作用后的瞬间,脑与颅骨之间的相对运动造成损伤,该损伤即可发生在着力部位,也可发生在着力部位的对侧,即对冲伤。这两种因素在加速性损伤(即运动的物体撞击静止的头部,使头部呈加速运动时产生的脑损伤)和减速性损伤(即运动的头部撞击静止的物体,使头部运动突然停止时产生的脑损伤)中所起的作用不尽相同。加速性损伤多是第一种因素起作用;减速性损伤两种因素均有重要意义,而且因脑与颅骨之间的相对运动所造成的脑损伤可能更常见、更严重。

(二)护理评估

1.健康史

详细了解受伤原因、外力作用部位、方向、暴力大小、性质等;注意受伤后有无意识障碍及程度和持续时间,有无中间清醒期、逆行性遗忘,有无头痛、呕吐、抽搐、大小便失禁、口鼻或耳流血和脑脊液外漏、肢体瘫痪等情况。以及现场急救过程和曾经用过何种药物。

2.临床表现

根据临床特点,结合 X 线、CT、MRI 等检查结果判断损伤的类型严重程度。

(1)脑震荡:是头部受暴力作用后,出现的一过性脑功能障碍,无肉眼可见的神经病理改变,只在显微镜下可见神经组织结构紊乱,是最常见的轻度原发性脑损伤。

患者在伤后立即出现短暂的意识障碍,持续数秒或数分钟,一般不超过 30 分钟,同时伴皮肤苍白、出汗、血压下降、心动徐缓、呼吸微弱、肌张力减低、生理反射迟钝或消失等症状。清醒后大多不能回忆受伤前一段时间内及受伤当时的情况,称为逆行性遗忘,常有头痛、头晕、恶心、呕吐等症状。神经系统检查、脑脊液检查及 CT 检查均无阳性发现。

(2)脑挫裂伤:是常见的原发性脑损伤。脑挫裂伤后继发性改变为脑水肿和血肿形成,它们比脑挫裂伤本身更具有重要的临床意义。

1)意识障碍:是最突出的症状。一般伤后立即出现昏迷,其程度和持续时间与损伤程度、范围直接相关。绝大多数在半小时以上,严重者长期持续昏迷。

2)局灶症状和体征:受伤当时立即出现与伤灶相对应的神经功能障碍的症状和体征,如运动区损伤出现锥体束征、语言中枢损伤出现失语等。若损伤发生于"哑区"如额叶、颞叶前端等,可无局灶症状和体征。

3)头痛、呕吐:与颅内压增高、自主神经功能紊乱及外伤性蛛网膜下隙出血等有关,后者还可出现脑膜刺激征,脑脊液检查有红细胞。

4)颅内压增高与脑疝:因继发颅内血肿或脑水肿所致。表现为早期的意识障碍程度加重,或意识障碍好转后又加重,同时伴有"二慢一高"表现、瞳孔不等大及锥体束征等。

5)原发性脑干损伤症状:原发性脑干损伤是脑挫裂伤中最严重的特殊类型,常与弥散性脑损伤并存。表现为伤后即出现昏迷,且程度深、持续时间长;伴有严重生命体征紊乱;两侧瞳孔不等大、极度缩小或大小多变,对光反应无常;眼球位置不正或同向凝视;四肢肌张力增高、中枢性瘫痪、病理反射阳性等锥体束征及"去大脑强直"等,常有中枢性高热和消化道出血。

(3)颅内血肿:是最多见、最危险、可逆性的继发性脑损伤。由于血肿直接压迫脑组织,常引起局灶性脑功能障碍及颅内压增高等病理改变,若未及时处理,可导致脑疝而危及生命。

根据血肿的来源和部位分为硬脑膜外血肿、硬脑膜下血肿和脑内血肿。根据血肿引起症状所需时间分为急性(3 日内)、亚急性(3 日至 3 周)和慢性(3 周以上)。

1)硬脑膜外血肿:发生在颅骨内板和硬脑膜之间,常因颅骨骨折致脑膜中动脉或静脉窦破裂所引起,大多属于急性型。

患者的意识障碍有以下三种类型:①原发性脑损伤较轻,伤后无原发性昏迷,至血肿形成后时出现继发性昏迷(清醒→昏迷);②伤后立即出现原发性昏迷,之后意识清醒,但一段时间后,由于颅内血肿形成,颅内压增高,再度出现昏迷(昏迷→中间清醒或好转→昏迷),这就是典型的"中间清醒期";③原发性脑损伤较为严重,伤后昏迷时间较长,在患者还未清醒时,颅内血肿就出现,引起昏迷再度加重。由于硬脑膜外血肿患者的原发性损伤一般较轻,临床多为①、②两种情况。患者在昏迷前常有头痛、恶心、呕吐等颅内压增高症状,幕上血肿大多有典型的小脑膜切迹疝表现。

2)硬脑膜下血肿:指出血积聚在硬脑膜下隙,多数急性或亚急性型,最常见,主要有脑挫裂伤引起皮质血管破裂所致,由于多伴有脑挫裂伤和脑水肿,故多有脑挫裂伤的表现,意识障碍为伤后持续昏迷或昏迷进行性加重,少有"中间清醒期",较早出现颅内压增高和脑疝症状。

慢性硬脑膜下血肿少见,好发于老年人,病程较长。临床表现差异很大,多有轻微头部外伤史,主要表现为慢性颅内压增高症状,也可有偏瘫、失语、局限性癫痫等局灶症状或头晕、记忆力减退、精神失常等智力和精神症状。

3）脑内血肿：指出血积聚在脑实质内，多因脑挫裂伤导致脑实质内血管破裂引起，比较少见，常与硬脑膜下血肿同时存在。临床表现与脑挫裂伤很相似。

3.心理状况

了解患者及家属对颅脑损伤及其功能恢复的心理反应，了解家属对患者的关心程度和支持能力。

4.辅助检查

（1）头部 X 线：可了解有无颅骨骨折。

（2）CT 检查：不仅明确血肿的存在，还能明确血肿的位置、大小、数量、脑室受压及中线移位情况，以及是否伴有脑挫裂伤、脑水肿等。

（3）脑脊液检查：脑挫裂伤患者合并蛛网膜下隙出血时，脑脊液检查可查到红细胞。

（4）脑血管造影：对颅内血肿有定位意义，典型征象为无血管区。

（三）治疗要点

1.脑震荡

一般不需要特殊处理，卧床休息 1～2 周，可完全恢复。少数患者在较长时间内存在头晕、头痛等症状，可适当给予镇静、止痛、营养支持等处理，同时加强心理护理。严密观察病情变化，及时发现和处理颅内压增高和脑疝等并发症。

2.脑挫裂伤

以非手术治疗为主，减轻脑损伤后的病理生理反应和预防并发症的发生。

（1）非手术治疗

1）一般处理：①绝对卧床休息，床头抬高 15°～30°，宜取侧卧位；②保持呼吸道畅通，必要时做气管切开或气管内插管辅助呼吸；③营养支持，维持水、电解质及酸碱平衡；④应用抗生素预防感染；⑤对症处理，如镇静、止痛、抗癫痫等。

2）防治脑水肿：是治疗脑挫裂伤的关键，包括应用脱水剂和激素、过度换气、给氧、限制液体入量、冬眠低温疗法等。

3）促进脑功能恢复：应用三磷腺苷（ATP）、辅酶 A、细胞色素 C 等，以供应能量，改善细胞代谢，促进脑细胞功能恢复。

（2）手术治疗：适用于重度脑挫裂伤、经非手术治疗无效、颅内压增高明显，甚至出现脑疝迹象者。手术方式主要有脑减压术或局部病灶清除术。

3.颅内血肿

较小血肿或位于非功能区时，可不必特殊处理；较大血肿或有明显局灶性症状和体征时，应尽早实施手术清除血肿；合并脑疝时应去骨瓣减压。慢性硬膜下血肿多需要行颅骨钻孔引流术。

（四）主要护理诊断及合作性问题

1.意识障碍

与脑损伤、颅内压增高有关。

2.清理呼吸道无效

与意识障碍不能有效排痰有关。

3.有受伤的危险

与患者躁动不安、癫痫发作有关。

4.其他

潜在并发症：颅内压增高、脑疝、窒息、感染等。

(五)护理措施

1.现场急救

因颅脑损伤多为严重损伤,往往伴有其他损伤,急救处理时首先应判断有无存在危及患者生命的伤情并给予积极处理。颅脑损伤救护时应注意以下几点。

(1)保持呼吸道通畅:应尽快清除口咽部血块、呕吐物和分泌物,患者平卧位,头偏向一侧,昏迷者置口咽通气管,必要时行气管切开或人工辅助呼吸。

(2)妥善处理伤口:开放性颅脑损伤应剪短伤口周围的头发,并消毒,伤口局部不冲洗,不用药,用消毒纱布保护外露脑组织,架空包扎,避免脑组织受压。尽早应用抗生素和破伤风抗毒素。

(3)防治休克:有休克征象出现时,应查明有无其他损伤,补充血容量。

(4)做好护理记录:准确记录受伤经过,急救处理经过及生命体征、意识、瞳孔、肢体活动等病情变化。

2.一般护理

(1)保持正确体位:清醒血压平稳者采取斜坡卧位,抬高床头 15°～30°,以利于脑静脉回流和减轻脑水肿,亦可防止呼吸道梗阻;昏迷患者或吞咽困难者应采取侧卧位或侧俯卧位,防止误吸。

(2)维持体液平衡:每日输液量控制在 1500～2000 mL,其中含钠溶液 500 mL,输液速度不宜过快,维持体液平衡。

(3)加强营养支持:营养补充以高维生素和高蛋白质的混合食物为佳。早期可用胃肠外营养,肠蠕动恢复后改用肠内营养,定期评估患者营养状况。及时调整营养供应。

(4)控制体温:高热可加重脑缺氧,应及时向医师汇报,积极查找原因,并根据不同原因妥善处理原发病,并给予物理或药物降温,必要时冬眠低温疗法。

(5)躁动护理:出现躁动应积极寻找并解除引起躁动的因素,如呼吸不畅、膀胱充盈、冷热刺激或便秘等,慎用镇静剂,不可强行约束,注意防止坠床等意外伤害。

(6)耳、鼻、口腔及皮肤护理:去除口、鼻腔分泌物和血痂,用消毒棉球清洁;定期清除眼分泌物,并滴抗生素眼药水,防止发生角膜炎和角膜溃疡。定时翻身,保持皮肤清洁干燥,防止压疮发生。

(7)加强心理护理:意识清醒者应稳定患者情绪,取得患者理解和配合;由于颅脑损伤后恢复缓慢,应帮助患者树立信心,坚持锻炼;同时还应取得患者家属理解和配合。

3.病情观察

严密观察病情是颅脑损伤患者护理的重点内容,目的是观察治疗效果和及早发现脑疝,不错失抢救时机。

(1)意识:意识状态反映大脑皮质功能和脑干功能状态,应采用 GCS 判断意识障碍程度,观察时采用相同程度的语言和痛刺激,对患者的反应做动态的分析,判断意识状态的变化。伤后立即出现意识障碍是原发性脑损伤;伤后清醒转为昏迷或意识障碍不断加深,是颅内压增高或形成脑疝等继发性脑损伤的表现;躁动患者突然昏睡应怀疑病情恶化。

(2)生命体征观察:为了避免患者躁动影响准确性,应先测呼吸,再测脉搏,最后测血压。伤后出现"二慢一高",同时有进行性意识障碍,是颅内压增高的表现;下丘脑或脑干损伤常出现中枢性高热;伤后数日出现高热常提示有继发感染。

(3)瞳孔:观察两侧睑裂大小是否相等、眼球的位置和运动情况,注意对比两侧瞳孔的形状、大小和对光反射。伤后立即出现一侧瞳孔散大,是原发性动眼神经损伤所致;伤后瞳孔正常,以后一侧瞳孔先缩小继之进行性散大,并且对光反射减弱或消失,是小脑幕切迹疝的表现;双侧瞳孔时大时小,变化不定,对光反射消失,伴眼球分离或同向凝视,常是脑干损伤的表现;双侧瞳孔散大,光反应消失、眼球固定伴深昏迷或去大脑强直,多为临终前的表现。另外,要注意伤后使用某些药会影响瞳孔的观察,如使用阿托品、麻黄碱可使瞳孔散大;吗啡、氯丙嗪可引起瞳孔缩小。

(4)神经系统体征:原发性脑损伤引起的偏瘫等局灶性表现,在受伤当时已出现,且不再继续加重;伤后一段时间出现或继续加重的肢体偏瘫,同时伴有意识障碍和瞳孔变化,多是小脑幕切迹疝使中脑受压、锥体束受损所致。

(5)其他:观察有无脑脊液漏,有无剧烈头痛、频繁呕吐等颅内压增高的表现,尤其是躁动时无脉搏增快,应警惕脑疝的形成。

4.降低颅内压

避免呼吸道梗阻、高热、咳嗽、癫痫发作等引起颅内压增高的因素;应用20%甘露醇溶液、呋塞米、激素等药物控制脑水肿和降低颅内压,必要时手术引流减压或清除血块。

5.预防并发症

昏迷患者全身抵抗力下降,容易发生多种并发症,应采取积极的预防措施。要加强皮肤护理,定时翻身预防压疮;四肢关节保持功能位,每日3次做四肢被动活动和肌肉按摩,以防关节僵硬和肌肉挛缩;保持室内适宜的温度和湿度,保持口腔清洁,定时翻身、拍背和吸痰,保持呼吸道通畅,预防呼吸道感染;患者常有排尿功能紊乱需要留置导尿,应严格遵守无菌操作,每日定时消毒尿道口,并冲洗膀胱,减少泌尿系统感染;若患者发生便秘,可用轻泻剂。必要时戴手套抠出干硬粪便,勿用大量高压灌肠以免加重颅内压增高而诱发脑疝;对脑外伤后癫痫反复发作的患者。可先用地西泮静脉注射和口服苯妥英钠,3日后停用地西泮,继续服用苯妥英钠1～2年,逐渐减药,突然减药可使癫痫再发。

6.手术前后的护理

按急诊手术前常规准备,手术前2小时内剃净头发,洗净头皮,涂擦70%乙醇溶液并用无菌巾包扎。手术后返回病室,搬运患者时动作轻稳,防止头部转动或受震荡,搬动患者前后应观察呼吸、脉搏和血压的变化。小脑幕上开颅手术后,取健侧或仰卧位,避免切口受压;小脑幕下开颅手术后,应取侧卧位或侧俯卧位。手术中常放置引流管,如脑室引流、创腔引流、硬脑膜下引流等,护理时严格注意无菌操作,预防颅内逆行感染;妥善固定;保持引流通畅;观察并记录引流量和性质。严密观察意识、生命体征、瞳孔、肢体活动等情况,以便及时发现和处理手术后颅内出血、感染、癫痫及应激性溃疡等并发症。

(六)健康教育

(1)对存在失语、肢体功能障碍或生活不能自理的患者,当病情稳定后即开始康复锻炼。要耐心指导患者功能锻炼,制订经过努力容易达到的目标,一旦康复有进步,患者会产生成就感,树立起坚持锻炼和重新生活的信心。

(2)有外伤性癫痫的患者,应按时服药控制症状发作。在医师指导下逐渐减量直至停药。不做有危险的活动,以防发生意外。

(3)对重度残疾患者的各种后遗症采取适当的治疗,鼓励患者树立正确的人生观,指导其部分生活自理;并指导家属生活护理方法及注意事项。

第六节 颅内肿瘤

颅内肿瘤是神经外科中最常见的疾病之一。原发性颅内肿瘤可发生于脑组织、脑膜、脑神经、脑下垂体、血管及胚胎残余组织等。身体其他部位的恶性肿瘤也可转移至颅内形成转移瘤。常见的肿瘤有胶质瘤、脑膜瘤、垂体瘤、听神经瘤、血管瘤、颅咽管瘤等。发病部位以大脑半球最多,其次为鞍区、脑桥小脑角、小脑、脑室及脑干。

一、常见类型及特性

(一)神经胶质瘤

神经胶质瘤来源于神经上皮,多为恶性,占颅内肿瘤的40%～50%。其中,多形性胶质母细胞瘤恶性程度最高,病情进展快,对放、化疗均不敏感;髓母细胞瘤也为高度恶性,好发于2～10岁儿童,多位于后颅窝中线部位,常占据第四脑室、阻塞导水管而引发脑积水,对放射治疗敏感;少突胶质细胞瘤占胶质瘤的7%,生长较慢,分界较清,可手术切除,但术后往往复发,需放疗及化疗;室管膜瘤约占12%,术后需放疗和化疗;星形细胞瘤是胶质瘤中最常见的,占40%,恶性程度较低,生长缓慢,呈实质性者与周围组织分界不清,常不能彻底切除,术后易复发,囊性者常分界清楚,若切除彻底可望根治。

(二)脑膜瘤

脑膜瘤约占颅内肿瘤的20%,良性居多,生长缓慢,多位于大脑半球矢状窦旁,邻近颅骨有增生或被侵蚀的迹象。彻底切除,可预防复发。

(三)垂体腺瘤

垂体腺瘤来源于垂体前叶,良性。根据细胞的分泌功能不同可分为催乳素腺瘤(PRL瘤)、生长激素腺瘤(GH瘤)、促皮质素腺瘤(ACTH瘤)及混合性腺瘤。PRL瘤主要表现为女性闭经、泌乳、不育等;男性性欲减退、阳痿、体重增加,毛发稀少等。GH瘤在青春期发病者为巨人症,成年后发病表现为肢端肥大症。ACTH瘤主要表现为皮质醇增多症,如满月脸、"水牛背"、腹壁及大腿皮肤紫纹、肥胖、高血压及性功能减退等。手术摘除是首选的治疗方法。若瘤体较小可经蝶窦在显微镜下手术;若瘤体较大需开颅手术,术后行放疗。

(四)听神经瘤

听神经瘤发生于第Ⅷ脑神经前庭支,位于脑桥小脑角内,约占颅内肿瘤的10%,良性。可出现患侧神经性耳聋、耳鸣、前庭功能障碍、三叉神经及面神经受累和小脑症状。治疗以手术切除为主,直径小于3 cm者可用伽玛刀治疗。

(五)颅咽管瘤

颅咽管瘤属先天性颅内良性肿瘤,大多为囊性,多位于鞍上区,约占颅内肿瘤的5%,多见于儿童及青少年,男性多于女性。主要表现为视力障碍、视野缺损、尿崩、肥胖和发育迟缓等。以手术切除为主。

(六)转移性肿瘤

转移性肿瘤多来自肺、乳腺、甲状腺、消化道等部位的恶性肿瘤,大多位于幕上脑组织内,多发,男性多于女性,有时脑部症状出现在先,原发灶反而难以发现。

二、病因与发病机制

(一)病因

颅内肿瘤的发病原因和身体其他部位的肿瘤一样,目前尚不完全清楚。大量研究表明,细胞染色体上存在着癌基因加上各种后天诱因可使其发生。诱发脑肿瘤的可能因素有:遗传因素、物理和化学因素以及生物因素等。

(二)发病机制

颅内原发的肿瘤多呈浸润生长,极少向颅外转移。颅内的转移瘤多为非浸润生长,但发展到一定程度时可刺激、压迫脑组织,使血液及脑脊液的循环受阻。

颅内肿瘤往往易造成颅内压的增高。随着颅内肿瘤的生长,占据颅内的一定空间,引起脑组织受压或破坏,造成脑脊液和血液循环障碍,引起脑组织水肿,颅内压升高。生长较快的恶性肿瘤,或肿瘤出血破溃可以将部分脑组织挤向邻近的压力较小的裂隙或生理间隙,造成脑组织的嵌顿,导致脑疝。

三、临床表现

(一)颅内压增高

90%以上的患者可出现颅内压增高的症状和体征,通常呈慢性、进行性加重过程,若未得到及时治疗,重者可引起脑疝,轻者可引发视神经萎缩,约80%的患者可发生视力减退。

(二)局灶症状与体征

因不同部位的肿瘤对脑组织造成的刺激、压迫和破坏不同而各异,如癫痫发作,意识障碍,进行性运动障碍或感觉障碍,各种脑神经的功能障碍,小脑症状等。

1.CT 检查

CT 检查主要依据肿瘤组织对 X 线吸收不同而呈现不同密度的影像,以及肿瘤使脑室、脑池受压、变形、移位或梗阻而影响脑室的位置、形态和大小来判断肿瘤的部位和性质,有时加用血管造影剂静脉滴注可增强肿瘤的影像。

2.MRI 检查

MRI 扫描对了解整体肿瘤的形态优于 CT 扫描,可较清楚地反映肿瘤的特征和对肿瘤周围脑组织的影响,能更准确地进行空间定位及大小和形状的评价。

3.颅脑 X 线检查

头颅平片对垂体腺瘤、颅咽管瘤、听神经瘤具有一定的辅助诊断价值。

4.正电子发射断层扫描(PET)

正电子发射断层扫描(PET)可了解肿瘤的恶性程度,评估手术、放疗、化疗的效果,动态监测肿瘤的恶变与复发。

5.脑血管造影

脑血管造影对血管性病变及肿瘤供血情况诊断价值较大。数字减影脑血管造影将少量造影剂注入静脉或动脉内即可显示全脑各部位的动静脉分布情况,广泛用于诊断颅内动脉瘤或动静脉畸形。

6.脑电图及脑电地形图检查

脑电图及脑电地形图检查对于大脑半球凸面肿瘤或病灶具有较高的定位价值,但对于中线、半球深部和幕下的肿瘤诊断困难。

四、诊断要点

颅内肿瘤的诊断首先要详细询问病史,全面和有重点地进行全身和神经系统查体,得出初步印象,然后选择下列一种或几种辅助性检查方法,以明确诊断。

五、治疗要点

(一)非手术治疗

1.降低颅内压

降低颅内压以缓解症状,争取治疗时间。常用的方法有脱水治疗、激素治疗、冬眠低温治疗、脑脊液引流等。

2.放疗

放疗适用于肿瘤位于重要功能区或部位深不宜手术、患者全身情况差不允许手术及对放疗较敏感的颅内肿瘤等。分为内照射法和外照射法。近年来外照射法中的伽玛刀放射治疗应用广泛,适用于脑深部小型肿瘤(直径 2 cm 或 3 cm 以内),如听神经瘤、脑膜瘤、垂体微腺瘤、转移瘤和范围较局限的脑动静脉畸形等。

3.化疗

化疗选择毒性低、小分子、高脂溶性和易通过血脑屏障的化学药物。化疗后可出现颅内压升高,故在化疗时应辅以降颅压治疗。

4.其他疗法

其他疗法有免疫疗法、中医药治疗等。

(二)手术治疗

手术治疗是最直接、有效的方法。手术方法包括肿瘤切除术、内减压术、外减压术和脑脊液分流术等。

六、护理评估

(一)健康史

通过详细询问病史,初步判断发病原因。询问发病以来的病情演变过程,曾做过哪些检查,用过何种药物,效果如何,家族中有无类似病例。

(二)目前身体状况

评估患者生命体征、意识状态、瞳孔、肌力及肌张力、感觉功能、深浅反射及病理反射等。注意有无进行性颅内压增高及脑疝症状;有无神经系统功能障碍;是否影响患者自理能力及容易发生意外伤害;是否有水、电解质及酸碱平衡失调;营养状况及重要脏器功能;了解手术方式及各项治疗措施实施后的效果。

(三)心理、社会状况

评估患者及家属的心理状况,患者及家属对疾病及其手术治疗方法、目的和结果有无充分了解。患者及家属则因脑肿瘤预后不良或易复发而有较重心理负担,评估存在的心理问题。

七、常见护理诊断/问题

(一)焦虑/恐惧/预感性悲哀

焦虑/恐惧/预感性悲哀与脑肿瘤的诊断、担心手术效果有关。

(二)有受伤的危险

受伤与神经系统功能障碍导致的视力障碍、肢体感觉运动障碍、语言功能障碍等有关。

(三)体液不足/有体液不足的危险

体液不足/有体液不足的危险与呕吐、高热、应用脱水剂等有关。

(四)有感染的危险

有感染的危险与留置各种引流管有关。

(五)潜在并发症

潜在并发症有颅内压增高及脑疝、颅内出血、感染、中枢性高热、尿崩症、胃出血、顽固性呃逆、癫痫发作等。

(六)知识缺乏

缺乏与所患疾病相关的康复知识。

八、护理目标

(1)患者或家属心态平稳,恐惧或焦虑状况减轻,能够接受疾病的现实。

(2)患者日常生活需求得到满足,无意外伤害发生。

(3)患者体液能维持平衡,尿量正常,生命体征平稳。

(4)各种引流管通畅,按期拔除,无感染发生。

(5)患者病情变化能够被及时发现和处理。

(6)患者能够复述手术前后与疾病相关的注意事项,并遵从指导,配合治疗。

九、护理措施

(一)术前护理

1.心理护理

给予适当心理支持,使患者及家属能面对现实,接受疾病的挑战,减轻挫折感,耐心倾听患者诉说,帮助患者度过悲伤期。根据患者及家属的具体情况提供正确的通俗易懂的指导,告知疾病类型、可能采用的治疗计划及如何配合,帮助家属学会对患者的特殊照料方法和技巧。

2.加强生活护理,防止意外发生

(1)因意识障碍或后组脑神经受损致吞咽困难者,应防止进食时误入气管导致肺部感染或不慎咬伤舌头。

（2）肢体无力或偏瘫者需加强生活照料；面瘫患者进食时食物易残留于麻痹侧口颊部，需特别注意该侧颊部黏膜的清洁；肢体瘫痪者应防止坠床或跌碰伤。

（3）语言、视力、听力障碍的患者，也需加强生活护理。

3.对症治疗、提高手术耐受力

因颅内高压而频繁呕吐者，除应注意补充营养外，还需纠正水、电解质失衡；降颅压处理。

4.术前常规准备

术前1天剃去头发，手术当日早晨再次剃头，将头洗净，用乙醇或苯扎溴铵消毒头皮后，以无菌巾包扎。经口鼻蝶窦入路手术的患者，需剃胡须、剪鼻毛，并加强口腔及鼻腔护理。术前保持大便通畅，以避免术后便秘，严重颅内压增高者禁忌肥皂水灌肠。

（二）术后护理

1.体位

全麻未清醒的患者，取侧卧位，以利于呼吸道护理。意识清醒、血压平稳后，宜抬高床头15°～30°，以利颅内静脉回流。幕上开颅术后，应卧向健侧，避免切口受压。幕下开颅术后早期宜无枕侧卧或侧俯卧位。后颅脑神经受损、吞咽功能障碍者只能取侧卧位，以免口咽部分泌物误入气管。体积较大的肿瘤切除后，因颅腔留有较大空隙，24小时内手术区应保持高位，以免突然翻动时发生脑和脑干移位，引起大脑上静脉撕裂、硬脑膜下出血或脑干功能衰竭。搬动患者或为患者翻身时，应有人扶持头部使头颈部成一直线，防止头颈部过度扭曲或震动。脊髓手术后，不论仰卧或侧卧都必须使头部和脊柱的轴线保持一致，翻身时须防止脊柱屈曲或扭转。

2.营养和补液

一般颅脑手术后1天可进流质饮食，第2、3天给半流质饮食，以后逐渐过渡到普通饮食。较大的脑手术或全身麻醉术后患者有恶心、呕吐或消化道功能紊乱时，术后可禁食1～2天，给予静脉补液，待病情平稳后再逐步恢复饮食。颅后窝手术或听神经瘤手术后，因舌咽、迷走神经功能障碍而发生吞咽困难、饮水呛咳者，术后应严格禁食、禁饮，采用鼻饲供给营养，待吞咽功能恢复后逐渐练习进食。术后长期昏迷的患者，主要经鼻饲提供营养，不足者可经肠外途径补充。鼻饲后勿立即搬动患者以免引发呕吐和误吸。

脑手术后均有脑水肿反应，故应适当控制输液量，成人每日以1500～2000 mL为宜，其中含盐溶液500 mL。此外，由于脑水肿期需使用强力脱水剂，尿量增加，因此，要注意维持水、电解质的平衡。若有额外丢失，如气管切开、脑室引流、呕吐、高热、大汗等更应酌情补足。定期监测电解质、血气分析，准确记录24小时出入液量。

3.呼吸道护理

及时清除呼吸道分泌物并保持通畅。注意患者是否有呼吸困难、烦躁不安等呼吸道梗阻的情况，定时协助患者翻身、拍背，必要时给予雾化吸入。呕吐时头转向一侧以免误吸，防止肺部感染。

4.止痛及镇静

脑手术后患者若诉头痛，应了解和分析头痛的原因、性质和程度，然后对症处理。切口疼痛多发生于术后24小时内，给予一般止痛剂可奏效。颅内压增高所引起的头痛，多发生在术后 2～4 天脑水肿高峰期时,常为搏动性头痛,严重时伴有呕吐,需依赖脱水、激素治疗降低颅内压,头痛始能缓解,脱水剂和激素的使用应注意在 24 小时内合理分配。若系术后血性脑脊液刺激脑膜引起的头痛,需手术后早期行腰椎穿刺引流血性脑脊液,可以减轻脑膜刺激症状,降低颅内压,至脑脊液逐渐转清,头痛自然消失。应注意脑手术后不论何种原因引起的头痛均不可轻易使用吗啡和哌替啶,以免抑制呼吸,影响气体交换,使瞳孔缩小,影响临床观察。

5.病情观察及护理

常规观察生命体征、意识状态、瞳孔、肢体活动状况等。颅前窝手术后常有额眶部水肿,可给予冷敷以减轻不适。注意观察切口敷料及引流情况,加强敷料更换和保持清洁干燥,避免切口感染。分流术后早期应注意观察囟门张力的大小,以估计分流管的流量是否适度,同时警惕有无分流管阻塞和感染等并发症。观察有无脑脊液外漏,一旦发现有脑脊液外漏,应及时通知医师处理。患者取半卧位、抬高头部以减少漏液。为防止颅内感染,头部包扎使用无菌绷带,枕上垫无菌治疗巾并经常更换,定时观察有无浸湿,并在敷料上标记浸湿范围,估计渗出程度。注意有无颅内压增高症状,保持大便通畅,避免引起颅内压增高的活动。

6.术后并发症的观察和护理

(1)出血:颅内出血是脑手术后最危险的并发症,多发生在术后 24～48 小时内。患者往往有意识改变,表现为意识清楚后又逐渐嗜睡、反应迟钝甚至昏迷。大脑半球手术后出血常有幕上血肿表现,或出现颞叶钩回疝征象;颅后窝手术后出血具有幕下血肿特点,常有呼吸抑制甚至枕骨大孔疝表现;脑室内术后出血可有高热、抽搐、昏迷及生命体征紊乱。术后出血的主要原因是术中止血不彻底或电凝止血痂脱落。其他如患者呼吸道不畅、二氧化碳蓄积、躁动不安、用力挣扎等引起颅内压骤然增高,也可造成再次出血。故术后应严密观察,避免增高颅内压的因素,并做好再次手术止血的准备。

(2)感染:脑手术后常见切口感染、脑膜炎及肺部感染。①切口感染:除因术中无菌操作不严外,也与术前营养不良、免疫防御能力下降和皮肤准备不合要求有关,多发生于术后 3～5天,患者感切口疼痛缓解后再次疼痛,局部有明显的红肿、压痛及皮下积液表现,头皮所属之淋巴结肿大压痛,严重的切口感染可影响骨膜,甚至发生颅骨骨髓炎。②脑膜炎:常继发于开放性颅脑损伤后,或因切口感染伴脑脊液外漏而导致颅内感染,表现为术后 3～4 天外科热消退之后再次出现高热,或术后体温持续升高,伴头痛、呕吐、意识障碍,甚至出现谵妄和抽搐,脑膜刺激征阳性,腰椎穿刺见脑脊液浑浊、脓性、细胞数增加。③肺部感染:多发生于术后 1 周左右、全身情况差的患者,若未能及时控制,可因高热及呼吸功能障碍导致或加重脑水肿,甚至发生脑疝。预防脑手术后感染的主要方法有常规使用抗生素、严格无菌操作、加强营养及基础护理。

(3)中枢性高热:下丘脑、脑干及上颈髓病变和损害可使体温中枢调节功能紊乱,临床以高热多见,偶有体温过低者。中枢性高热多出现于术后 12～48 小时内,体温达 40 ℃以上,伴有意识障碍、瞳孔缩小、脉搏快速、呼吸急促等自主神经功能紊乱症状,一般物理降温效果差,需及时采用冬眠低温治疗。

(4)尿崩症:尿崩症主要发生在鞍上手术后,如垂体腺瘤、颅咽管瘤等手术累及下丘脑影响抗利尿激素分泌所致。患者出现多尿、多饮、口渴,每日尿量大于 4000 mL,尿比重低于 1.005。

在给予垂体后叶素治疗时,应准确记录出入液量,根据尿量的增减和血清电解质含量调节用药剂量。尿量增多期间,须注意补钾,每 1000 mL 尿量补充 1 g 氯化钾。

(5)胃出血:丘脑下部及脑干受损后可引起应激性胃黏膜糜烂、溃疡、出血。患者呕吐大量血性或咖啡色胃内容物,并伴有呃逆、腹胀及黑便等症状,出血量多时可发生休克。可给予雷尼替丁等药物预防,一旦发现胃出血,应立即放置胃管,抽净胃内容物后用少量冰水洗胃,经胃管或全身应用止血药物,必要时输血。

(6)顽固性呃逆:常发生在三、四脑室或脑干手术后患者。膈肌痉挛导致的呃逆影响患者呼吸、饮食和睡眠,严重时可引起胃出血。对呃逆患者,应先检查上腹部,若有胃胀气或胃潴留,应安置胃管抽空胃内容物;其次,可通过压迫眼球或眶上神经、捏鼻、刺激患者咳嗽等强烈刺激,遏制呃逆。若效果不佳,可遵医嘱使用复方氯丙嗪 50 mg 或哌甲酯(利他林)10~20 mg 肌内注射或静脉注射。

(7)癫痫发作:多发生在术后 2~4 天脑水肿高峰期,系因术后脑组织缺氧及皮层运动区受激惹所致。当脑水肿消退、脑循环改善后,癫痫常可自愈。对拟做皮质运动区及其附近手术的患者,术前常规给予抗癫痫药物以预防。癫痫发作时,应及时给予抗癫痫药物控制,患者卧床休息,保证睡眠,避免情绪激动;吸氧,注意保护患者,避免意外受伤;观察发作时表现并详细记录。

7.各种引流管的护理

(1)脑室引流:是经颅骨钻孔或椎孔穿刺侧脑室,放置引流管,将脑脊液引流至体外。常用部位半球额角或枕角进行穿刺。其主要目的:①抢救因脑脊液循环通路受阻所致的颅内高压危急状态患者。②自引流管注入造影剂进行脑室系统的检查或注入抗生素控制感染。③脑室内手术后安放引流管,引流血性脑脊液,减轻脑膜刺激症状,预防脑膜粘连和蛛网膜粘连,以保持日后脑脊液正常循环及吸收功能;此外,引流术后早期还可起到控制颅内压的作用。

护理要点:①引流管的位置:患者回病室后,立即在严格无菌条件下连接引流瓶(袋),妥善固定引流管及引流瓶(袋),引流管开口应高于侧脑室平面 10~15 cm,以维持正常的颅内压。②引流速度及量:术后早期注意控制引流速度,若引流过快过多,可使颅内压骤然降低,导致意外。因此,术后早期应适当将引流瓶(袋)挂高,以减低流速,待颅内压力平衡后再放低。因正常脑脊液每日分泌 400~500 mL,故每日引流量以不超过 500 mL 为宜;颅内感染患者因脑脊液分泌增多,引流量可增加,此时应注意补液,避免水、电解质失衡。③保持引流通畅:引流管不可受压、扭曲、成角、折叠,适当限制患者头部活动范围,活动及翻身时避免牵拉引流管。观察引流管是否通畅,若引流管内不断有脑脊液流出、管内的液面随患者呼吸、脉搏等上下波动表明引流管通畅;若引流管无脑脊液流出,应查明原因。可能的原因有:a.颅内压低于 0.98~1.47 kPa(10~15 cmH$_2$O),证实的方法是将引流瓶(袋)降低再观察有无脑脊液流出;b.引流管放入脑室过深过长,在脑室内盘曲成角,X 线拍片确诊,将引流管缓慢向外抽出至有脑脊液流出,然后重新固定;c.内管口吸附于脑室壁,可将引流管轻轻旋转,使管口离开脑室壁;d.若疑引流管被小凝血块或挫碎的脑组织阻塞,可在严格消毒管口后,用无菌注射器轻轻向外抽吸,切不可注入生理盐水冲洗,以免管内阻塞物被冲至脑室系统狭窄处,使脑脊液循环受阻。④观察并记录脑脊液的颜色、量及性状：正常脑脊液无色透明，无沉淀，术后 1～2 天脑脊液可略呈血性，以后转为橙黄色。若脑脊液中有大量血液，或血性脑脊液的颜色逐渐加深，提示有脑室内出血。一巨脑室内大量出血，需紧急手术止血。脑室引流时间一般不宜超过 5～7 天，时间过长有发生颅内感染可能。感染后的脑脊液混浊，呈毛玻璃状或有絮状物，患者有相应表现。⑤严格遵守无菌操作原则：每天定时更换引流瓶（袋）时，应先夹闭引流管以免管内脑脊液逆流入脑室，注意保持整个装置无菌，必要时做脑脊液常规检查或细菌培养。⑥拔管：拔管前一天应试行抬高引流瓶（袋）或夹闭引流管 24 小时，以了解脑脊液循环是否通畅，有无颅内压再次升高的表现。若患者出现头痛、呕吐等颅内压增高症状，应立即放低引流瓶（袋）或开放夹闭的引流管。拔管时应先夹闭引流管，以免管内液体逆流入脑室引起感染。拔管后，切口处若有脑脊液外漏出，也应告知医师，做妥善处理，以免引起颅内感染。

(2)创腔引流：颅内肿瘤手术切除后，在残留的创腔内放置引流物称为创腔引流。目的是引流手术残腔内的血性液体和气体，使残腔逐步闭合，减少局部积液或形成假性囊肿的机会。护理中应注意引流瓶（袋）的位置、引流的速度及量。①引流瓶位置：术后早期，创腔引流瓶（袋）放置于头旁枕上或枕边，高度与头部创腔保持一致，以保证创腔内一定的液体压力，避免脑组织移位。尤其是位于顶后枕部的创腔，术后 48 小时内，不可随意放低引流瓶（袋），否则可因创腔内液体被引出致脑组织迅速移位，有可能撕破大脑上静脉，引起颅内血肿。另外，创腔内暂时积聚的液体可以稀释渗血，防止渗血形成血肿。创腔内压力升高时，血性液仍可自行流出。②引流速度：手术 48 小时后，可将引流瓶（袋）略放低，以期较快引流出创腔内的液体，使脑组织膨出，以减少局部残腔，避免局部积液造成颅内压增高。③引流量：若术后早期引流量多，应适当抬高引流瓶（袋）。引流放置 3～4 天，一经血性脑脊液转清，即拔除引流管，以免形成脑脊液外漏。

十、护理评价

(1)患者和家属的心理状态是否稳定，对疾病的接受程度，是否配合医护人员进行治和护理。

(2)患者日常生活需求是否得到满足，有无意外伤害发生。

(3)患者尿量是否正常，生命体征是否平稳。

(4)各种引流管是否通畅、如期拔除，有无感染发生。

(5)患者有无并发症发生，若发生是否被及时发现及处理。

(6)患者能否复述手术前后与疾病相关的注意事项，是否遵从医护指导、配合治疗。

十一、健康指导

(1)指导患者及家属术后早期配合康复治疗和锻炼，提高自理能力。

(2)颅内肿瘤手术后患者出现癫痫，或为了预防而服用抗癫痫药物时，指导患者遵医嘱坚持长期服用，并定期进行血白细胞和肝功能检查。有癫痫发作史的患者，户外活动时须有人陪护，以防发生意外。

(3)观察有无肿瘤复发及放疗后出现放射性脑坏死的情况，如出现颅内压增高和神经定位症状，应及时到医院检查。

第七章　骨外科护理

第一节　骨与关节结核

骨与关节结核曾经是很常见的感染性疾病,常继发于肺结核(约90％),少数继发于消化道或淋巴结结核。好发于儿童及青少年,30岁以下患者占80％以上。好发部位为脊柱,其次为膝、髋及肘关节。随着科技的进步、抗结核药物的出现,骨与关节结核的发病率明显下降。但是由于流动人口的大量增加及耐药菌的出现,骨与关节结核的发病率又有所回升,应引起重视。

一、脊柱结核

在骨关节结核病中,脊柱受累占50％左右,脊柱结核中,以椎体结核占绝大多数(约99％),其中腰椎为最多见,胸椎、胸腰段其次,颈椎及骶尾椎较少见,但颈椎结核致残率较高。男性比女性略多见,儿童、成人均可发生,应引起注意。

(一)病因与发病机制

人型结核分枝杆菌是主要病原菌。主要继发于肺或胃肠道结核。当机体抵抗力下降时,潜伏的结核菌引起感染。椎体承重大、骨松质多、肌肉附着少、血液供应容易被感染。

(二)病理变化

椎体被破坏以后出现脓肿并伴干酪样物质,因缺乏急性化脓性感染的红、热,形成寒性脓肿,有两种表现。①椎旁脓肿:脓液多汇集于椎体两侧和前方。脓液可沿着韧带间隙向上下蔓延,使几个椎体的边缘都出现骨侵蚀,进入椎管内可压迫脊髓和神经根。②流注脓肿:椎旁脓液积聚至一定量后可穿破骨膜,向下方流动,在远离病灶的部位出现脓肿。下胸椎及腰椎病变所致的椎旁脓肿穿破骨膜后,形成腰大肌脓肿。浅层腰大肌脓肿向下流动积聚在髂窝内,成为髂窝脓肿。还可形成腹股沟深部脓肿。甚至脓液还可下流至膝上部位。

椎体结核可分为中心型和边缘型两种(图7-1)。①中心型椎体结核:多见于儿童,好发于胸椎。病变进展快,一般只侵犯一个椎体,椎体被压缩成楔形。可穿透椎间盘累及邻近椎体。②边缘型椎体结核:多见于成人,好发于腰椎。病变部位局限在椎体的上下缘,很快侵犯椎间盘和相邻的椎体。本病的特征是椎间盘破坏、椎间隙变窄。

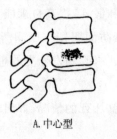 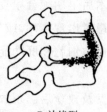

A. 中心型　　　　　　　　B. 边缘型

图7-1　椎体结核

（三）临床表现

1.症状

起病缓慢，早期症状不明显，可有低热、自汗、消瘦、食欲缺乏、全身不适等。病变部位钝痛，休息时减轻，劳累时加重。

2.体征

局部肌痉挛和脊柱活动受限，患者可有姿势异常，如拾物试验阳性、托马斯试验阳性，颈椎结核时抬头困难。可伴有脊柱后凸、侧凸，腰椎生理前凸消失、胸椎后凸可引起驼背等畸形。

寒性脓肿和窦道的形成，脓肿破溃后出现窦道与体外相通，可有干酪样分泌物排出。结核的脓液、干酪样坏死、死骨、被破坏的椎体和椎间盘都可压迫脊髓，出现截瘫。其中以胸椎和颈椎结核截瘫发生率高。此外，颈椎结核还有上肢麻木等神经根受刺激的表现，有咽后壁脓肿者出现呼吸与吞咽困难，胸椎结核有背痛症状，而下胸椎病变引起的疼痛表现为腰骶部疼痛。

（四）实验室及其他检查

1.影像学检查

（1）X线检查：早期表现为骨质变薄。随着病情的发展，表现为骨质破坏和椎间隙变窄，与化脓性脊柱炎相似。前方椎体多个节段受累，椎体被侵蚀为扇贝状。中央型的病变与肿瘤类似，表现为椎体中央变薄和骨质破坏，接着出现椎体塌陷。偶见小死骨，椎体呈楔状改变。边缘型的骨质破坏集中在椎体上缘或下缘，椎间隙变窄或消失，脊柱各段结核可见寒性脓肿的阴影。

（2）CT检查：清晰显示软组织病灶的界限、骨质破坏的程度及小脓肿。

（3）MRI检查：在多个切面水平上显示骨和软组织的病变，以及脊髓受压情况，另外增强MRI检查可以区别脓肿与肉芽组织。

2.结核菌素试验

在机体免疫力严重低下时可为阴性。

3.血象检查

仅约10％患者有血白细胞升高。红细胞沉降率可检测病变是静止还是活动，活动期明显增快，静止期一般正常。

4.脓肿穿刺或病变部位的组织学检查

脓肿穿刺或病变部位的组织学检查是结核感染确诊的重要途径。通过培养或组织学检查，70％～90％的病例可以确诊，但混合性感染时结核杆菌培养阳性率极低。

（五）诊断

根据上述临床表现及影像学检查，结合患者红细胞沉降率增快、结核菌素试验阳性，应考虑本病。确诊需要做椎体病灶或软组织的活检。CT引导下的细针穿刺活检非常有诊断价值。皮下脓肿穿刺发现病原菌，可不必再做脊柱活检。

（六）治疗

脊柱结核治疗的目标是根除感染、恢复神经功能、防止脊柱畸形。抗结核药物化疗是治疗脊柱结核的重要部分。

1.非手术治疗

(1)一般处理:改善全身营养状况,加强休息。局部制动:适用于病变静止而脊柱尚不够稳定者,如颅骨牵引、石膏背心、腰围等。

(2)抗结核药物治疗:使用异烟肼、利福平、链霉素、对氨基水杨酸钠、乙胺丁醇等一线抗结核药物治疗。脊柱结核一般要用药2年左右。有窦道出现混合感染者,应结合药敏试验,应用敏感的抗生素。

2.手术治疗

手术适应证为死骨、脓肿较大不易吸收和窦道经久不愈;结核病灶压迫脊髓出现症状;晚期结核引起的迟发性瘫痪。

(1)病灶清除术:结核病灶的彻底清除是控制感染的关键。把死骨和干酪样坏死物完全清除,直至露出正常松质骨。

(2)脊柱功能重建:通过植骨或结合内固定。早期重建的效果主要通过内固定维持,后期(一般1年以后)主要依靠植骨融合完成。自体骨植骨可靠并且愈合率高。

(七)护理

1.术前及非手术治疗的护理

包括局部制动、遵医嘱抗结核、加强营养和休息。

(1)用药护理:可同时使用2～3种抗结核药物,密切观察用药反应,定期监测血象。

(2)体位的护理:严格平卧硬板床,选择适合石膏固定或牵引,石膏或牵引带内面加垫小毛巾,保证患者舒适,防止局部长期受压,产生压疮。为患者翻身时,注意要有2人以上合作,保证其颈、胸、腰椎的平直,预防脊柱的再损伤。

(3)术前训练:训练床上大小便、有效咳嗽、深呼吸,为手术后适应做好准备。

2.术后护理

(1)体位:术后6～8小时可翻身,翻身时应防止脊柱扭曲,3人协助患者轴式翻身。

(2)病情监测:脊柱结核患者椎管狭窄,椎管内神经易受压,术后24小时内应密切观察上下肢感觉有无异常,运动、排尿有无障碍。

3.健康教育

(1)主动活动:腰椎结核患者术后第1天,可做双下肢直腿抬高训练,每天3～5次,每次10分钟。可指导患者1周后做床上抬臀运动以锻炼腰背肌,预防神经根粘连。

(2)被动活动:颈椎结核截瘫患者,对四肢肌肉进行向心性按摩,做上、下肢各关节的被动活动,以防止肌肉萎缩。

(3)出院指导:出院在家仍需要卧硬板床,可平卧或侧卧;颈椎结核者,避免头颈用力转动,腰椎胸椎结核者,避免久坐,防止胸腰部屈曲或极度扭曲;行骨融合术者,在植骨融合时可下床活动,骨融合一般颈椎术后3个月、腰椎术后需4～5个月下床活动。

二、膝关节结核

膝关节结核发病率占全身骨与关节结核的第2位,仅次于脊柱结核。患者多为儿童及青壮年。

（一）病因与发病机制

膝关节病变以滑膜结核多见,滑膜结核发病缓慢,症状轻微,很多患者就诊时滑膜已完全被结核性肉芽组织破坏,关节面软骨、骨质受到不同程度的侵犯和破坏,发展为全关节结核。形成死骨、空洞。脓液可侵入髌上囊、腘窝或膝关节两侧,后期形成脓肿。若脓肿破溃,继发混合感染,可形成经久不愈的窦道。儿童膝关节结核骨骺遭到破坏后,影响下肢的发育,可引起明显肢体短缩畸形。病变累及关节韧带时,可出现膝关节病理性半脱位或脱位,病变静止后,可有膝关节挛缩畸形。

（二）临床表现

1.全身症状

起病缓慢,有低热、乏力、疲倦、食欲缺乏、消瘦、贫血、夜间自汗等全身症状。红细胞沉降率可增快。

2.局部症状

（1）关节弥漫性肿胀是早期单纯滑膜结核的症状,局部疼痛多不明显。由于膝关节位置表浅,肿胀和积液通常很明显。检查可发现膝部肿胀饱满,浮髌试验阳性。

（2）单纯骨结核的局部症状轻微,仅有病灶周围肿胀和压痛,关节功能多不受限。

（3）全关节结核症状明显,肿胀、疼痛和关节功能受限都比较明显。脓肿破溃,继发混合感染,形成窦道。晚期股四头肌萎缩,关节肿胀、骨质破坏和韧带松弛,可发生膝外翻畸形。骨骺破坏后,骨生长受到影响,致使患肢发生短缩畸形。

（三）实验室及其他检查

1.X线检查

（1）单纯性滑膜结核放射学表现常不典型。仅病程较长者可见软组织肿胀和骨组织疏松。

（2）在单纯骨结核中,中心型表现为骨质模糊,呈磨砂玻璃样,后期可形成死骨及空洞;边缘型则表现为边缘骨质被侵蚀破坏。

（3）在全关节结核,表现为骨质广泛疏松,骨质被侵蚀破坏,关节间隙变窄。窦道长期不愈合可出现骨硬化。

2.CT、MRI检查

CT、MRI检查可较早地发现局部小脓肿、软组织增厚、死骨块等,对关节内早期病变有诊断价值。

3.关节镜检查

关节镜检查对诊断早期膝关节滑膜结核有重要价值,可取关节液培养做组织活检,也可进行滑膜切除术。

（四）诊断

根据结核接触史、患病史、临床表现、X线检查、关节镜及实验室检查可明确诊断。

（五）治疗

1.局部制动

十分重要,无论是手术或非手术治疗,固定时间一般不少于3个月。

2.抗结核治疗

单纯滑膜结核者,多可以通过应用全身抗结核药治愈,并能够保留基本正常的关节功能。

3.局部治疗

(1)抽出关节积液并注入抗结核药物。

(2)若治疗无效,可施行滑膜切除术。

(3)单纯骨结核当骨质破坏较重时,应施行病灶清除术,病灶清除后可用松质骨填充。术后管形石膏固定3个月。

(4)对全关节结核,15岁以下的患者仅做病灶清除术;15岁以上者在清除病灶后,可同时行膝关节加压融合术,术后4周拔除加压钢针,改用管形石膏固定2个月。

(六)护理

1.术前及非手术治疗的护理

(1)心理护理:因为病程长,患者心理负担重,医护人员要鼓励患者及其家属正确认识疾病,增加战胜疾病的信心,积极配合治疗。

(2)局部制动:肿胀、疼痛明显者,可用石膏托固定。固定期间,石膏托可以每日解下1～2次,并适当活动膝关节,以防关节粘连、肌肉萎缩。可在伸膝位做股四头肌收缩训练。

2.术后护理

(1)制动:患者术后回病室时要注意平稳搬移,防止石膏变形或折断。

(2)伤口引流护理:观察伤口渗血及引流管的通畅情况,防止引流管脱落及管内引流液倒流,注意无菌操作。记录引流液的颜色、性质、量,发现异常及时通知医师并妥善处理。引流液正常为淡红色,每日引流液≤200 mL。引流管持续引流24～48小时,引流液≤50 mL,可拔管。

(3)术后用软枕抬高患肢20°～30°,以促进血液循环,减轻肿胀。密切观察患肢血液循环、皮肤温度、神经感觉情况,并与健侧进行比较。发现问题及时处理。

(4)行关节加压融合术者,应注意保持关节夹的松紧度,预防加压针眼感染。

3.健康教育

(1)预防深静脉血栓形成:手术第1天,可行健侧肢体和患侧踝关节的主动运动。

(2)指导肢体活动:滑膜切除术后,皮牵引1～2周可在床上练习屈伸膝关节,1个月后可下床拄双拐活动;单纯骨结核清除病灶松质骨填充术后,石膏固定2～3周,早期行股四头肌静力收缩,1个月后拄双拐练习行走;全关节结核行关节加压融合术后,4周可除去石膏和关节夹,在床上练习肢体抬高,35天后可拄双拐下地活动。

(3)出院后嘱患者继续加强患肢的功能锻炼,劳逸结合,避免过早负重。定期复查。

三、髋关节结核

髋关节结核发病率在骨与关节结核中居第3位,仅次于脊柱结核和膝关节结核。多为单侧发病,多见于儿童和青少年。

(一)病因与发病机制

早期髋关节结核以单纯滑膜结核和单纯骨结核多见。大多发展成全关节结核。单纯骨结核的病灶常位于髋臼上缘、股骨头和靠近骺板处的股骨颈。病灶处骨质破坏,出现死骨和空洞,易形成脓肿。随着病变发展,可穿破关节面软骨,进入关节腔,造成全关节感染。股骨头部分被破坏、吸收后可发生病理性脱位,多为后脱位。髋臼结核产生的脓液可向周围流注,向后常形成臀部脓肿。穿破骨盆内壁,形成盆腔内脓肿。

(二)临床表现

1.全身症状

起病缓慢,可有低热、自汗、食欲缺乏、消瘦、乏力、倦怠、贫血等。

2.局部症状

(1)典型的临床表现有跛行和放射至膝的患髋疼痛。

(2)早期仅表现为跛行和患髋不适感。患儿常有"夜啼",因为熟睡后髋部保护性肌痉挛消失,患髋移动时引起疼痛所致。髋关节活动因疼痛而受限,托马斯征阳性。

(3)可出现髋关节屈曲、内收、内旋畸形,患肢短缩,于腹股沟或臀部可出现肿胀或肿块,有压痛。患肢及臀部肌萎缩。

(三)实验室及其他检查

1.X 线检查

X 线片早期显示有局限性的骨质疏松,疾病后期,全关节结核可见关节间隙变宽,出现空洞和死骨。严重者股骨头几乎完全消失,可出现病理性脱位。

2.CT、MRI 检查

有助于早期诊断,可清楚显示髋关节内积液量和微小的骨破坏病灶。

(四)诊断

髋关节结核的早期诊断极为重要,根据病史、症状、体征和 X 线检查,不难诊断。骨盆正位片对两侧髋关节进行反复比较,仔细观察,关节间隙轻度狭窄应引起注意,以防漏诊。

(五)治疗

1.全身支持治疗

休息,增加营养以增强机体抵抗力,改善患者的全身状况。

2.局部治疗

(1)单纯滑膜结核:早期行关节穿刺抽液并注入抗结核药物,对患肢进行皮牵引、石膏固定。无效者行滑膜切除术。术后用皮牵引和丁字鞋制动 3 周。

(2)单纯骨结核:有死骨或无效腔者,应尽早行病灶清除术,清除死骨,清理无效腔,遗留的空腔可用松质骨充填,术后皮牵引或髋人字石膏固定 4～6 周。

(3)全关节结核:早期及时进行病灶清除术,术后皮牵引 3～4 周。晚期则行病灶清除术,同时做关节植骨融合术,术后髋人字石膏固定 3～6 个月。病情稳定者可选择全髋关节置换术。

(六)护理要点

1.术前及非手术治疗的护理

(1)关节腔抽液、注入抗结核药物时,要严格执行无菌操作。

(2)关节疼痛皮牵引时,保持患肢外展 30°中立位。严格卧床休息,预防病理性骨折。

2.术后护理

(1)注意观察生命体征的变化,必要时进行心电监护。

（2）由于髋关节手术后出血较多,要注意观察伤口敷料渗血情况,保持引流管通畅。

（3）对于石膏固定者,观察患肢血液循环情况,倾听患者主诉,如有肢体远端苍白、厥冷、疼痛、麻木等异常及时通知医师妥善处理。行石膏人字形固定者,注意保护石膏周围的皮肤,尤其是女患者会阴部皮肤的清洁干燥。

（4）定时翻身、按摩皮肤防治压疮。指导有效咳嗽,经常深呼吸,预防肺感染、肺不张。

3.健康教育

（1）术后第 1 天,上肢、健侧下肢的主动活动,以防深静脉血栓形成。术后 2～3 天可进行股四头肌等长收缩,但要避免主动屈髋练习。

（2）皮牵引 3～4 周可去除,患者可进行髋、膝关节的主动锻炼。石膏固定 6～8 周,X 线检查复查,病变愈合,可拆除石膏,持双拐下床练习行走,但患肢不能负重。

（3）指导患者及其家属正确用药、合理饮食、有计划地功能锻炼、定期复查。

第二节　四肢骨折

一、概述

四肢骨折包括上肢骨折、下肢骨折,常见的有锁骨骨折、肱骨干骨折、肱骨髁上骨折、尺桡骨骨折、股骨颈骨折、股骨干骨折、胫腓骨骨折等。

（一）护理评估

1.术前评估

（1）健康史。①一般情况:患者的年龄、职业特点、运动爱好、日常饮食结构、有无酗酒等。②受伤情况:了解患者受伤的原因、部位和时间、受伤时的体位和环境、外力作用的方式、方向和性质、伤后患者功能障碍及伤情发展情况、急救处理经过等。③既往史:重点了解与骨折愈合有关的因素,如患者有无骨质疏松、骨折、骨肿瘤病史或手术史。④服药史:患者近期有无服用激素类药物及药物过敏史等。

（2）身体状况。①全身:评估患者有无威胁生命的严重并发症;观察意识和生命体征;观察有无低血容量性休克的症状。②局部:评估患者骨折部位活动及关节活动范围,有无骨折局部特有特征和一般表现;皮肤是否完整,开放性损伤的范围、程度和污染情况;有无其他并发症。

（3）心理及社会因素:患者的心理状态取决于损伤的范围和程度。多发性损伤患者多寻住院和手术治疗,由此形成的压力影响患者和家庭成员的心理状态和相互关系。故应评估患者和家属的心理状态、家庭经济情况及社会支持系统。

（4）辅助检查:评估患者的影像学和实验室检查结果,以帮助判断病情和预后。

2.术后评估

（1）固定情况:评估切开复位固定术是否维持有效状态。

（2）并发症:评估术后是否出现并发症。

（3）康复程度:患者是否按照计划进行功能锻炼,功能恢复情况及有无活动功能障碍引起的并发症。

(4)心理状态和认知程度:评估患者对康复训练和早期活动是否配合,对出院后的继续治疗是否了解。

(二)常见护理诊断/问题

(1)有周围神经血管功能障碍的危险:与骨和软组织创伤、石膏固定不当有关。

(2)疼痛:与骨折、软组织损伤、肌痉挛和水肿有关。

(3)有感染的危险:与组织损伤、开放性骨折、牵引或应用外固定架有关。

(4)潜在并发症:休克、肌萎缩、关节僵硬、骨筋膜室综合征、深静脉血栓形成等。

(三)护理目标

(1)维持正常的组织灌注,皮肤温度和颜色保持正常,末梢动脉搏动有利。

(2)患者疼痛逐渐减轻直至消失,感觉舒适。

(3)患者未发生骨或软组织感染等并发症。

(4)患者能独立行走或借助助行器行走,能自我护理并掌握功能锻炼和康复知识。

(四)护理措施

1.现场急救

(1)抢救生命:骨折患者,尤其是严重骨折者,往往合并其他组织和器官的损伤。应检查患者全身情况,首先处理休克、昏迷、呼吸困难、窒息或大出血等可能威胁患者生命的紧急情况。

(2)包扎止血:绝大多数伤口出血可用加压包扎止血。大出血出血时可用止血带止血,最好使用充气止血带,并应记录所用压力和时间。止血带应每40～60分钟放松1次,放松时间以局部血流恢复、组织略有新鲜渗血为宜。若骨折端已戳出伤口并已污染,又未压迫重要血管或神经,则不应现场复位,以免将污染物带到伤口深处。若在包扎时骨折端自行滑入上口内,应做好记录,以便入院后清创时进一步处理。

(3)妥善固定:凡疑有骨折者均应按骨折处理。对闭合性骨折者在急救时不必脱去患肢的衣裤和鞋袜,肿胀严重者可用剪刀剪开衣袖和裤脚。骨折有明显畸形,并有穿破软组织或损伤附近重要血管、神经的危险时,可适当牵引患肢,使之变直后再行固定。

(4)迅速转运:患者经初步处理后,应尽快转运至就近医院进行治疗。

2.一般护理

(1)疼痛护理:根据疼痛原因进行对症处理。若因创伤骨折引起的疼痛,现场急救中给予临时固定可缓解疼痛。若因伤口感染引起,应及时清创并应用抗生素治疗。疼痛较轻时可鼓励患者听音乐或看电视转移注意力。疼痛严重时遵医嘱给予止痛药。

(2)患肢缺血护理:骨折局部内出血、包扎过紧、不正确使用止血带或患肢严重肿胀等原因均可导致患肢血液循环障碍。应严密观察肢端有无剧痛、麻木、皮温降低、皮肤苍白或青紫、脉搏减弱或消失等血液灌注不足的表现。一旦出现应对因对症处理。

(3)并发症的观察和预防:观察患者意识和生命体征、患肢远端感觉、运动和末梢血液循环等,若发现骨折早期和晚期并发症,应及时报告医师,采取相应处理措施。

(4)心理护理:向患者及家属解释骨折的愈合是一个循序渐进的过程,充分固定能为骨折断端连接提供良好的条件,正确的功能锻炼可以促进断端生长愈合和患肢功能恢复。对骨折可能遗留残疾的患者,应鼓励患者表达自己的思想,减轻患者及家属的心理负担。

(5)生活护理:指导患者在患肢固定期间进行力所能及的活动,为其提供必要的帮助,如协助进食、进水和翻身等。

(6)加强营养:指导患者进食高蛋白、高维生素、高热量的食物,多饮水。

(五)健康教育

1.安全指导

指导患者及家属评估家庭环境的安全,妥善放置可能影响患者活动的障碍物,如散放的家具。指导患者安全使用步行辅助器械或轮椅。行走练习时需有人陪伴,以防跌倒。

2.功能锻炼

告知患者出院后坚持功能锻炼的意义和方法。指导家属如何协助患者完成各种活动。

3.复查

告知患者若骨折远端肢体肿胀或疼痛明显加重,肢体感觉麻木、肢端发凉,夹板、石膏或外固定器松动等,立即到医院复查并评估功能恢复情况。

(六)护理评价

(1)主诉骨折部位疼痛减轻或消失,感觉舒适。

(2)肢端维持正常的组织灌注,皮肤温度和颜色正常,末梢动脉搏动有力。

(3)出现并发症时被及时发现和处理。

二、锁骨骨折

锁骨是上肢与躯干的连接和支撑装置,呈 S 形。中外 1/3 是锁骨的力学薄弱部,骨折时容易受损。锁骨后方有锁骨下血管、臂丛神经,骨折可损伤这些血管、神经。

(一)病因与发病机制

锁骨骨折多数病例由间接暴力引起。多见于侧方摔倒时,肩、手或肘部着地。力传导至锁骨,发生斜形或横形骨折。直接暴力可由胸上方撞击锁骨,导致粉碎性骨折,较少见。骨折后若移位明显,可引起臂丛神经及锁骨下血管的损伤。

(二)临床表现

锁骨骨折后,出现肿胀、瘀斑和局部压痛,为减少肩部活动导致的疼痛,患者常用健手托住肘部,头部偏向患侧,以减轻胸锁乳突肌牵拉骨折近端而导致疼痛。查体时,常有局限性压痛和骨摩擦感。

(三)实验室及其他检查

上胸部的正位和 45°斜位 X 线检查可发现骨折移位情况。CT 扫描可查锁骨外端关节面。

(四)诊断要点

根据物理学检查和临床症状,可对锁骨骨折做出诊断。在无移位或儿童的青枝骨折时,单靠物理检查有时难以做出正确诊断,须经 X 线或 CT 进一步检查。

(五)治疗要点

1.非手术治疗

儿童的青枝骨折及成人的无移位骨折可不作特殊治疗。采用三角巾悬吊患肢 3~6 周。成人有移位的中段骨折,采用手法复位后横形"8"字绷带固定 6~8 周。

2.手术治疗

当骨折移位明显,手法复位困难,有骨片刺入深部组织手法复位可能造成严重后果,手法复位失败,对肩部活动要求高者,多采取手术治疗。切开复位时,根据骨折部位、类型及移位情况选择钢板、螺钉或克氏针进行固定。

(六)护理要点

1.保持有效的护理

横形"8"字绷带或锁骨带同定者,宜睡硬板床,采取平卧或半卧位,使两肩外展后伸。同时要观察皮肤的颜色,如皮肤苍白发紫,温度降低,感觉麻木,提示绷带固定较紧。要尽量使双肩后伸外展,并双手叉腰,症状一般能缓解,不缓解,调整绷带。

2.健康指导

(1)功能锻炼:骨折复位2~3天后可开始做掌指关节、腕肘关节的旋转舒缩等主动活动。受伤4周后,外固定被解除,此期功能锻炼的常用的方法有关节牵伸活动,肩的内外摆动,手握小杠铃做肩部的前上举、侧后举和体后上举。

(2)出院指导:告知患者有效固定的重要意义,横形"8"字绷带或锁骨带固定后,经常做挺胸、提肩、双手叉腰动作,缓解对腋下神经、血管的压迫。强调坚持功能锻炼的重要性,循序渐进地进行肩关节的锻炼。定期复查、监测骨折愈合情况。

三、肱骨干骨折

肱骨外科颈下1~2 cm至肱骨髁上2 cm段内的骨折称为肱骨干骨折。常见于青年和中年人。

(一)病因与发病机制

肱骨干骨折可由直接暴力或间接暴力所致。直接暴力指暴力从外侧肱骨干中段打击,至横形或粉碎性骨折,多为开放骨折。间接暴力多见于手或肘部着地,向上传导的力,加上身体倾倒时产生的剪式应力,可致肱骨中下1/3的斜形或螺旋形骨折。骨折后是否移位取决于外力作用的大小、方向、骨折的部位和肌肉牵拉方向等。可引起骨折端分离或旋转畸形。大多数有成角、短缩及旋转畸形。

(二)临床表现

骨折后,出现上臂疼痛、肿胀、畸形、皮下瘀斑和功能障碍。肱骨干可有假关节活动、骨摩擦感、骨传导音减弱或消失和患肢缩短。合并桡神经损伤时,可出现垂腕、拇指不能外展、手指掌指关节不能背伸、前臂不能旋后、手背桡侧皮肤感觉障碍等。

(三)实验室及其他检查

正、侧位X线片可确定骨折类型、移位方向。应包括骨折的近端及肩关节,或远端及肘关节。

(四)诊断要点

根据伤后患者的症状和体征,及X线正侧位片可明确骨折的类型和移位方向。

(五)治疗要点

1.手法复位外固定

在局麻或臂丛神经阻滞麻醉的基础上,沿肱骨干纵轴持续牵引,按骨折移位的相反方向,行手法复位,X线摄片确认复位成功后,减少牵引力,小夹板或石膏固定维持复位。成人固定6～8周,儿童固定4～6周。

2.切开复位内固定

手术可以在臂丛阻滞麻醉或高位硬膜外麻醉下进行。在直视下达到解剖对位后,并用加压钢板螺钉内固定。也可用带锁髓内针或Ender针固定。

3.康复治疗

复位后均应早期进行功能锻炼。术后抬高患肢,进行手指主动屈伸活动。2～3周后,即可做腕、肘、肩关节的主动活动。

(六)护理要点

1.固定的患者护理

可平卧,要保持固定不移位,悬垂石膏固定患者取坐位或半卧位,以保证下垂牵引作用。内固定术后宜取半卧位,患肢下垫枕,减轻肿胀。伴有桡神经损伤者,注意观察神经恢复情况。石膏或夹板固定者,密切观察患肢血运。术后观察伤口渗血情况。

2.功能锻炼

骨折1周内,做患侧上臂肌肉的主动舒缩活动,握拳、伸曲腕关节、小幅度的耸肩运动。伴桡神经损伤者,可被动进行手指的屈曲活动。2～3周后可做肩关节内收外展活动。4周后可做肩部外展、外旋、内旋、后伸,手爬墙等运动以恢复患肢功能。

3.健康指导

向患者解释,肱骨干骨折复位后可遗留20°以内向前成角,30°以内向外成角,不影响功能。伴桡神经损伤者伸指伸腕功能障碍,要鼓励坚持功能锻炼。嘱其分别在术后第1、第3、第6个月复查X线,伴桡神经损伤者,应定期复查肌电图。

四、肱骨髁上骨折

肱骨髁上骨折指在肱骨干与肱骨髁交界处发生的骨折。多发生于10岁以下儿童。易损伤神经和血管,导致前臂缺血性肌挛缩,引起爪形手畸形。

(一)病因与发病机制

1.伸直型骨折

肘关节处于过伸位跌倒时,手掌着地,暴力经前臂向上,加上身体前倾,向下产生剪式应力,尺骨鹰嘴向前的杠杆力,使肱骨干与肱骨髁交界处发生骨折。骨折远端向后上移位,近折端向前下移位,尺神经、桡神经可因肱骨髁上骨折的侧方移位受伤。

2.屈曲型骨折

此型较少见,由间接暴力引起。跌倒时,肘关节屈曲,肘后方着地,暴力向上传导至肱骨下端,导致髁上屈曲型骨折。较少合并血管和神经损伤。

(二)临床表现

肘部明显疼痛、肿胀、皮下瘀斑和功能障碍,伸直型骨折肘部向后突出,近折端向前移,并处于半屈位。局部明显压痛,有骨摩擦音及假关节活动,与肘关节脱位相比较肘后三角关系正常。如果合并有正中神经、尺神经、桡神经、肱动脉损伤,则出现前臂和手相应的神经支配区的感觉减弱或消失,及相应的功能障碍。如复位不当可致肘内翻畸形。

（三）实验室及其他检查

肘部正、侧位 X 线摄片可以明确骨折部位、类型、移位方向，为选择治疗方法提供依据。

（四）诊断要点

根据 X 线片和受伤病史可以明确诊断。

（五）治疗要点

1.手法复位外固定

若受伤时间短，血循环良好，局部肿胀不明显者，可行手法复位后外固定。给予局部麻醉或臂丛神经阻滞麻醉。在持续牵引下，行手法复位，使患肢肘关节屈曲 60°～90°给予后侧石膏托固定 4～5 周，X 线摄片证实骨折愈合良好，即可拆除石膏。

2.持续牵引

对于手法复位不成功，受伤时间较长，肢体肿胀明显者，可行尺骨鹰嘴牵引，牵引重量 1～2 kg，牵引时间控制在 4～6 周。

3.手术复位

对于骨折移位严重，手法复位失败，有神经、血管损伤者，采取手术复位。复位方法有经皮穿针内固定、切开复位内固定。

（六）护理要点

1.保持有效的固定

观察固定的屈曲角度，离床活动时要用三角巾悬吊患肢于胸前。发现固定体位改变时，要及时给予纠正。

2.严密观察

重点观察患肢的血液循环、感觉、活动情况，以利于及时发现外伤后肱动脉、正中神经、尺桡神经的损伤。

3.康复锻炼

复位固定后当日可作握拳、屈伸手指练习，1 周后可作肩部主动活动，并逐渐加大运动幅度。3 周后去除外固定，可作腕、肘、肩部的屈伸练习。伸直型骨折注意恢复屈曲活动，屈曲型骨折注意恢复增加伸展活动。

五、尺桡骨干双骨折

尺、桡骨干骨折可由直接暴力、间接暴力、扭转暴力引起，青少年多见，占各类骨折的 6%。

（一）病因与发病机制

1.直接暴力

由重物打击、机器或车轮的直接碾压，导致同一平面的横形或粉碎性骨折。

2.间接暴力

跌倒时手掌着地，暴力通过腕关节向上传导，暴力作用首先使桡骨骨折。若暴力较强，则通过骨间膜向内下方传导，可引起低位尺骨斜形骨折。

3.扭转暴力

跌倒时前臂旋转、手掌着地，或手遭受机器扭转暴力，导致不同平面的尺桡骨螺旋形骨折或斜形骨折。可并发软组织撕裂、神经血管损伤，或合并他处骨折。

(二)临床表现

伤侧前臂出现疼痛、肿胀、成角畸形及功能障碍,主要不能进行旋转活动。局部明显压痛,严重者出现剧痛、患肢肿胀、手指屈曲。可扪及骨折端、骨摩擦感及假关节活动。听诊骨传导音减弱或消失。严重者可发生骨筋膜室综合征。

(三)实验室及其他检查

正位及侧位 X 线片可见骨折的部位、类型及移位方向,及是否合并有桡骨头脱位或尺骨小头脱位。

(四)诊断要点

可依据临床检查、X 线正侧位片确诊。

(五)治疗要点

1.手法复位外固定

可在局部麻醉或臂丛神经阻滞麻醉下进行,重点是矫正旋转移位,恢复骨膜紧张度,紧张的骨间膜牵动骨折端复位。复位成功后,用小夹板或石膏托固定。

2.切开复位内固定

不稳定骨折或手法复位失败者倾向于切开复位,螺钉钢板或髓内针内固定术治疗。

(六)护理要点

1.保持有效的固定

注意观察石膏或夹板是否有松动和移位。

2.维持患肢良好血液循环

术后抬高患肢,观察患肢皮肤的颜色、温度、有无肿胀及桡动脉搏动情况。如出现剧痛,手部皮肤苍白、发凉、麻木,被动伸指疼痛,桡动脉搏动减弱或消失等表现时,提示骨筋膜室综合征的发生。如有缺血表现,立即通知医生处理。

3.康复锻炼

术后 2 周开始练习手指屈伸活动和腕关节活动。4 周后开始练习肘、肩关节活动。8~10 周后 X 线片证实骨折愈合后,可进行前臂旋转活动。

六、桡骨远端骨折

桡骨远端骨折(Colles 骨折)指距桡骨远端关节面 3 cm 内的骨折,约占全身骨折的6.7%~11%,多见于有骨质疏松的中老年人。

(一)病因与发病机制

多由间接暴力引起,通常跌倒时腕关节处于背伸位、手掌着地、前臂旋前,应力由手掌传导到桡骨下端发生骨折。骨折远端向背侧及桡侧移位。

(二)临床表现

骨折部疼痛、肿胀,可出现典型畸形,由于骨折远端向背侧移位,侧面看呈"银叉"畸形,骨折远端向桡侧移位,并有缩短桡骨茎突上移畸形,正面看呈"枪刺刀样"畸形(见图 7-2)。检查局部压痛明显,腕关节活动障碍,皮下出现瘀斑。

(三)实验室及其他检查

X 线片可见骨折端移位表现有:桡骨远骨折端向背侧移位,远端向桡侧移位,骨折端向掌侧成角。可同时有下尺桡关节脱位及尺骨茎突撕脱骨折。

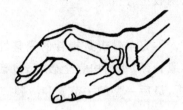

图 7-2 骨折后典型移位

(四)诊断要点

根据 X 线检查结果和受伤史可明确诊断。

(五)治疗要点

1.手法复位外固定

局部麻醉下手法复位后,用超过腕关节的小夹板固定或石膏夹板在屈腕、尺偏位固定 2 周,消肿后,腕关节中立位继续用小夹板或改用前臂管型石膏固定。

2.切开复位内固定

严重粉碎性骨折有明显移位者,桡骨下端关节面破坏;手法复位失败,或复位后不能维持固定者,应切开复位,用松质骨螺钉或钢针固定。

(六)护理要点

1.保持有效的固定

骨折复位固定后不可随意移动位置,注意维持骨折远端旋前、掌曲、尺偏位。避免腕关节旋后或旋前。肿胀消除后要及时调整石膏或夹板的松紧度。

2.密切观察患肢血液循环情况

如有无腕部肿胀、疼痛、颜色异常、皮温降低等。

3.康复锻炼

复位当天或手术后次日可做肩部的前后摆动练习,2～3 天后可做肩肘部的主动活动。2～3 周后可进行手和腕部的抗阻力练习。后期做腕部的主动屈伸练习和前臂的旋前、旋后牵引练习。

七、股骨颈骨折

股骨颈骨折指由股骨头下到股骨颈基底的骨折,多见于中、老年人,女性多于男性。由于局部血供特点,骨折治疗中易发生骨折不愈合,并且常出现股骨头坏死,老年易发生严重的全身并发症。

(一)病因与发病机制

股骨颈骨折是在站立或行走时跌倒发生,属间接暴力、低能损伤,老年人多有骨质疏松,轻微扭转暴力即可造成骨折。青壮年在受到高能暴力时可发生股骨颈骨折。

1.按骨折线走行和部位分类

分为股骨头下骨折、股骨颈骨折、股骨颈基底骨折。

2.按骨折线的倾斜角分类

分为外展骨折、中间型骨折、内收型骨折。

3.按骨折移位程度分类

分为不完全骨折和完全骨折。不完全骨折是指骨的完整性有部分中断,股骨颈部分出现裂纹。完全骨折是指骨折线贯穿股骨颈,骨结构完全破坏,包括无移位的完全骨折,部分移位的完全骨折,完全移位的完全骨折,最后一型的关节囊和滑膜破坏严重。

(二)临床表现

患侧髋部疼痛,内收型疼痛更明显,不能站立。患肢成典型的外展、外旋、缩短畸形,大转子明显突出。嵌插骨折患者,有时仍能行走或骑自行车,易漏诊。

(三)实验室及其他检查

1.X 线检查

髋部正侧位 X 线摄片显示骨折的部位、类型和方向。

2.CT 或 MRI 检查

骨折线不清楚或隐匿时进行,或卧床休息 2 周后再行 X 线检查。

(四)诊断要点

有移位的股骨颈骨折诊断不难。外伤史不明显,仅有局部微痛或不适,而且髋关节可屈伸,甚至可以步行,X 线检查不易发现骨折线,应进一步进行 CT 或 MRI 检查,以明确诊断。

(五)治疗要点

1.非手术治疗

适用于年老体弱或外展、嵌插稳定型骨折。①持续皮牵引、骨牵引或石膏固定患肢于轻度外展位,牵引治疗后卧硬板床 6～8 周。②手法复位。

2.手术治疗

对于内收型骨折和有移位的骨折在给予皮牵引或骨牵引复位后,经皮多枚骨圆针或加压螺纹钉内固定术。内收型有移位的骨折,手法、牵引难以复位的,应采取切开复位内固定治疗。青少年股骨、颈骨折应尽量达到解剖复位,采用切开复位内固定治疗。

3.人工股骨头或全髋关节置换术

适用于 60 岁以上老年人,全身情况较好,有明显移位或股骨头旋转,陈旧性骨折股骨头缺血坏死者。

(六)护理要点

1.维持正确的体位

正确的体位是治疗股骨颈骨折的重要措施,应解释清楚,取得配合。平卧硬板床,保持患肢外展 30°中立位,并用牵引维持,防止外旋、内收。尽量避免搬动髋部。

2.保持确实有效的牵引

患肢做皮牵引或骨牵引时,应保持患肢和牵引力在同一轴线上。不能随意加减重量。牵引时间一般为 8～12 周。

3.密切观察病情变化

股骨头骨折患者多为老年人,要密切观察病情变化。

4.预防并发症

股骨头骨折患者行非手术治疗时需长期卧床,易发生坠积性肺炎、泌尿系统感染、压疮等。因此要鼓励深呼吸、有效咳嗽,嘱患者多喝水,骨隆突处垫软垫。

5.功能锻炼

非手术者早期可在床上做股四头肌的静力收缩,去掉牵引后,可做直腿抬高运动。3个月后可依拐杖行走,6个月后可不依靠拐杖行走。对于术后内固定者,2天后可扶患者床上坐起,3~4周后可扶拐行走,3个月后可稍负重行走,6个月后可负重行走。

八、股骨干骨折

股骨干骨折是指由小转子下至股骨髁上部位骨干的骨折。

(一)病因与发病机制

由强大的直接暴力或间接暴力所致,多见于30岁以下的男性。直接暴力可引起横形或粉碎形骨折,间接暴力多为坠落伤,可引起斜形骨折或螺旋形骨折。

(二)临床表现

股骨干骨折后出血多,当高能损伤时,软组织破坏,出血和液体外渗,肢体明显肿胀。常导致低血容量性休克。患侧肢体短缩、成角、旋转和功能障碍,可有骨擦感。如果损伤腘窝血管和神经,可出现远端肢体的血液循环、感觉、运动功能障碍。常见的并发症有低血容量性休克、脂肪栓塞综合征、深静脉血栓、创伤性关节炎等。

(三)实验室及其他检查

X线正侧位摄片应包括其近端的髋关节和远端的膝关节。骨折早期进行血气监测,可监测脂肪栓塞的发生。

(四)诊断要点

根据受伤史及受伤后患肢缩短、外旋畸形,X线正侧位片可明确骨折的部位和类型。

(五)治疗要点

1.儿童股骨干骨折的治疗

3岁以下儿童股骨干骨折常用Bryant架行双下肢垂直悬吊牵引。牵引重量以臀部稍悬空为宜。牵引时间为3~4周。由于儿童骨骼愈合塑形能力强,骨折断端即使重叠1~2cm,轻度向前、外成角是可以自行纠正的。但不能有旋转畸形。

2.成人股骨干骨折的治疗

一般采用骨牵引,持续股骨髁上或胫骨结节骨牵引,直到骨折临床愈合,一般需6~8周。牵引过程中要复查X线,了解复位情况。非手术治疗失败或合并有神经、血管损伤或伴有多发性损伤不宜卧床过久的老年人可采用切开复位内固定,钢板、螺钉、带锁髓内针固定。

(六)护理要点

1.牵引的护理

小儿垂直悬吊牵引时,经常触摸患儿足部温度、颜色及足背动脉的搏动情况,以防血液循环障碍及皮肤破损。为有效产生反牵引力,注意牵引时臀部要离开床面,两腿牵引重量要相等。成人牵引时要抬高床尾,保持牵引力方向与股骨干纵轴成直线。定期测量下肢长度和力线以保持有效牵引。骨牵引针处每天消毒,严禁去除血痂。注意检查足背伸肌功能。腓骨头处加垫软垫,以防腓总神经受损伤。防止发生压疮。

2.功能锻炼

(1)小儿骨折:炎性期卧床进行股四头肌的静力收缩。骨痂形成期,患儿从不负重行走过渡到负重行走。骨痂成熟期,由部分负重行走过渡到完全负重行走。

(2)成人骨折:除疼痛减轻后进行股四头肌等长收缩外,还要练习踝关节、足关节等小关节的活动。去除外固定后,可进行行走训练,适应下床行走后,逐渐进行负重行走。

九、胫腓骨干骨折

胫腓骨干骨折指胫骨平台以下到踝上的部分发生的骨折。在长骨骨折中最多见,双骨折、粉碎性骨折及开放性骨折居多。

(一)病因与发病机制

1.直接暴力

主要的致病因素,如重物撞击、直接暴力打击、车轮碾轧等,胫腓骨骨折线在同一平面,呈横形、短斜形,高能损伤有严重肢体软组织损伤,骨高度粉碎。常见开放性骨折。

2.间接暴力

常见于弯曲和扭转暴力,如高处坠落足着地、滑倒等。局部软组织损伤轻,可发生长斜形、螺旋形骨折,双骨折时腓骨的骨折线高于胫骨骨折线,亦可造成开放性骨折。

3.胫骨骨折分类

胫骨骨折可分为三类,胫骨上 1/3 骨折,骨折远端向上移位,腘动脉分叉处受压,可造成小腿缺血或坏疽,易损伤腓总神经。胫骨中 1/3 骨折,可导致骨筋膜室综合征。胫骨下 1/3 骨折,由于血运差,软组织覆盖少,影响骨折愈合。

(二)临床表现

疼痛、肿胀、畸形和功能障碍。伴有腓总神经、胫神经损伤时,出现足下垂。如果继发有骨筋膜室综合征,远端肢体出现疼痛、肿胀、麻木、肢体苍白、感觉消失。但儿童青枝骨折及成人腓骨骨折后可负重行走。

(三)实验室及其他检查

正侧位的 X 线检查可明确骨折的部位、类型、移位情况。

(四)诊断要点

根据受伤史,膝、踝关节和胫腓骨 X 线片,对小腿肿胀明显者,警惕有无骨筋膜室综合征。

(五)治疗要点

1.非手术治疗

适合于稳定性骨折。熟悉骨折软组织损伤情况,包括可能的重要血管、神经损伤,可按逆创伤机制实施手法复位,复位后长腿石膏外固定,利用石膏塑形维持骨折的对位、对线。对于骨折手法复位失败,软组织损伤严重,合并骨筋膜室综合征者,可行跟骨骨牵引。

2.手术治疗

切开复位内固定适于不稳定骨折,多段骨折及污染不重、受伤时间较短的开放性骨折。切开复位后,螺丝钉或加压钢板、带锁髓内钉内固定。

(六)护理要点

1.牵引和固定的护理

石膏固定要密切观察患肢的疼痛程度和足趾背伸和跖屈及末梢循环情况。如怀疑神经受压,应立即减压。保持有效的牵引,做好皮肤护理,预防压疮。外固定后要把小腿抬高置于中立位。每天 2 次消毒固定针针眼周围皮肤,预防固定针感染。内固定时要观察伤口渗血渗液,以防感染。采用螺丝钉或钢板固定后,要注意预防关节僵硬。

2.功能锻炼

早期进行股四头肌的等长收缩,足趾和髌骨的被动及主动活动。跟骨牵引者,要进行髌骨被动活动和抬臀运动,以防跟腱挛缩。内固定早期做膝关节屈曲活动。除去外固定后,逐渐负重活动。

第三节　髌骨骨折

髌骨古称连骸骨,俗称膝盖骨、镜面骨。《素问·骨空经》云:"膝解为骸关,侠膝之骨为连骸。"髌骨为人体最大的籽骨,位于膝关节之前。髌骨骨折占全部骨折损伤的 10 %,多见于成年人。

髌骨略呈三角形,尖端向下,被包埋在股四头肌肌腱部,其后方是软骨面,与股骨两髁之间软骨面相关节,即髌股关节。髌骨后方之软骨面有条纵嵴,与股骨髁滑车的凹陷相适应,并将髌骨后软骨面分为内外两部分,内侧者较厚,外侧者扁宽。髌骨下端通过髌韧带连于胫骨结节。

髌骨是膝关节的一个组成部分,切除髌骨后,在伸膝活动中可使股四头肌肌力减少 30% 左右。因此,髌骨有保护膝关节、增强股四头肌肌力、伸直膝关节最后 10°~15° 的作用,除不能复位的粉碎性骨折外,应尽量保留髌骨。髌骨后面是完整的关节面,其内外侧分别与股骨内外髁前面形成髌股关节,在治疗中应尽量使关节面恢复平整,减少髌骨关节炎的发生。横断骨折有移位者,均有股四头肌肌腱扩张部断裂,致使股四头肌失去正常伸膝功能,故治疗髌骨骨折时,应修复肌腱扩张部的连续性。

一、病因

髌骨骨折多为直接暴力和肌肉强力收缩所致。直接暴力多为外力直接打击在髌骨上,如撞伤、踢伤等,骨折多为粉碎性,其髌前腱膜及髌骨两侧腱膜和关节囊多保持完好,骨折移位较小,也可为横断骨折、边缘骨折或纵形劈裂骨折。肌肉强力收缩者,多为股四头肌猛力收缩所形成的牵拉性损伤,如突然滑倒时,膝关节半屈曲位,股四头肌骤然收缩,牵拉髌骨向上,髌韧带则固定髌骨下部,而股骨髁部向前顶压髌骨形成支点,三种力量同时作用造成髌骨骨折。肌肉强力收缩多造成髌骨横断骨折,上下骨块有不同程度的分离移位,髌前筋膜及两侧扩张部撕裂严重。

二、诊断

有明显外伤史,伤后膝前方疼痛、肿胀,膝关节活动障碍。检查时在髌骨处有明显压痛,粉碎性骨折可触及骨擦感,横断骨折有移位时可触及一凹沟。膝关节正侧位 X 线片可明确诊断。

X 线检查时需注意:侧位片虽然对判明横断骨折及骨折块分离最为有用,但不能了解有无纵行骨折及粉碎性骨折的情况。而斜位片可以避免髌骨与股骨髁重叠,既可显示其全貌,更有利于诊断纵行骨折、粉碎性骨折及边缘骨折。斜位摄片时,若为髌骨外侧损伤可采用外旋 45°位。如怀疑内侧有损伤时,则可取内旋 45°。如临床高度怀疑有髌骨骨折而斜位及侧位 X 线片均未显示时,可再照髌骨切位 X 线片(图 7-3)。

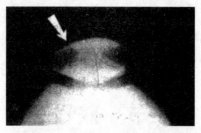

图 7-3　髌骨切线位 X 线片

三、治疗

髌骨骨折属关节内骨折,在治疗时必须达到解剖复位标准并修复周围软组织损伤,才能恢复伸膝装置的完整,防止创伤性关节炎的发生。

(一)整复固定方法

1.手法整复外固定

(1)整复方法。复位时先将膝关节内积血抽吸干净,注入 1％普鲁卡因 5～10 mL,起局部麻醉作用,而后患膝伸直,术者立于患侧,用两手拇、示指分别捏住上下方骨块,向中心对挤即可合拢复位。

(2)固定方法。①石膏固定法:用长腿石膏固定患膝于伸直位。若以管形石膏固定,则应在石膏塑形前摸出髌骨轮廓,并适当向髌骨中央挤压使骨折块断面充分接触,这样固定作用可靠,可在早期进行股四头肌收缩锻炼,预防肌肉萎缩和粘连。外固定时间不宜过长,一般不要超过6周。髌骨纵行骨折一般移位较小,用长腿石膏夹固定 4 周即可。②抱膝圈固定法:可根据髌骨大小,用胶皮电线、纱布、棉花做成套圈,置于髌骨处,并将四条布带绕于托板后方收紧打结,托板的两端用绷带固定于大小腿上。固定 2 周后,开始进行股四头肌收缩锻炼,3 周后下床练习步行,4～6 周后去除外固定,做膝关节不负重活动。此方法简单易行,操作方便,但固定效果不够稳定,有再移位的可能,注意固定期间应定时检查纠正。同时注意布带有无压迫腓总神经,以免造成腓总神经损伤。③闭合穿针加压内固定:适用于髌骨横行骨折者。方法:皮肤常规消毒、铺巾后,在无菌操作下,用骨钻在上下骨折块分别穿入一根钢针,注意进针方向须与髌骨骨折线平行,两根针也应平行,穿针后整复。骨折对位后,将两针端靠拢拉紧,使两骨折块接触,稳定后再拧紧固定器螺钉,如无固定器也可代之以不锈钢丝。然后用酒精纱布保护针孔,防止感染,术后用长木板或石膏托将膝关节固定于伸直位(图 7-4)。④抓髌器固定法:患者取仰卧位,股神经麻醉,在无菌操作下抽净关节内积血,用双手拇、示指挤压髌骨使其对位。待复位准确后,先用抓髌器较窄的一侧钩刺入皮肤,钩住髌骨下极前缘和部分髌腱。如为粉碎性骨折,则钩住其主要的骨块和最大的骨块,然后再用抓髌器较宽的一侧,钩住近端髌骨上极前缘即张力带处。如为上极粉碎性骨折,则先钩住上极粉碎性骨块,再钩住远端骨块。注意抓髌器的双钩必须抓牢髌骨上下极的前侧缘,最后将加压螺旋稍加拧紧使髌骨相互紧密接触。固定后要反复伸屈膝关节以磨造关节面,达到最佳复位。骨折复位后应注意抓髌器螺旋盖压力的调整,因为其为加压固定的关键部位,松则不能有效地维持对位,紧则不能产生骨折自身磨造的效应(图7-5)。⑤髌骨抱聚器固定法:电视X线透视下无菌操作,先抽尽膝关节腔内积血,利用胫骨结节髌骨外缘的关系,在胫骨结节偏内上部位,将抱聚器的下钩刺穿皮肤,进入髌骨下极非关节面的下方,并向上提拉,确定是否抓持牢固。并用拇指后推骨折块,让助手两手拇指在膝关节两旁推挤皮肤及皮下组织向后以矫正翻转移位。然后将上针板刺入皮肤,扎在近骨折块的前侧缘上,术者一手稳住上下针板,令助手拧动上下手柄,直至针板与内环靠近;术者另一手的拇指按压即将接触的骨折端,并扣压内外侧缘,以防侧方错位,并加压固定。再利用髌骨沿股间窝下滑及膝关节伸屈角度不同和髌股关节接触面的变化,伸屈膝关节,纠正残留成角和侧方移位。应用髌骨抱聚器治疗髌骨骨折具有骨折复位稳定、加速愈合、关节功能恢复理想的优点(图7-6)。

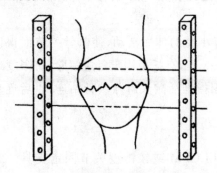

图7-4　闭合穿针加压内固定

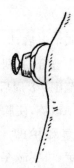

图7-5　抓髌器固定法

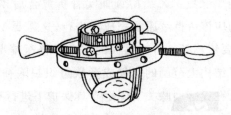

图7-6　髌骨抱聚器固定法

2.切开复位内固定

切开复位内固定适用于髌骨上下骨折块分离在1.5 cm以上、不易手法复位或其他固定方法失败者。方法是在硬膜外麻醉或股神经加坐骨神经阻滞麻醉下,取膝前横弧形切口,切开皮肤及皮下组织后,即进入髌前及腱膜前区,此时可见到骨髌骨的骨折面及撕裂的支持带,同时有紫红色血液由裂隙涌出,吸净积血,止血,进行内固定。目前以双10号丝线、不锈钢丝、张力带钢丝固定最为常用(图7-7)。

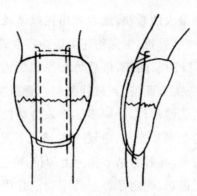

图 7-7　张力带钢丝内固定

(二)药物治疗

髌骨骨折多瘀肿严重,初期可用利水逐瘀法以祛瘀消肿。若采用穿针或外固定器治疗者,可用解毒饮加泽泻、车前子;肿胀消减后,可服接骨丹。后期关节疼痛活动受限者,可服养血止痛丸。外用药初期肿胀严重者,可外敷消肿散。无移位骨折,可外贴接骨止痛膏。去固定后,关节僵硬疼痛者,可按摩展筋丹或展筋酊,并可用活血通经、舒筋利节的苏木煎外洗。

(三)功能康复

复位固定肿胀消退后,即可下床活动,让膝关节有小量的伸屈活动,使髌骨关节面得以在股骨滑车的磨造中愈合,有利于关节面的平复。第 2～3 周,有托板固定者应解除,有限度地增大膝关节的活动范围。6 周后骨折愈合去固定后,可用指推活髌法解除髌骨粘连,以后逐步加强膝关节屈伸活动锻炼,使膝关节功能早日恢复。

四、术后康复和护理

骨折固定稳定,可实施早期被动关节活动练习,用 CPM 或铰链型关节固定支具。24～48 小时拔除关节腔内引管,疼痛消失后指导患者进行股四头肌等长收缩练习及踝、髋关节主动活动,直腿抬高练习可于术后 1～2 天开始。股四头肌等长运动练习和早期关节活动练习可防止粘连并维持股四头肌的紧张度。X 线检查证实骨折愈合后 4～6 周,就应开始抗阻力运动。体育运动或充分的活动应该待持续康复完成后进行,这需要 3～6 个月的时间。在髌骨部分切除术后,功能的恢复主要依赖腱－骨交界面的愈合和修复情况。术后应对膝关节进行保护并制动 3～4 周,对于伸肌结构大范围的修复或者软组织缺陷补救的病例来说,至少需要制动 4～6 周。在此期间患者可在铰链型膝关节固定支具保护下进行有限的活动。这些患者需要几个月的功能锻炼、系统康复,才能获得最大的活动度和力量。

第四节　骨盆骨折

一、基础知识

在多发性损伤中,骨盆骨折多见。除颅脑损伤外,骨盆骨折也是常见的致死原因,其病死率可高达 20%。主要致死原因是由血管损伤引起的难以控制的大出血,及并发的脂肪栓塞,或由于腹内脏器、泌尿生殖道损伤和腹膜血肿继发感染所产生的严重败血症和毒血症。骨盆骨折合并神经损伤，日后也可能影响患者的肢体、膀胱、直肠功能和性功能。故骨折脱位的早期复位固定，辅以正确的护理不仅有助于控制出血，减少并发症，也有利于功能康复。

(一)解剖生理

1.骨盆

骨盆是由骶骨、尾骨和两侧髋骨(髂骨、耻骨和坐骨)连接而成的坚强骨环，形如漏斗。两髂骨与骶骨构成骶髂关节，髋臼与股骨头构成髋关节，两侧耻骨借纤维软骨构成耻骨联合，三者均有坚强的韧带附着。骨盆是躯干与下肢连接的桥梁，有承上启下、保护盆腔脏器和传递重力的功能。骨盆分为前后两部，后方有两个负重的主弓，一是在站立位时由两侧髋臼斜行向上通过髂骨增厚部到达骶髂关节与对侧相交而成，称骶股弓(见图7-8)，此弓站立时支持体重；二是由两侧坐骨结节向上经髂骨后部至骶髂关节与对侧相交而成，称骶坐弓(见图7-9)，在直立位或坐位时承受体重。此二弓较坚固，不易骨折。前方上下各有1个起约束稳定作用的副弓，称连接弓，由双侧耻骨相连合，上束弓经耻骨体及耻骨上支，防止骶股弓分离；下束弓经耻骨下支及坐骨下支，支持骶坐弓，防止骨盆向两侧分开。副弓远不如主弓坚强有力，受外伤时副弓必先分离或骨折。当负重主弓骨折时，副弓大多同时骨折(耻骨联合分离时可无骨折)。

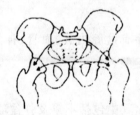

图7-8　骶股弓

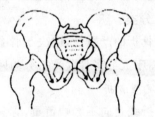

图7-9　骶坐弓

2.骨盆外围

骨盆外围是上身与下肢诸肌的起止处，如后方有臀部肌肉附着(臀大、中、小肌)；坐骨结节处有二头肌、半腱肌、半膜肌附着；缝匠肌起于髂前上棘，股直肌抵止于髂前下棘；在耻骨支、坐骨支及坐骨结节处有内收肌群附着。骨盆的上方，在前侧有腹直肌、腹内斜肌、腹横肌分别止于耻骨联合及耻骨结节和髂嵴上；在后侧有腰方肌抵止于髂嵴。这些肌肉的急骤收缩均可引起附着点的撕脱骨折，同时也是骨盆骨折发生移位的因素之一。

3.盆腔内

盆腔内的主要血管与骨盆的关系密切，耻骨上支前后方各有髂外动、静脉及闭孔动、静脉经过，耻骨下支，坐骨支内缘有阴部内动、静脉经过，当耻骨、坐骨骨折或耻骨联合分离时，上述血管由于贴近骨面易受损伤；髋臼窝处有闭孔动、静脉经过，髋臼骨折或中心型脱位时可伤及此血管；骨盆后段的骶髂关节周围有髂内动、静脉及其主要分支，如臀上动、静脉经坐骨切迹到髂骨后面，骶外侧动脉走在骶骨前面，髂腹动、静脉越过骶髂关节到髂骨前面，髂内动、静脉壁支紧靠盆壁行走，此段血管排列稠密，骨折时常引起损伤，如伴骶髂关节脱位则髂腰动、静脉的分支最易撕裂。骨盆对盆腔内的内脏器官和组织(如膀胱、直肠、输尿管、性器、血管和神经)有保护作用，严重的骨盆骨折除影响负重功能外，常引起血管神经的损伤，尤其是大量出血会造成休克,盆腔脏器破裂可造成腹膜炎而危及生命。

(二)病因

骨盆骨折多由强大的外力所致,也可通过骨盆环传达暴力而发生他处骨折,如车轮辗轧碰撞、房屋倒塌、矿井塌方、机械挤压等外伤所造成。由于暴力的性质、大小和方向的不同常可引起各种形式的骨折或骨折脱位。

(1)前后方向的暴力主要作用于骶骨和耻骨,在外力作用下,骨盆前倾,既增加了负重弓前份的宽度,骶髂关节接触面又更加紧密,加之其后部有非常坚强的韧带,故常造成耻骨下支双侧骨折、耻骨联合分离,并发骶髂关节脱位、骶骨骨折和髂骨骨折等,引起膀胱和尿道损伤。

(2)侧方暴力挤压骨盆,可造成耻骨单侧上下支骨折或坐骨上下支骨折、耻骨联合分离,骶髂关节分离、骶骨纵形骨折、髂骨翼骨折。

(3)间接传导暴力经股骨头作用于髋臼时,还可引起髋臼骨折,甚至发生髋关节中心型脱位,与骶髂关节平行的剪式应力则可导致该关节的后上脱位。

(4)牵拉伤,如急剧的跑跳,肌肉强力收缩,则会引起肌肉附着点撕脱性骨折,常发生在髂前上棘和坐骨结节处。

(5)直接暴力,如由高处坠落,滑倒臀部着地可引起尾骨骨折或脱位、骶骨横断骨折。

(三)分类

骨盆骨折的严重性,取决于骨盆环的破坏程度及是否伴有盆腔内脏、血管、神经的损伤。因此,在临床上可将骨盆骨折分为两大类:即稳定型和不稳定型。

1.稳定型骨折

指骨折线走向不影响负重,骨盆整个环形结构未遭破坏,其中包括不累及骨盆环的骨折如髂骨翼骨折,一侧耻骨支或坐骨支骨折,髂前上、下棘或坐骨结节处撕脱骨折、骶骨裂纹骨折或尾骨骨折脱位(见图7-10)。

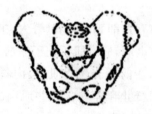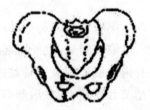

图 7-10　稳定性骨折

2.不稳定型骨折与脱位

指骨盆环的连接性遭到破坏,至少有前后两处骨折或骶髂关节松弛、脱位、骨折错位、骨盆变形,如耻骨或坐骨上、下支骨折伴耻骨联合分离,耻骨或坐骨上、下支骨折伴骶髂关节错位,耻骨联合分离并骶髂关节错位等(见图7-11)。上述骨折共同的特点是不稳定性。骨折同时发生在耻骨及髂骨部,将骨盆纵向分裂为两半,半侧骨盆连同下肢向后上移位,造成畸形和肢体短缩,导致晚期活动和负重功能严重障碍,而且常伴有其他骨折或内脏损伤,尤以尿道、膀胱损伤多见。也可发生盆腔大血管或肠道损伤,产生严重后果,治疗时需要针对不同情况进行处理。

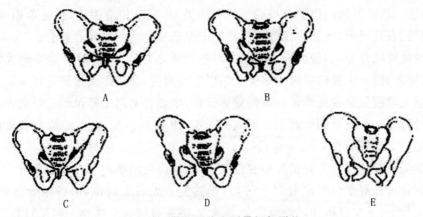

图 7-11 骨盆不稳定型骨折与脱位

A.一侧耻骨上下支骨折合并耻骨联合分离;B.一侧耻骨上下支骨折合并同侧
骶髂关节脱位;C.髂骨翼骨折合并耻骨联合分离;D.单侧骶髂关节脱位合并
耻骨联合分离;E.双侧耻骨上下支骨折合并骶髂关节脱位。

(四)临床表现

有明显的外伤史,伤后局部疼痛、肿胀、瘀斑。骨盆骨折多由强大暴力造成,可合并有膀
胱、尿道、直肠及血管神经损伤而造成大出血。因此,常有不同程度的休克表现。单处骨折骨
盆环保持完整者,除局部有压痛外,多无明显症状,其他较重的骨折,如骨盆环的完整性被破
坏,患者多不能翻身、坐起或站立,下肢移动时疼痛加重。局部肿胀、皮下瘀斑及压痛明显。在
骶髂关节脱位时,患侧髂后上棘较健侧明显凸起,并较健侧为高,与棘突侧间距离也较健侧缩
短,从脐到内踝的长度患侧缩短。交叉量诊对比测量两侧肩峰至对侧髂前上棘之间的距离,可
发现变短的一侧骶髂关节错位或耻骨联合分离,或骨折向上移位。骨盆挤压试验和分离试验
时在骨折处出现疼痛。尾骨骨折或脱位可有异常活动和纵向挤压痛,肛门指诊能摸到向前移
位的尾骨。X线检查可显示骨折类型和移位情况,可摄左、右45°斜位片及标准前后位片,必要
时做CT检查。

二、治疗原则

(一)稳定性骨盆骨折的治疗

1.单纯前环耻骨支、坐骨支骨折

不论是单侧或双侧,除个别骨折块游离突出于会阴部皮下,需手法推挤到原位,以免影响
坐骑之外,一般不需整复。卧硬板床休息,对症治疗,3～4 周即可下床活动。

2.撕脱性骨折

需改变体位,松弛牵拉骨折块的肌肉,有利于骨折块的稳定和愈合。如髂前上、下棘撕脱
骨折,可在屈膝屈髋位休息3～4周即可下床活动;坐骨结节骨折,可在伸髋屈膝位休息4～6
周下床锻炼。

3.尾骨骨折移位

可通过肛门内整复,如遗留疼痛或影响排便者,可行切除术。

(二)不稳定性骨折的治疗

对不稳定性骨折的治疗,关键在于整复骶髂关节脱位和骨盆骨折的变位,最大限度地恢复

骨盆环的原状。治疗方法应根据骨折脱位的不同类型,采取相应手法,配合单相或双相牵引,或用外固定架、石膏短裤、沙袋垫挤等综合措施来保证复位后的稳定和愈合。

(1)单纯耻骨联合分离,分离轻者用侧方对挤法使之复位,两侧髂骨翼外侧放置沙袋保持固定。分离宽者,用上法复位后再用布兜悬吊以维持对位,或用多头带固定即可。

(2)骶髂关节脱位合并骶骨骨折或髂骨翼骨折,半侧骨盆向上移位而无髂翼内、外翻者,可在牵拉下手法复位,并配合同侧髁上牵引或皮牵引,重量10~15 kg。维持牵引重量不宜过早减轻,以免错位。8周拆除牵引,下床锻炼。

(3)骶髂关节脱位并髂翼骨折外翻变位者,手法复位后给单向下肢牵引即可。

(4)髂翼骨折外翻变位并耻骨联合分离,骶髂关节无后上脱位者,可用骨盆夹固定;耻骨上、下支或坐骨上、下支骨折伴同侧骶髂关节错位,或耻骨联合分离并一侧骶髂关节错位者,复位后多不稳定,除用多头带固定外,患肢需用皮牵引或骨牵引,床尾抬高;如错位严重行骨牵引者,健侧需用一长石膏裤做反牵引,一般牵引时间为6~8周。

(5)髋臼骨折并股骨头中心型脱位,采用牵伸扳拉复位法和牵引复位法。牵引固定6~8周方可解除。

三、护理

(一)护理要点

(1)骨盆骨折一般出血较多,且多伴有休克征象。急诊入院时,病情急,变化快。接诊人员首先应迅速、敏捷、沉着冷静地配合抢救,及时测量血压、脉搏以判断病情,同时输氧、建立静脉通道,并备好手套、导尿包、穿刺针等,以便待病情稳定后配合医生检查腹部、尿道、会阴及肛门。若有膀胱、尿道、直肠、血管损伤需要紧急手术处理者,护士应迅速做好术前准备:备皮、留置尿管、配血、抗休克、补充血容量、做各种药物过敏试验。操作时动作要轻柔,以免加重损伤,同时要给患者以心理安慰,解除其紧张恐惧情绪。对病情较轻者,除密切观察生命体征的变化外,还要注意腹部、排尿、排便等情况,警惕隐匿性内脏损伤发生。

(2)牵引治疗期间,要观察患者的体位、牵引重量和肢体外展角度,保证牵引效果,要将患者躯干、骨盆、患肢的体位联系起来观察。要求躯干要放直,骨盆要摆正,脊柱与骨盆要垂直。同时要注意倾听患者的主诉,如牵引针眼疼痛、牵引肢体麻木、足部背伸无力等,警惕因循环障碍而导致的缺血性痉挛,或因腓总神经受压而致的足下垂发生。

(3)预防并发症:长期卧床患者要加强基础护理,预防褥疮及呼吸、泌尿系统并发症发生。尤其是年老体弱者,长期卧床,呼吸变浅,分泌物不易排出,容易引起坠积性肺炎及排尿不全,尿渣沉淀。要鼓励患者加强深呼吸,促进血液循环。病情允许者,利用牵引架向上牵拉抬起上身,有助于排净膀胱中尿液。

(二)护理问题

(1)有腹胀、排便困难或便秘的可能。

(2)有发生卧床并发症的可能。

(3)活动受限,自理能力下降。

(4)有骨折再移位的可能。

(5)患者体质下降。

(6)不了解功能锻炼方法。

（三）护理措施

（1）由于腹膜后血肿的刺激，造成肠麻痹或自主神经功能紊乱，可导致腹胀、排便困难或便秘，加之患者长期卧床，肠蠕动减弱，也可引起便秘。①鼓励患者多食富含粗纤维的蔬菜、水果，必要时服用麻仁润肠丸、果导片等缓泻剂。②在排除内出血情况下，可行腹部热敷，并做环形按摩，以促进肠蠕动。按摩时动作要轻柔，不可用力过猛过重。③通过暂禁食，肛管排气，必要时行胃肠减压以减轻肠胀气，逐步恢复胃肠功能。

（2）骨盆骨折后需要牵引、固定，卧床时间长，易发生褥疮、肺部及泌尿系统感染等并发症，应予以积极预防。

（3）由于骨折的疼痛或因牵引固定，患者活动功能明显受到限制，给生活起居带来诸多不便。①对于轻患者或有急躁情绪者，应讲明卧床制动的重要性和必要性，及早期活动的危害，取得患者的配合。②主动关心患者，帮助患者解决饮食、生活起居所需，鼓励患者要安心养病。

（4）预防骨折再移位的发生。①每天晨晚间护理时检查患者的卧位与牵引装置，及时调整患者因重力牵引而滑动的体位、外展角度，保持脊柱放直，骨盆摆正，肢体符合牵引力线。②指导并教会患者床上排便的方法，避免因抬臀坐便盆而致骨折错位。③告知患者保持正确卧位的重要性，及扭动、倾斜上身的危害，取得配合。

（5）因出血量多，卧床时间长，气虚食少、营养不足而致患者体质下降。①做好饮食指导，给高热量、高营养饮食，早期宜食清淡之牛奶、豆腐、大枣米汤，水果和蔬菜，后期给鸡汤、排骨汤、牛羊肉、核桃、桂圆等。②每天做口腔护理2次，以增进食欲。③病情稳定后可指导患者床上练功活动，如扩胸、举臂等上肢活动，以促进血液运行，增强心肺功能；每天清晨醒后做叩齿、鼓漱、咽津，以刺激胃肠蠕动。

（6）指导功能锻炼。①无移位骨折。单纯耻骨支或髂骨无移位骨折又无合并伤，仅需卧床休息者，取仰卧与侧卧交替（健侧在下），早期可在床上做股四头肌舒缩和提肛训练及患侧踝关节跖屈背伸活动。伤后1～2周可指导患者练习半坐位，做屈膝屈髋活动。3周后可根据患者情况下床站立、行走，并逐渐加大活动量。四周后经拍片证明临床愈合者可练习正常行走及下蹲。②对耻骨上、下支骨折合并骶髂关节脱位，髂骨翼骨折或骶髂关节脱位合并耻骨联合分离者，仰卧硬板床。早期可根据情况活动上肢，忌盘腿、侧卧，以防骨盆变形。2周后可进行股四头肌等长收缩及踝关节的跖屈背伸活动，每天2次推拿髌骨，以防关节强直。4周后可做膝、髋关节的被动伸屈活动，动作要缓慢，幅度由小到大，逐渐过渡到主动活动。6～8周去除固定后，可先试行扶拐不负重活动，经X线摄片显示骨折愈合后，可逐渐练习扶拐行走。

（四）出院指导

（1）轻症无移位骨折回家疗养者，要告知患者卧床休息的重要性，禁止早期下床活动，防止发生移位。

（2）对耻骨联合分离而要求回家休养的患者，要教会其家属正确使用骨盆兜，或掌握沙袋对挤的方法及皮肤护理和会阴部清洁的方法，防止压疮和感染，禁止侧卧。

（3）临床愈合后出院的患者，要继续坚持功能锻炼。

（4）加强营养，以补虚弱之躯，促进早日康复。

第五节 关节脱位

一、概述

关节稳态结构受到损伤,使关节面失去正常的对合关系,称为关节脱位。除了骨端对合失常外,其病理表现还有相应的骨端骨折、关节周围软组织损伤、关节腔的血肿及后期关节粘连异位骨化,丧失功能,可并发神经血管损伤。创伤性脱位最多见,上肢脱位较下肢脱位常见。发生脱位的部位以肩关节、肘关节、髋关节多见。

(一)护理评估

1.健康史

(1)一般情况:如年龄、出生时的情况、对运动的喜好等。

(2)外伤史:评估患者有无突发外伤史,受伤后的症状和疼痛的特点、受伤后的处理方法。

(3)既往史:患者以前有无类似外伤病史、有无关节脱位的习惯、既往脱位后的治疗和回复情况等。

2.身体状况

(1)局部情况:患肢疼痛程度。有无血管和神经受压的表现、皮肤有无受损。

(2)全身情况:生命体征、躯体活动能力、生活自理能力等。

(3)辅助检查:X线检查有无阳性结果发现。

3.心理-社会状况

患者的心理状态,对本次治疗有无信心。患者所具有的疾病知识和对治疗、护理的期望。

(二)常见护理诊断/问题

(1)疼痛:与关节脱位引起局部组织损伤及神经受压有关。

(2)躯体功能障碍:与关节脱位、疼痛、制动有关。

(3)有皮肤完整受损的危险:与外固定压迫局部皮肤有关。

(4)潜在并发症:血管、神经受损。

(三)护理目标

(1)患者疼痛逐渐减轻直至消失,感觉舒适。

(2)患者关节活动能力和舒适度得到改善。

(3)患者皮肤完整,未出现压疮。

(4)患者未出现血管、神经损伤,若发生能被及时发现和处理。

(四)护理措施

1.体位

抬高患肢并保持患肢处于关节的功能位,以利于回流,减轻肿胀。

2.缓解疼痛

(1)局部冷热敷:受伤 24 小时内局部冷敷,达到消肿止痛目的;受伤 24 小时后,局部热敷以减轻肌肉痉挛引起的疼痛。

（2）镇痛：应用心理暗示、转移注意力或放松治疗法等非药物镇痛方法缓解疼痛，必要时遵医嘱给予镇痛剂。

3.病情观察

定时观察患肢远端血运、皮肤颜色、温度、感觉和活动情况等，若发现患肢苍白、发冷、疼痛加剧、感觉麻木等，及时通知医生。4.保持皮肤完整性

使用石膏固定或牵引的患者，避免因固定物压迫而损伤皮肤。对皮肤感觉功能障碍的肢体，防止烫伤和冻伤。

5.心理护理

关节脱位多由意外事故造成，患者常焦虑、恐惧。在生活上给予帮助，加强沟通，使之心情舒畅，从而愉快地接受并配合治疗。

（五）护理评价

（1）疼痛得到有效控制。

（2）关节功能得以恢复，满足日常活动需要。

（3）皮肤完整，无压疮或感染发生。

（4）发生血管、神经损伤，若发生能被及时发现和处理。

二、肩关节脱位

肩关节脱位最为常见，约占全身关节脱位的1/2。肩胛盂关节面小而浅，关节囊和韧带松大薄弱，有利于肩关节活动，但缺乏稳定性，容易脱位。

（一）病因与发病机制

肩关节脱位分为前脱位、后脱位、下脱位、盂上脱位，前脱位又分为喙突下脱位、盂下脱位、锁骨下脱位（见图 7-12），由于肩关节前下方组织薄弱，以前脱位最为多见。

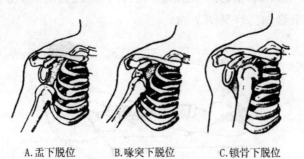

A.盂下脱位　　　B.喙突下脱位　　　C.锁骨下脱位

图 7-12　脱位类型

导致肩关节脱位最常见的暴力形式为间接外力。摔倒时肘或手撑地，肩关节处于外展、外旋和后伸位，肱骨头滑出肩胛盂窝，位于喙突的下方，发生最常见的喙突下脱位。当肩关节极度外展、外旋和后伸，以肩峰作为支点通过上肢的杠杆作用发生盂下脱位。前脱位除了前关节囊损伤外，可有前缘的盂缘软骨撕脱，称 Bankart 损伤。也可造成肩胛下肌近止点处肌腱损伤，造成关节不稳定，成为脱位复发的潜在因素。

（二）临床表现

1.一般表现

外伤性肩关节前脱位主要表现为肩关节疼痛、周围软组织肿胀、关节活动受限。健侧手常用以扶持患肢前臂，头倾向患肩，以减少活动及肌牵拉，减轻疼痛。

2.局部特异体征

(1)弹性固定:上臂保持固定在轻度外展前屈位,任何方向上的活动都导致疼痛。

(2)Dugas征阳性:患肢肘部贴近胸壁,患手不能触及对侧肩部,反之,患手放到对侧肩,患肘不能贴近胸壁。

(3)畸形:从前方观察患者,患肩失去正常饱满圆钝的外形,呈"方肩"畸形,患肢较健侧长,是肱骨头脱出于喙突下所致。

(三)诊断要点

结合外伤病史,如跌倒时手掌撑地,肩部出现外展外旋,或肩关节后方直接受到剧烈撞击,就诊时患者特有的体态和临床表现,及X线检查可以确诊。

(四)实验室及其他检查

影像学检查X线检查可以了解脱位的类型,还能明确是否合并骨折。必要时行MRI检查,可进一步了解关节囊、韧带及肩袖损伤。

(五)治疗要点

包括急性期的复位、固定和恢复期的功能锻炼。

1.复位

(1)手法复位:新鲜脱位应尽早进行复位,以便早期解除病痛。切忌暴力强行手法复位,以免损伤神经、血管、肌肉,甚至造成骨折。经典方法有:①Hippocrates法:医生站于患者的患侧,沿患肢畸形方向缓慢持续牵引的同时以足蹬于患侧腋窝,逐渐增加牵引力量,轻柔旋转上臂,借用足作为支点,内收上臂,完成复位(见图7-13)。②Stimson法:患者俯卧于床,患肢垂于床旁,用布带将2.3～4.5 kg重物悬系患肢手腕自然牵拉约10～15分钟,肱骨头可在持续牵引中自动复位。该法安全、有效(见图7-14)。

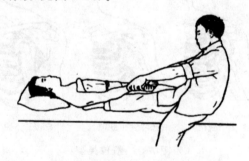

图 7-13　肩关节前脱位 Hippocrates 法复位

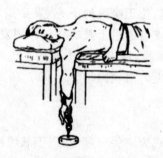

图 7-14　肩关节脱位 Stimson 法复位

（2）切开复位：如手法正确仍不能完成复位者，可采用切开复位。切开复位指征：软组织阻挡、肩胛盂骨折移位、合并大结节骨折、肱骨头移位明显，影响复位和稳定者。

2.固定

复位成功后，损伤的关节囊、韧带、肌腱、骨与软骨必须通过制动来修复。应使患肢内旋肘关节屈曲90°于胸前，腋窝垫棉垫，以三角巾悬吊或将上肢以绷带与胸壁固定。关节囊破损明显或仍有肩关节半脱位者，将患侧手置于对侧肩上，上肢贴胸壁，腋窝垫棉垫，用绷带固定于胸壁前。40岁以下患者宜制动3～4周；40岁以上患者，制动时间可相应缩短，因为年长者复发性肩关节脱位发生率相对较低，而肩关节僵硬却常有发生。

3.功能锻炼

肩关节的活动锻炼应开始于制动解除以后，而且应循序渐进，切忌操之过急。固定期间，活动腕部和手指，症状缓解后指导患者用健手被动外展和内收患肢。3周后指导患者锻炼患肢。方法：弯腰90°，患肢自然下垂，以肩为顶点做圆锥环转，范围逐渐增大。4周后，指导患者手指爬墙外展、举手摸头顶、借力臂上举等，使肩关节功能恢复。

（六）护理要点

1.心理护理

给予患者生活上的照顾，及时解决困难，精神安慰，缓解紧张心理。

2.病情观察

移位的骨端可压迫临近的血管和神经，引起患肢缺血、感觉、运动障碍。对皮肤感觉功能障碍的肢体要防止烫伤。定时检查患肢末端的血液循环状况，若发现患肢苍白、发冷、大动脉搏动消失，提示有大动脉损伤的可能，应及时处理。动态观察患肢的感觉和运动，以了解患肢神经损伤的程度和恢复情况。

3.复位

做好复位前的身体与心理准备。复位前给予适当的麻醉，以减轻疼痛，同时使用肌肉松弛剂，利于复位。复位成功后被动活动。

4.固定

向患者及家属讲解复位后固定的目的、方法、意义、注意事项。使之充分了解关节脱位后复位固定的重要性。固定期间，要保持固定有效，经常观察患者肢体位置是否正确；固定时间不宜过长，固定时间过长易发生关节僵硬；固定时间过短，损伤得不到充分修复，易发生再脱位。一般固定3周左右，若合并骨折、陈旧性脱位、习惯性脱位，应适当延长固定的时间。由于肩关节脱位患肢固定于胸壁，注意腋窝下要垫棉垫以保护腋窝胸壁皮肤。40岁以上患者可适当缩短制动时间，注意肩关节僵硬的发生。

5.缓解疼痛

早期正确复位固定可使疼痛缓解或消失。移动患者时，帮患者托扶固定患肢，动作轻柔，避免因活动患肢加重疼痛。指导患者和家属应用心理暗示、松弛疗法等转移注意力而缓解疼痛。遵医嘱应用镇痛剂，促进患者舒适与睡眠。

6.健康指导

向患者及家属讲解关节脱位治疗和康复知识，讲述功能锻炼的重要性和必要性，指导并使患者能自觉地按计划进行正确的功能锻炼,减少盲目性。

三、肘关节脱位

全身大关节中,肘关节脱位的发生率相对低,约占总发病数的1/5。脱位后如不及时复位,容易导致前臂缺血性痉挛。

(一)病因与脱位机制

肘关节脱位可有后脱位、外侧方脱位、内侧方脱位和前脱位,其中后脱位最常见(见图7-15),多为间接暴力所致。摔倒时前臂旋后位手掌撑地,由于肱骨滑车横轴线向外倾斜,使所传达的暴力达到肘部时转成肘外翻及前臂旋后过伸的应力,尺骨鹰嘴突在鹰嘴窝内呈杠杆作用,导致尺桡骨近端同时被推向后外侧,产生后脱位。肘前关节囊及肱前肌撕裂,后关节囊及内侧副韧带损伤,可合并肱骨内上髁骨折、正中神经和尺神经损伤。晚期可发生骨化性肌炎。

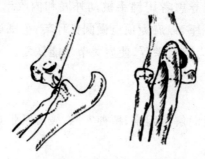

图 7-15　肘关节后脱位

(二)临床表现

1.一般表现

伤后局部疼痛、肿胀、功能和活动受限。

2.特异体征

(1)畸形:肘后突,前臂短缩,肘后三角相互关系改变,鹰嘴突出内外髁,肘前皮下可触及肱骨下端。

(2)弹性固定:肘处于半屈近于伸直位,屈伸活动有阻力。

(3)关节窝空虚:肘后侧可触及鹰嘴的半月切迹。

3.并发症

脱位后,由于肿胀而压迫周围神经血管。后脱位时可伤及正中神经、尺神经、肱动脉。

(1)正中神经损伤:成"猿手"畸形,拇指、示指、中指感觉迟钝或消失,不能屈曲,拇指不能外展和对掌。

(2)尺神经损伤:成"爪状手"畸形,表现为手部尺侧皮肤感觉消失,小鱼际及骨间肌萎缩,掌指关节过伸,拇指不能内收其他四指不能外展及内收。

(3)动脉受压:患肢血循环障碍,表现为患肢苍白、发冷、大动脉搏动减弱或消失。

(三)实验室及其他检查

X线检查用以证实脱位及发现合并的骨折。

(四)诊断要点

有外伤史,以跌倒手掌撑地最常见,根据临床表现和X线检查可明确诊断。

（五）治疗要点

1.复位

一般均能通过闭合方法完成复位。助手沿畸形关节方向对前臂和上臂作牵引和反牵引，术者从肘后用双手握住肘关节，以指推压尺骨鹰嘴向前下，同时矫正侧方移位，助手在复位过程中配合维持牵引并逐渐屈肘，出现弹跳感则表示复位成功。

2.固定

用长臂石膏或超关节夹板固定肘关节于功能位，3周后去除固定。

3.功能锻炼

要求主动渐进活动关节，避免超限和被动牵拉关节。固定期间，可主动伸掌、握拳、屈伸手指等，去除固定后练习肘关节屈伸旋转以利功能恢复。

（六）护理要点

1.固定

注意观察固定的正确有效，固定期间保持肘关节的功能位，不可随意放松。

2.保持清洁、平整

肘关节周围皮肤保持清洁，石膏夹板内衬物保持平整。

3.指导活动

指导患者活动患侧掌指，按摩患肢，防止肌肉萎缩。

四、桡骨头半脱位

桡骨头半脱位是小儿多见的日常损伤，俗称牵拉肘。多发生在5岁以内，以2～3岁最常见。

（一）损伤机制与病理

患儿肘关节处于伸直位，前臂旋前时突然受到牵拉致伤。前臂旋前时，桡骨头容易从环状韧带的撕裂处脱出，使环状韧带嵌于肱桡关节间隙内。一般环状韧带滑脱不到桡骨头周径的一半，所以屈肘和前臂旋后容易复位。5岁以后，环状韧带增厚，附着力渐强，不易发生半脱位。

（二）临床表现

患儿被牵拉受伤后，因疼痛哭闹，不让触动患部，不肯使用患肢，特别是举起前臂。检查发现前臂多呈旋前位，半屈；桡骨头处可有压痛，但无肿胀和畸形；肘关节活动受限。

（三）辅助检查与诊断

X线检查无阳性发现。诊断主要依靠牵拉病史、症状和体征。

（四）治疗要点

1.复位

闭合复位多能成功。方法是一手握住患儿的前臂和腕部，另一手握住肘关节，拇指压住桡骨头，使前臂旋后多能获得复位。

2.固定

复位后无须特殊固定，用三角巾或布带悬吊患肢于功能位1周即可。

（五）护理要点

嘱患儿家属勿强力牵拉患儿手臂,复位后症状不能立即消除者,要密切观察一段时间来明确复位是否成功。

五、髋关节脱位

髋关节是身体最大的杵臼关节,结构稳固,周围有强大韧带和肌肉附着,只有高能暴力才能导致脱位,如车祸中高速暴力撞击。按股骨头的移位方向,髋关节脱位分为前脱位、后脱位和中心脱位,其中后脱位最多见,占85%~90%。以髋关节后脱位为例详细阐述。

（一）病因、病理与分类

1.脱位机制

髋关节后脱位一般发生于交通事故时,患者处于髋关节屈曲内收和屈膝体位,强力使大腿急剧内收、内旋时,迫使股骨颈前缘抵于髋臼前缘形成支点,因杠杆作用股骨头冲破后关节囊,滑向髋臼后方形成后脱位。如暴力自前方作用于屈曲的膝,沿股骨纵轴传达到髋,也可使股骨头向后方脱位。

2.分类

临床上按有无合并骨折分型。①Ⅰ型:无骨折伴发,复位后无临床不稳定。②Ⅱ型:闭合手法不可复位,无股骨头或髋臼骨折。③Ⅲ型:不稳定,合并关节面、软骨或骨碎片骨折。④Ⅳ型:脱位合并髋臼骨折,须重建,恢复稳定和外形。⑤Ⅴ型:合并股骨头或股骨颈骨折。

（二）临床表现

脱位后出现髋部疼痛,髋关节活动受限。患肢呈屈曲、内收、内旋及短缩畸形,臀部可触及向后上突出移位的股骨头。可合并坐骨神经损伤,表现为大腿后侧、小腿后侧及外侧和足部全部感觉消失,膝关节屈曲,小腿和足部全部肌瘫痪,足部出现神经营养性瘫痪。

（三）实验室及其他检查

X线检查X线正位、侧位和斜位像可明确诊断。应注意是否合并骨折,特别是容易漏诊的股骨干骨折。CT可清楚显示髋臼后缘及关节内骨折情况。

（四）诊断要点

根据明显暴力外伤史,临床表现有疼痛、髋关节不能活动等确定诊断。

（五）治疗要点

对于Ⅰ型损伤可采取24小时内闭合复位治疗。对于Ⅱ~Ⅴ型损伤,多主张早期切开复位和对并发的骨折进行内固定。

1.闭合复位方法

应充分麻醉,使肌肉松弛。

(1)Allis法(见图7-16):患者仰卧于地面垫上,助手双手向下按压两侧髂前上棘以固定骨盆。术者一手握住患肢踝部,另一前臂置于小腿上端近腘窝处,使髋、膝关节屈曲90°,再向上用力提拉持续牵引。待肌松弛后,再缓慢内旋、外旋,当听到或感到弹响,表示股骨头滑入髋臼,然后伸直患肢。若局部畸形消失、关节活动恢复,表示复位成功。

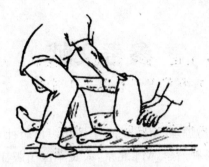

图 7-16　Allis 法复位

（2）Stimson 法：患者俯卧于检查床上，患侧下肢悬空，髋及膝各屈曲 90°。助手固定骨盆，术者一手握住患者的踝部，另一手置于小腿近侧，靠近腘窝部，沿股骨纵轴向下牵拉，即可复位（见图 7-17）。

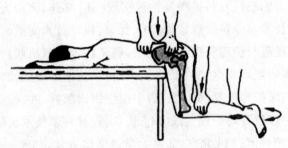

图 7-17　Stimson 法复位

2.切开复位术

当有梨状肌阻挡、关节囊嵌闭或骨软骨碎片卷入关节时，手法复位多失败。合并髋臼骨折片较大，影响关节稳定时，应手术切开复位，同时将骨折复位内固定。

3.固定

复位后患肢皮牵引 3 周。4 周后可持腋杖下地活动，3 个月后可负重活动。

4.功能锻炼

固定期间进行股四头肌收缩训练、未固定关节的活动。3 周后，活动关节。4 周后，皮牵引去除，指导患者拄双拐下地活动。3 个月内患肢不负重，以防股骨头缺血坏死及受压变形。3 个月后，经 X 线证实股骨头血供良好者，尝试去拐步行。

（六）护理要点

1.指导活动

髋关节脱位后常需皮牵引，牵引期间指导患者行股四头肌收缩训练，防止肌肉萎缩。

2.预防压疮

需长期卧床者注意做好皮肤护理预防压疮。

3.饮食护理

注意合理膳食，保持排便规律，预防便秘。

参考文献

[1] 章志霞.现代临床常见疾病护理[M].北京:中国纺织出版社,2021.

[2] 石景森,孙学军.普通外科肿瘤学[M].北京:人民军医出版社,2018.

[3] 许军.实用临床综合护理[M].长春:吉林科学技术出版社,2019.

[4] 李晓,等.现代外科常见病诊断与特色治疗[M].北京:科学技术文献出版社,2019.

[5] 姜雪,蒋玮,郎红娟.基础护理技术操作[M].西安:西北大学出版社,2021.

[6] 王秀琴,肖靖琼,王芃.护理技能综合实训[M].武汉:华中科技大学出版社,2021.

[7] 万霞,卢慧清,卢艳,等.现代专科护理及护理实践[M].郑州:河南大学出版社,2020.

[8] 张蕾,等.实用护理技术与专科护理常规[M].北京:科学技术文献出版社,2019.

[9] 窦超,等.临床护理规范与护理管理[M].北京:科学技术文献出版社,2020.

[10] 艾翠翠,等.现代疾病护理要点[M].长春:吉林科学技术出版社,2019.

[11] 孙丽博,等.现代临床护理精要[M].北京:中国纺织出版社,2020.

[12] 贾雪媛,等.临床护理教育与护理实践[M].长春:吉林科学技术出版社,2019.

[13] 曾菲菲,张绍敏.护理技术[M].北京:北京大学医学出版社,2020.

[14] 王婷,等.实用临床护理技术与护理管理[M].北京:科学技术文献出版社,2020.

[15] 吴小玲,等.临床护理基础及专科护理[M].长春:吉林科学技术出版社,2019.

[16] 方习红,赵春苗,高莹.临床护理实践[M].长春:吉林科学技术出版社,2019.

[17] 张文燕,冯英,柳国芳,等.护理临床实践[M].青岛:中国海洋大学出版社,2019.

[18] 王春雷.实用护理技术与护理教学[M].长春:吉林科学技术出版社,2019.

[19] 刘峥,等.临床专科疾病护理要点[M].郑州:河南大学出版社,2021.

[20] 于红,刘英,徐惠丽,等.临床护理技术与专科实践[M].成都:四川科学技术出版社,2021.

[21] 李淑杏,等.基础护理技术与各科护理实践[M].郑州:河南大学出版社,2021.

[22] 张敏,等.新编临床护理基础与操作[M].郑州:河南大学出版社,2021.

[23] 管清芬.基础护理与护理实践[M].长春:吉林科学技术出版社,2020.

[24] 张俊英,王建华,宫素红,等.精编临床常见疾病护理[M].青岛:中国海洋大学出版社,2021.